U0293697

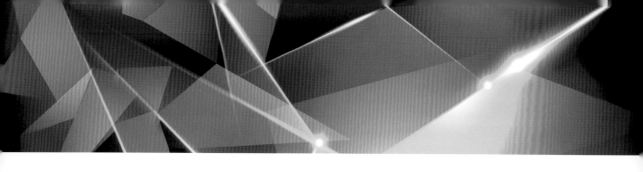

皮肤美容激光实用入门

Practical Introduction to Laser Dermatology

主　编　Vishal Madan

主　审　杨蓉娅　周展超

主　译　丛　林　夏志宽

译　者　（以姓氏汉语拼音为序）

安俞熙　丛　林　李晓宁　廖　勇

刘丽红　王　一　魏　薇　夏志宽

谢宜彤

河南科学技术出版社

·郑州·

内容提要

本书共 11 章,重点介绍了激光在皮肤病学/美容实践中的使用,内容涵盖了在各种皮肤病的治疗中使用激光的方法、作用机制、治疗前准备、治疗后建议、随访及潜在的并发症和隐患。本书从临床实践着眼,内容言简意赅、重点突出,即使是新手读者也可按书索骥,对照本书进行实操。本书包含大量图表及案例照片,有助于读者快速理解美容激光的相关内容。本书可供皮肤科、激光科、美容整形科医师,以及医美和皮肤管理中心从业人员阅读参考。

图书在版编目(CIP)数据

皮肤美容激光实用入门/(英)维沙尔·马丹(Vishal Madan)主编;丛林,夏志宽主译. —郑州:河南科学技术出版社,2022.5
ISBN 978-7-5725-0786-1

Ⅰ.①皮… Ⅱ.①维… ②丛… ③夏… Ⅲ.①皮肤病－激光疗法②美容－激光疗法 Ⅳ.①R751.05

中国版本图书馆 CIP 数据核字(2022)第 059029 号

First published in English under the title
Practical Introduction to Laser Dermatology
edited by Vishal Madan
Copyright © Springer Nature Switzerland AG,2020
This edition has been translated and published under licence from
Springer Nature Switzerland AG.
Springer Nature Switzerland AG. 授权河南科学技术出版社
独家发行本书中文简体字版本。
版权所有,翻印必究

备案号:豫著许可备字-2021-A-0062

出版发行:河南科学技术出版社
　　　　　北京名医世纪文化传媒有限公司
　　　　　地址:北京市丰台区万丰路 316 号万开基地 B 座 1-115　　邮编:100161
　　　　　电话:010-63863186　010-63863168
策划编辑:刘英杰　杨磊石
文字编辑:杨永岐
责任审读:周晓洲
责任校对:龚利霞
封面设计:中通世奥
版式设计:崔刚工作室
责任印制:程晋荣
印　　刷:河南瑞之光印刷股份有限公司
经　　销:全国新华书店、医学书店、网店
开　　本:787 mm×1092 mm　1/16　　印张:15.25　　　字数:360 千字
版　　次:2022 年 5 月第 1 版　　2022 年 5 月第 1 次印刷
定　　价:179.00 元

如发现印、装质量问题,影响阅读,请与出版社联系并调换

主译简介

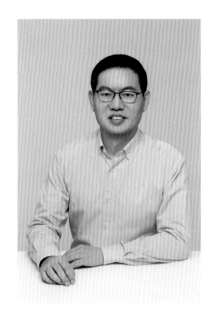

丛林　医学博士，北京美莱医疗美容医院皮肤美容技术科副院长，原解放军总医院第七医学中心皮肤科副主任医师。师从中国整形美容协会副会长杨蓉娅教授。知名护肤专家。长期从事医疗美容工作，擅长敏感肌、痤疮、玫瑰痤疮、黄褐斑等损容性皮肤病的诊治。

现任中国整形美容协会医美互联网与自媒体专业委员会常委，中国非公立医疗机构协会皮肤科分会痤疮学组委员，中华预防医学会皮肤性病专业委员会科普学组委员，*Medical Mycology*、《实用皮肤病学杂志》审稿专家，优麦医生、上海全联学院、美沃斯线上读书会授课专家。主译专著 2 部：《痤疮：病因与实用治疗》《Piewig & Kligman's 痤疮与玫瑰痤疮》；副主译 1 部：《敏感性皮肤综合征》；副主编 1 部：《药妆品真相》。创立科普公众号："丛博士护肤课堂"。

主译简介

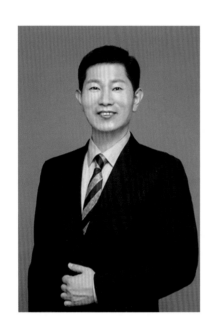

夏志宽 解放军总医院第七医学中心皮肤激光美容中心主任,医学博士,硕士研究生导师。现任中华医学会医学美学与美容学分会副秘书长,中国整形美容协会理事,中华医学会皮肤性病学分会激光学组秘书长,中国面部整形与重建外科学会激光专业委员会副主任委员。发表论文66篇,SCI 收录17篇,获得国家发明专利与实用新型专利8项,参编专著8部,专家共识6部。主持国家自然科学基金面上项目2项、北京市自然科学基金面上项目1项,承担国家自然科学基金及军队科研项目9项。获得军队医疗成果奖一等奖、二等奖各1项,省部级以上医疗科技类奖项4项。擅长损容性皮肤病的激光治疗与面部年轻化微创美容治疗。

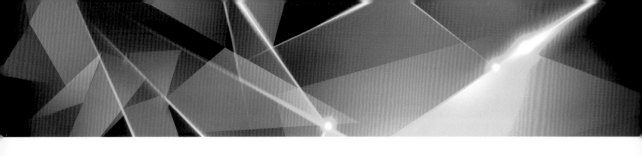

译者名单

主审　杨蓉娅　解放军总医院第七医学中心
　　　周展超　南京展超医疗美容诊所
译者　（以姓氏汉语拼音为序）
　　　安俞熙　解放军总医院第七医学中心
　　　丛　林　北京美莱医疗美容医院
　　　李晓宁　卓正医疗
　　　廖　勇　远想集团医学中心
　　　刘丽红　北京研塑医疗美容诊所
　　　王　一　北京美莱医疗美容医院
　　　魏　薇　解放军总医院第七医学中心
　　　夏志宽　解放军总医院第七医学中心
　　　谢宜彤　解放军总医院第七医学中心

译者前言

近年来,我国医美行业呈井喷式发展。然而,医美从业人员良莠不齐,许多人没有接受过专业培训,没有打好基础就匆忙上阵。实际上,激光美容并不容易,需要从基础知识学起,结合临床才能逐步掌握激光美容的精髓。目前,临床上亟须一部激光美容方面的入门书。近两年,国内翻译出版了大量医美相关专业书,但主要集中于微整形领域,激光美容方面的书少之又少。

我本人虽从事皮肤美容多年,但才疏学浅,自知尚无能力编写激光光电方面的入门教材。2020 年,我惊喜地发现国外最新出版了一部激光美容入门书,名为 *Practical Introduction to Laser Dermatology*,即《皮肤美容激光实用入门》。我意识到这正是一部非常适合激光美容从业人员阅读的入门级教科书。本书译者主要来自解放军总医院第七医学中心皮肤科。解放军总医院第七医学中心皮肤科由我国美容整形行业的泰斗级专家杨蓉娅教授领军,在业内获得美容整形"黄埔军校"的美誉。本书能够以高质量的译文及时出版,离不开解放军总医院第七医学中心皮肤科各位专家译者的辛勤工作。我们有幸邀请到业内大家杨蓉娅教授、周展超教授担任主审,正因为有了两位专家的专业指导,我们才能高质量、高效率地完成本书的翻译工作,在此,向两位主审专家致以诚挚的谢意!

本书由英国激光医学协会主席担任主编,内容全面,浅显易懂,涵盖了常用的美容激光,如色素性激光、血管性激光、点阵激光、剥脱性激光、脱毛激光、强脉冲光、光调作用、射频美容,以及在光电术前术后使用的药妆品等。书后还附有自测试卷,供读者测试自己的水平。在此,我向广大同行诚意推荐本书,本书作为激光美容的入门书,有助于医美从业人员夯实基础,相信不同水平的读者都会有所收获。

最后,要感谢武汉奇致激光技术有限公司对本书光电设备基础知识专业术语的审校,以及北京美莱医疗美容医院领导对本书出版的支持。众人拾柴火焰高,得益于各位专业人士的共同努力,以及两位行业大家的把关,才使本书能够在短时间内高质高效地出版。感谢河南科学技术出版社积极促成了本书中文版的出版。由于语言习惯的不同,加之书中大量的专业术语,本书如有翻译不准确的地方,希望广大读者、同道给予批评指正。学无止境,本书译者愿与各位读者共同进步,欢迎各位同道与我们多多交流,共同促进行业良性发展!

丛　林

2021 年 12 月于北京

目 录

第1章

皮肤美容光电设备基础

Elizabeth Raymond Brown

一、激光的发展历史

描述受激辐射（stimulated emission）过程中发光特性的理论是由阿尔伯特·爱因斯坦（Albert Einstein）于 1917 年[1] 提出的，但爱因斯坦在他的出版物中并未使用"激光"一词。根据 Hecht[2] 说法，激光的发展"既不简单也不容易"，但大家认为激光和激光的应用是理所当然的，因为它们广泛应用于医学、兽医、娱乐、商业、工业和研究领域。

1960 年，美国休斯研究实验室的 Theodore H. Maiman 展示了第一台实用的激光器[3]，使用直径只有 1cm、长 2cm 的人造红宝石圆柱体，这就是 Maiman 所称的光激射器（optical maser）。Max Planck 的基础物理学研究为实现这一成就奠定了基础，他在 1900 年将光描述为一种能量并提出了量子的概念，因此于 1918 年获得了诺贝尔物理学奖[4]。Planck 的工作启发了爱因斯坦研究光与物质的相互作用，并于 1905 年得出结论，光以离散的量子粒子（quantum particles）形式传递能量，这些量子粒子现在被称为光子（photons）[5]。

表 1.1 总结了激光设备发展的历史里程碑。

从 20 世纪 80 年代开始，激光器迅速发展，涌现出新的波长、光束，以及输出稳定，且更加紧凑和高效的设备。

激光类型的增多反映了对新应用的探索和对特定干预措施的调整，例如提高特定目标吸收的波长或穿透深度。

表 1.1 激光发展的历史里程碑

年份	贡献者	贡献
1917	Albert Einstein[5]	提出了光的"受激辐射"所需的条件
1957	Gordon Gould[6]	提出了可见光受激辐射所需的条件。被认为是第一个使用"激光"一词的人。Gordon 并没有立即为他的概念申请专利，而 Schawlow 和 Townes 的想法首先获得了专利
1958	Arthur Schawlow 和 Charles Townes[7]	演示了利用氨气和微波辐射的微波激射器（受激辐射微波放大）。他们在 1954 年和 1958 年发表的论文获得了设计"光激射器"的理论要求的专利。虽然在技术上他们发明了第一台激光器，但它被称为"光激射器"

（续　表）

年份	贡献者	贡献
1960	Theodore Maiman[3]	演示了第一台可见光激光器，它使用一根合成红宝石棒，每一端都有反光涂层，周围有螺旋氙灯。*Physical Review* 拒绝发表 Maiman 的原创文章（1960 年 6 月），但科学界后来承认这是一项改变世界的发现
1960	Ali Javan[8]	1959 年，Javan 提出了第一台气体激光器，并在 1960 年演示了氦氖（HeNe）气体激光器是连续工作的，而不是脉冲。1962 年发现的 HeNe 激光器最初是在近红外波段发射的，其输出波长为 632.8nm（红色），这使它成为医学研究领域最受欢迎的早期激光器之一
1963	Zhores Alferov[9] 和 Herbert Kroemer[10]	1963 年 Alferov 和 Kromer 分别提出了半导体异质结构发光的原理。直到 20 世纪 70 年代，才生产出稳定的室温操作设备，现在半导体激光器是常用的激光器类型
1964	William Bridges[11]	Bridges 是第一个报道了十种不同激光跃迁的人，包括氩气激光器产生的蓝光和绿光
1964	Kumar Patel[12]	Patel 展示了第一台二氧化碳（CO_2）激光器，发现它能够以非常高的转换效率输出非常高的连续波和脉冲功率
1964	James Geusic 等[13]	展示了第一台钕钇铝石榴石（Nd:YAG）激光器。最初于 1961 年研发的钕基激光器需要加入钇铝石榴石（YAG）才能稳定可靠地输出
1968	Peter Sorokin 等[14]	展示了第一台使用有机染料作为工作介质的激光器
1970	Nikolai Basov 等[15]	Basov 通常被认为是使用氙二聚体首次开发气体激光器的人。然而，包括 IBM 在内的研究小组开发了利用惰性气体产生一类被称为准分子激光的技术。最初设计用于光刻材料，应用范围扩展到人体组织，特别是矫正眼部的手术
1983	Rox Anderson 和 James Parish[16]	发表了一篇论文，描述了对靶组织的热限制，从而可以通过被称为选择性光热作用的技术进行精确和选择性的破坏。他们的论文极大地促进了对激光和光与组织相互作用的理解

二、光的特性

光被描述为波粒二象性，包含了波和粒子的特征（图 1.1）。光束被反射、衍射或受到干扰是光以波的形式传播的证据。光作为粒子的作用可以从光电效应中得到证明，光电效应可以精确而特异地去除靶组织，比如用准分子激光剥脱角膜组织。

依据不同的衡量标准，波长和光子能量两种概念均可使用。这两种描述都与激光和光干预，以及激光的安全有关。

例如，光作为一种波与光的输出有关，即光束的波长，而光作为一种粒子与光的特定效应有关，如光与组织的相互作用，即组织气化剥脱。

（一）光的电磁波

为了安全有效地应用，临床医师必须了解不同类型的激光，激光和强光光源（intense light sources，ILS）也被称为强脉冲光（intense pulsed light，IPL）之间的区别，以及激光和光束的特性。先要了解电磁辐射（electromagnetic radiation，EMR）和电磁波谱。EMR 是从 X 射线辐射到无线电波的连续能量范围。虽然这些形式的能量彼此不同，但它们都以波的形式在空间传播，从而表现出波的性质。电磁波的一个关键特征是它们可以在没有传播介质的情况下传播和移动,因而可以在遥远的外太空中传播。

电磁波谱是用来描述 EMR 范围的术语(图1.2)。

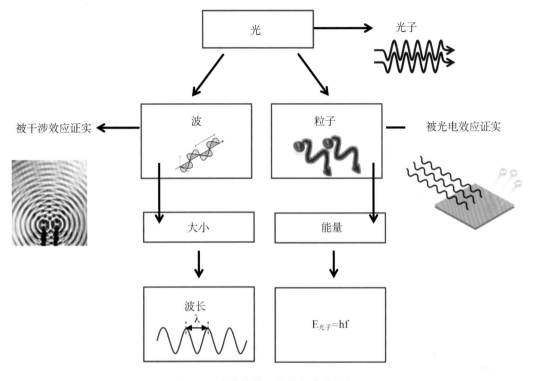

图 1.1　光的波粒二象性概念的图解

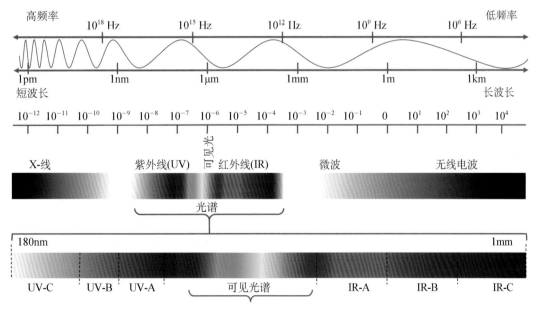

图 1.2　电磁波谱概念图解

电磁辐射表现出的许多特性,包括反射、折射和衍射,可以通过电场和磁场的传播波来解释,电场和磁场相互垂直,并与传播方向垂直,如图1.3所示。

通俗地说,EMR可以用几种方式来描述。

• 根据名称,例如,微波(microwave energy)。

• 根据波长,例如,755纳米(nm),以米(m)的分数表示。

• 根据频率,例如,无线电波以赫兹(Hz)表示。

• 根据光子能量,例如,单个光子所携带的能量(E_{photon})。

电磁波谱包括特定的波长范围,称为光谱,包括紫外线、可见光和红外线。

根据EMR的波特性可将其划分为不同的波段,如表1.2所示。

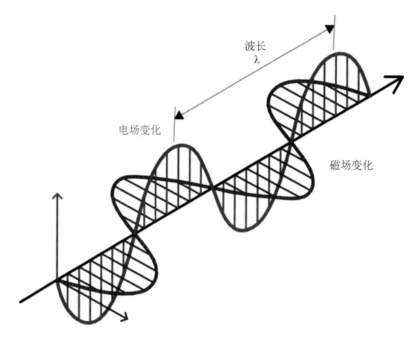

图1.3 光作为电磁波概念的图解

表1.2 EM光谱的光学区域划分[17]

光谱范围	分区	波长(nm/mm)
紫外线(UV)辐射——紫色之外	短波紫外线(UV-C)	180～280 nm
	中波紫外线(UV-B)	280～315 nm
	长波紫外线(UV-A)	315～400 nm
可见光辐射——"光"	从紫色的光到红色的光	400～780 nm*
红外线(IR)辐射——"红色之外"	IR-A(近红外)	780～1400 nm
	IR-B(中红外)	1400～3000 nm
	IR-C(远红外)	3000 nm～1 mm

*CIE定义的光谱区域是适用于描述生物效应的速记符号,可能与用于激光安全性的光谱分类不一致。考虑到激光的安全性,可见光范围被认为是400～700 nm区间的光。

激光和光的从业人员应注意,紫外线和红外线辐射不会引起人眼的视觉反应,因此被描述为不可见的,但是发射紫外或红外辐射的激光仍然可能对眼和皮肤造成潜在的危害。同样地,人眼在可见光谱上的敏感度也不均匀,因为波长的平滑作用(smooth function)在不同人之间是不同的。例如,人眼在690 nm(红色)时可以感觉到约 1% 的光,但在 750 nm(近红外)时只能感觉到 0.01% 的光,除非光源非常明亮,否则长于 750 nm 的波长就"不可见"。

（二）光的粒子性

光被描述为一种在空间中传播的电磁波,然而,离开普朗克(Planck)假设的粒子特性(Nauenberg 曾经引用[19]),激光的发展是不可能的。Planck 观察到,能量只能以离散的"量子"形式被吸收或发射,这些能量不能被进一步细分。单个光子的能量与对应光波的频率的关系如下:

$$E = hf \text{ 或 } E = hc / \lambda \quad (1.1)$$

E 为光子的能量,单位为焦耳(J)。

h 为普朗克常数(6.626×10^{-34}),单位为焦耳秒。

f 为光子频率(Hz)。

λ 为波长。

c 为光速($3.00 \times 10^8 \text{ ms}^{-1}$)。

这种关系表明,光子能量随着频率的增加而增加。这对于光与组织的相互作用来说是至关重要的。例如,波长较长、较低频辐射(如红外光)引起的是光热效应(photothermal),而波长较短、频率较高的辐射(如紫外线/蓝光)引起的则是光化学反应(photochemical)。

普朗克(Planck)对电磁辐射的量子化研究证明光既有波的性质又有粒子的性质,也为爱因斯坦发现光子铺平了道路。他认为原子和分子通过吸收获得能量和通过发射光子失去能量,这促成了他在 1917 年发表了论文,爱因斯坦在已知的自发辐射和自发吸收效应的基础上增加了受激辐射的概念[1]。将离散的光子能量转移到皮肤和组织的现象,促成了今天可用的医学激光和光干预。

（三）电磁辐射的特性

1. 波长　最简单的方法是把光辐射想成像波一样传播的光束。因此,波长这一术语在激光和光治疗中通常用微米(μm)或纳米(nm)来表示。

波长是一个需要理解的重要概念,它包括以下内容。

• 确定电磁光谱的特定区间,例如,635 nm(可见光)。

• 确定光束的"颜色",例如,532 nm＝绿光。

• 确定光与组织的相互作用,例如,组织的传导或吸收。

• 规定用于护目镜的镜片颜色或镜片材料。

• 与波携带的能量有关。

图 1.4 所示是波长的定义:两个连续的波谷或波峰的水平距离,以 λ(lambda)进行记录,以米(m)来表示。

2. 频率　电磁辐射是一种在空间传播的振荡波。因此,另一种描述光的方式是用电磁波振荡的频率(f 或 ν)。波的频率是指每秒通过空间中给定点的波峰(全波长)的数量,以每秒循环数(s^{-1})或赫兹(Hz)表示。波长和频率成反比,即波长越短,频率越高,因为在一秒钟内可以有更多的波峰通过一个给定的点,反之亦然。

这个关系由以下公式给出:

$$c = \lambda f \quad (1.2)$$

该公式中:

λ 为波长(m)

f 为光子频率(Hz)

c 为光速($3.00 \times 10^8 \text{ ms}^{-1}$)

这一关系表明,所有电磁辐射,不论波长或频率,都以光速传播。

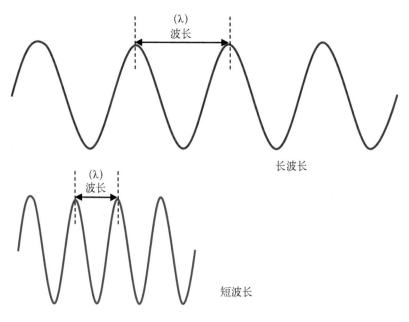

图 1.4　波长的定义：显示长或短的波长

注意：不要把辐射频率与激光发出的脉冲频率[脉冲重复频率（PRF）或脉冲率，即一秒内发出的脉冲数，也以赫兹表示]混淆。

倍频：波长和频率之间的关系解释了倍频（frequency doubling，FD）或二次谐波产生（second harmonic generation，SHG）的概念，通常写成 FD 或 F×2。频率加倍使波长减半，因此一台激光设备可产生不同的额外的波长，对临床治疗非常有益，但并不是所有的激光都可以频率加倍。

倍频是一种非线性光学过程，即两个频率相同的光子与非线性材料相互作用，并结合发射出两倍于初始光子能量的光子（相当于频率的两倍，波长的一半）。频率变化是通过放置在激光腔内的光学器件或晶体[例如磷酸钛氧钾（$KTiOPO_4$，KTP）或三硼酸锂（LiB_3O_5，LBO）]实现的（图 1.5）。双频激光器手柄上的红色和绿色波段意在向从业者指示可用的输出。

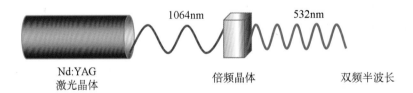

图 1.5　倍频概念图解
Nd：YAG 的基本波长减半至 532 nm。

Nd：YAG 激光器通常被设计为仅发射 1064 nm（红外）基本波长的设备，或者 532 nm 的倍频输出（绿色），因为两者都是有益的治疗波长，如治疗深层血管病变的 1064 nm 和浅部血管病变的 532 nm。KTP 是实现倍频的晶体，这就是这种激光系统通常被称为 KTP 激光器的原因,而实际上它们是倍频 Nd:YAG(FD Nd:YAG)激光器,而这种激光器的增益介质(Gain Medium)是 Nd:YAG[见"增益介质(工作介质)"部分]。

激光器的设计和预期应用决定了是两个波长(1064 nm 和 532 nm)还是只有一个波长可用作输出光束。倍频通常会降低减半波长的输出功率。

另外,还有一种方法可以改变波长的输出,在激光手具内填充染料浸渍聚合物,输出的激光通过该聚合物进行一系列的转换,并释放出转换的波长(图 1.6)。一些去文身激光设备提供了这样的手具,使得使用一种激光设备即可处理多种颜色的文身。不过,由于多次波长转换导致损耗,染料手具产生的输出功率可能比基本光束输出低得多。因此,这类手具的光斑通常较小,以补偿较低的输出功率。

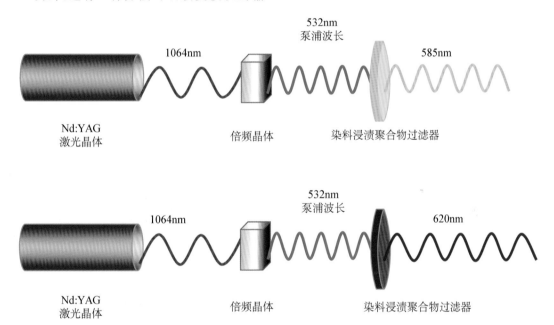

图 1.6　染料浸渍聚合物可改变输出波长

3. 振幅(amplitude)　被定义为从一个波峰顶部到下一个波峰底部的半个波高(图1.7)。振幅测量波的大小或功率。波越高,振幅(功率)越大。在讨论功率与能量之间的关系及脉冲持续时间对光组织相互作用的影响时,将认识到功率的重要性(参见"光组织相互作用"一节)。

4. 速度(velocity)　指波传播的速度。在真空中,所有波长都以相同的速度传播。在真空中,光速 c 是恒定的,约为每秒 30 万km(每秒 186 300mi)。

三、光和激光束的产生

本节将通过对受激辐射(stimulated emission)过程的介绍,来解释其首字母缩写的词汇(light amplification by the stimulated emission of radiation,LASER)激光的含义。为了理解这个过程,我们首先需要描述其他光源的工作原理。

1. 光的自发辐射(spontaneous emission)　产生光子的方法有几种,但它们都需要一种能使围绕原子核运转的电子获得能量的方法。电子(带负电荷)围绕含有质子和中子(带正电荷)的原子核在固定的轨道上运行,这种轨道被称为能态(energy states)或能级(energy levels)(图 1.8)。

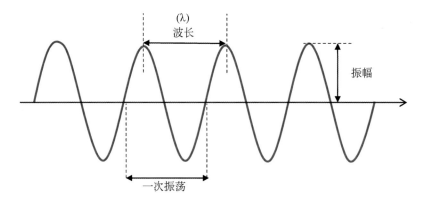

图 1.7　振幅、波长和振荡的波形示意图

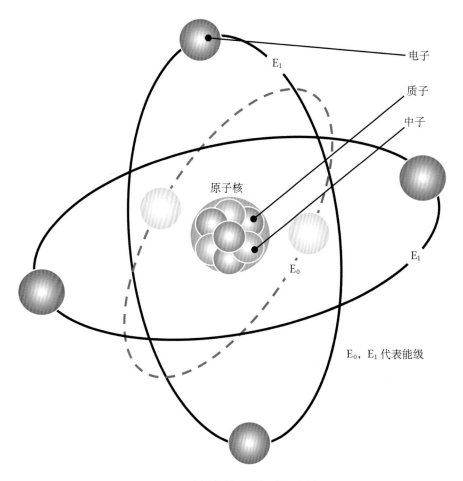

图 1.8　电子绕原子核运动示意图

在物理学中,玻尔模型[20]将原子描述为一个包含质子和中子的带正电的小原子核,周围环绕着电子,电子在三维云中围绕着原子沿圆形轨道运行。围绕原子核的轨道,被称为能态或能级,每个轨道可以容纳特定数量的电子,等于原子核中正质子的数量,即原子的原子序数。

第一个能态一个轨道最多能容纳两个电子,第二个能态最多能容纳分布在四个轨道上的 8 个电子,第三个能态最多能容纳分布在 9 个不同轨道上的 18 个电子。这种排列是原子的最低能量或基态。不同的原子有不同数目的能态,但每一个都是按最接近原子核的最低能级排列的。重要的是要注意电子不能在能态之间存在。剧院或电影院的一排排座位可以用来类比,一个人可以坐在特定的一排,但不能坐在两排之间。

通过吸收与能态之间的能量差相对应的能量量子,可以将电子从较低的能态泵浦(pump)或激发(excite)到较高的未填充(un-filled)能态。使用前面剧院座位的类比,座位的每行或者每个状态必须由前(较低的位置)向后(较高的位置)依次填充。从较低能级到较高能级的激发可以通过电流、闪光或其他形式的能量来实现。

从一个电子被提升到更高能态瞬间起,它在本质上是不稳定的,并且只能在特定的寿命内保持在更高能态,然后自发地下降到更低能态或其基态,当它下降时发射光子。亚稳态或高能态寿命取决于原子的轨道结构,通常从皮秒(10^{-12} s)到毫秒(10^{-3} s)不等。自发辐射是气体放电灯如氖虹灯和氙气闪光灯发光的过程。一个发射的光子的频率和波长等于它被激发然后自发下降的状态之间的能量差。

这种电子不断上升并自发回落到较低能态的过程产生了光子流或脉冲,人眼将其感知为光(假设是可见辐射)(图1.9)。发射辐

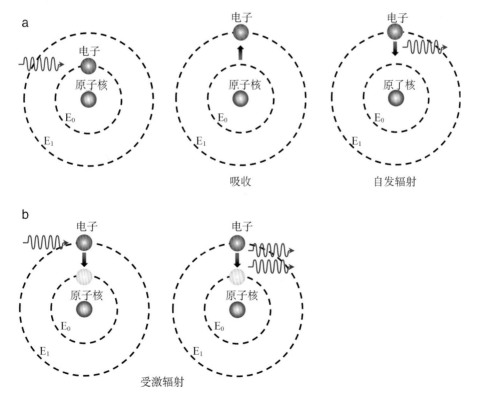

图 1.9 (a)光的自发辐射过程示意图;(b)光的受激辐射过程示意图

射的发射光谱（波长）取决于产生辐射的光源类型，例如，钠灯发出的黄光、氖气灯发出的红光。光在方向和时间上是随机发射的，因此被描述为非相干的。

2. 光的受激辐射（stimulated emission）

爱因斯坦理解了自发辐射的过程，即一个被激发的原子（处于高能态的原子）返回到低能态并发射光子。在研究这一过程及光与物质的相互作用时，爱因斯坦提出了触发光辐射的第二种机制。他把这个过程称为受激辐射。他认为，如果一个处于激发态的原子（电子处于较高能量状态的原子）与来自另一个原子的具有相同能量的杂散光子发生碰撞，处于激发态的原子可能会受到刺激或触发而过早衰变（降至基态）并释放光子。吸收提高了电子的能量，在他1917年[5]的论文中，描述了受激辐射的过程，受激辐射的反向吸收通过释放光子降低电子能量。更重要的是，受激辐射过程中辐射的光子与激发其释放的光子是相同的。它以相同的方向传播，具有相同的波长，并以相同的频率振荡。因此，一个光子与一个被激发的原子相互作用可以产生两个相同的光子，并触发级联效应，从而释放更多相同的光子。

因此，爱因斯坦[5]预测，受激辐射发出的光将表现出波的行为，在相同的方向及相同的频率和相同的相位，以相同的光子刺激其释放。

然而，通过受激辐射发光是一个复杂而具有挑战性的过程，因为电子自然地倾向于自发回到较低的能级。使大量原子处于激发态（又称亚稳态），并使它们保持足够长的时间以产生受激辐射，可以克服这个问题。一旦处于亚稳态的电子数超过处于稳定状态的电子数，就会发生粒子数反转（population inversion），并且自发辐射的光子反过来刺激光子辐射，产生相同光子的相干光束（图1.10），通过给定的激光材料（称为增益介质）

产生更有效的受激辐射，使用多个能级转移来产生粒子数反转。典型的是三个或四个能级，描述了产生所需光辐射所涉及的能级转移的数量。Nd:YAG是四能级固态增益介质的典型例子（图1.11）。

与三能级系统相比，四能级系统的优点是，较低的激光能级高于基态，这意味着原子可以更容易地被激发回亚稳态，以维持粒子数反转并继续激光过程。

在1960年5月16日，Theodore Maiman将一个直径1 cm、长2 cm的人造红宝石水晶安装在圆柱形闪光灯内，闪光灯的两端镀银抛光，所有这些都装在一个中空的金属圆筒内。向闪光灯施加电压会产生白光，激发红宝石晶体，使其发出短暂的红光。红光的波长为694.3 nm。Maiman把他的装置称为光激射器（optical maser）[3]，而不是激光。

红光的特性为包括医学、通信和应用研究在内的多种应用开辟了道路，仅仅两年后，Maiman的原型"激光器"就由休斯飞机公司投入商业生产，成为200型红宝石激光系统，在694.3 nm产生1.5 J的脉冲[21]。

四、激光元件

本节介绍激光结构的组成和基本知识。对于理论物理和激光工程的评述，读者可以参考《光子学和激光工程：原理、设备和应用》[22]。要产生稳定可靠的激光束，需要精密的光学、机械和电子元件。另外，还需要某种形式的内部水冷或风冷，以维持运行时元件的热稳定性。几乎所有的激光器都包含三个基本元件（图1.12）。

1. 增益介质（工作介质）　增益介质（gain medium），也称为工作介质（active medium），是可以被激发来获得和放大光能的原子或材料的集合。

增益介质可以是以下几种。

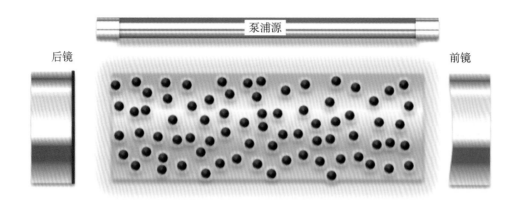

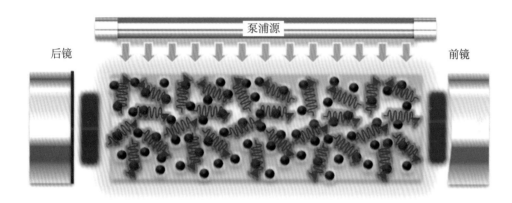

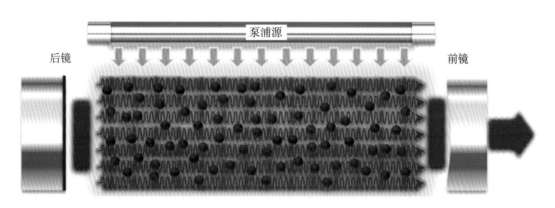

图 1.10　激光发射过程示意图

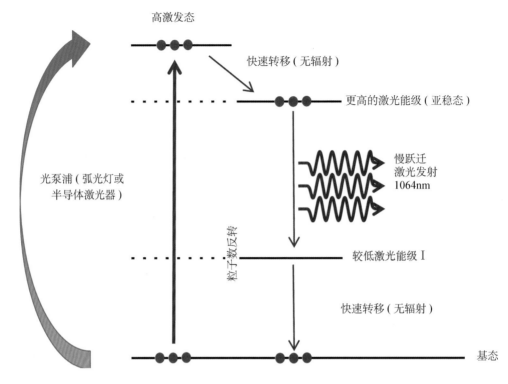

图 1.11　带有固态 Nd:YAG 晶体增益介质的四能级激光系统示意图

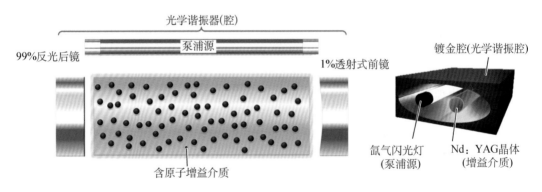

图 1.12　包含在光谐振器(腔)中的闪光灯激发的固态增益介质的示意图

- 固体,如 Nd:YAG 晶体,也称为固态。
- 气体,如 CO_2。
- 液体,如有机染料。
- 半导体材料,如二极管和陶瓷。

增益介质决定了输出光的特性。增益介质的基本物理特性应包括如下几种。

- 可在所需波长区域实现转换,理想情况下在该区域具有最大增益。

- 发射波长区域的高透明度,以减少通过被有源介质吸收而造成的损耗。
- 与泵浦源的兼容性和泵浦波长的适当吸收。
- 高掺杂激光活性离子的能力,例如,掺杂稀土(Nd^{3+} , Er^{3+} , Ho^{3+}),或金属离子(Ti^{3+} , Cr^{3+})的晶体或玻璃。
- 合适的亚稳态寿命。

• 多级能量转移特性。

• 适当的物理和化学稳定性,硬度(固体介质)和坚固性。

气体激光器通常包含气体混合物。例如,CO_2激光器包含二氧化碳、氦气和氮气。根据激光器的类型,可能需要少量其他气体,如氧气(O_2)、一氧化碳(CO)、氢气(H_2)或氙气(Xe),以提高激发过程的效率和放大水平。

2. 激发机制与泵浦源 增益介质(如气体、晶体)需要外部能量来源,以产生激光所需的激发态原子群。增益介质通过一个称为泵浦(pumping)的过程获得能量,这个过程必须是连续的,以维持激射。如果增益介质是固体或液体,激发源通常是闪光灯或另一种激光器(如二极管激光),通常工作波长比输出波长短,则称为光泵浦(optical pumping)。电泵浦(electrical pumping)指利用电流对气体增益介质的激发。

五、光学谐振腔和反馈机制

读者应该记得,"激光(LASER)"是受激辐射光放大(Light Amplification by the Stimulated Emission of Radiation)的首字母缩写词。在纯物理学术语中,激光是一种由光学振荡器发射的、并反馈到该振荡器中进行放大后的电磁波。这个反馈系统使这一过程一直持续到不能再进一步放大的顶点,此时的增益介质被描述为达到饱和状态。

最简单的光学谐振器由一对精确排列的镜子组成,只允许沿活性介质轴线的光子来回反射,并产生必要的光学增益(optical gain)。光学增益与正反馈的结合是通过将泵浦增益介质放置在该反射镜装置中来实现的。光子有99%由后镜反射及1%由前镜透射相结合,并以相干辐射输出光束的形式离开激光器,该输出光束可以是连续的或脉冲光束。

只有当谐振器中的光学增益高于任何损耗时,才会发生振荡。当光束第一次通过增益介质时,它获得增益。一旦从反射镜反射,当光束通过增益介质来回反射时,就会产生损耗。稳态运行是指一次往返后光束没有变化的点,即总增益和总损耗平衡。反馈机制使粒子数反转保持在这个阈值水平,以维持这种平衡。

谐振腔设计是产生稳定和高效输出的基础,因为有几种损耗机制可以降低光学增益,例如在增益介质或腔镜中的散射或吸收。谐振腔设计还决定了激光器的紧凑度、光束模式、质量和半径、Q开关激光器的脉冲持续时间和锁模激光器的脉冲重复频率[23]。图1.13展示了一种演示增益介质、Q开关、反射镜和快门配置的程控光学谐振器。

1. 激光模式和光束质量 激光振荡发生在光学谐振器(腔)中,并且相对于发射波长(即nm),腔长度明显更大。当电磁波反复通过增益介质时,它们会相互作用并相互干扰。这样做的结果是,振荡可以同时发生在两种不同的模式上,即纵向和横向电磁模式(TEM)。

纵向模式对应于在有源介质增益带宽内不同频率或波长下沿激光腔长度的不同谐振。这些模式解释了为什么激光光束很少由单一波长组成(参见单色性)。

横向电磁模式的横截面视图将显示整个光束宽度的不同光分布或图案,这会影响光束质量。对于大多数医学应用来说,控制横向电磁模式(TEM)来保持光束质量比控制纵向模式(使振荡仅在一个频率上)更重要[24]。

用来描述这些横向电磁模式的术语来自激光发展的早期工作[24]。根据在两个方向上光束横截面内出现的空值的数量对模式进行分类。一种低阶或基模,光束强度在中心的峰值称为TEM_{00},例如,它显示的是高斯强度。对于许多激光的应用,这是首选的输出模式,因为它在光束中提供均匀分布,可以聚焦到一个集中的点。多模输出可以提供更大的功率,但光束聚焦较差。图 1.14 为 TEM 模式的示例。

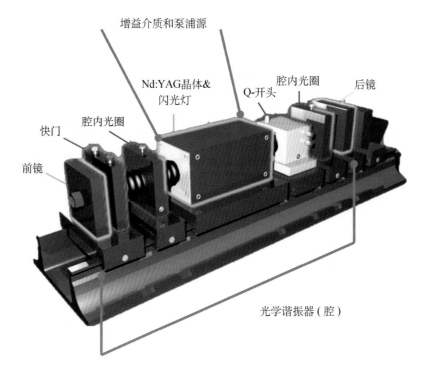

图 1.13　程控光学谐振器(腔)

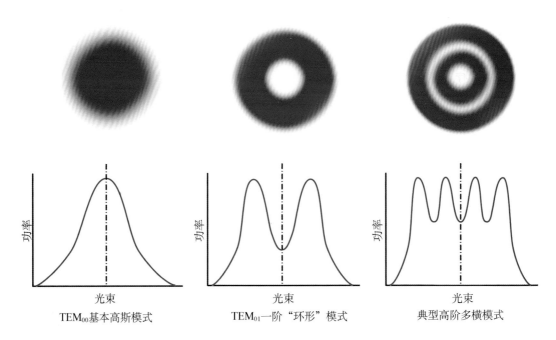

TEM$_{00}$基本高斯模式　　　TEM$_{01}$一阶"环形"模式　　　典型高阶多横模式

图 1.14　激光横向电磁模式示意图

跳模(mode hopping)：当工作在一个特定谐振腔模式下的激光器突然切换到另一个模式时，跳模就发生了，这导致两种模式的功率共享，从而降低设备的整体输出功率。通常，跳模是由增益介质的温度漂移引起的，这干扰了激光输出。这就是为什么激光器应在环境温度和湿度稳定的设施中运行，也是为什么某些类型激光器(如染料激光器)应在获取输出读数或进行治疗前保持稳定并达到环境工作温度的原因。Lister 和 Brewin 报道了在正常操作过程中，初始和后续激光脉冲之间的光束输出的变化[25]。

2. 单色性(带宽)　激光束通常由一种纯色或单一波长组成，这是单色光的定义。由于激光是受激辐射产生的，理想的情况是所有发射的光子都具有相同的能量和相同的波长(见公式 1.1)。然而，由于腔内的物理和光效应，输出光束被更准确地描述为准单色光，因为与其他光源和激光器相比，它的光谱输出或带宽非常窄。

某些类型的激光，特别是早期的染料激光器被描述为可调谐激光器，因为输出波长可以被调整或从谐振腔内产生的波长范围中选择。在目前大多数医用激光系统中，波长倾向于根据治疗目的(如 595 nm 黄/橙光)在工厂设置为最佳输出。

3. 相干性　受激辐射产生两个频率相同的光子，称为相位，表明一个光子的波峰与第二个光子的波峰同时发生。在具有固定相位关系的增益介质中产生类似光子雪崩，即它们在空间和时间上高度有序，称为相干性(coherence)。相干性是激光束强方向性和能够聚焦到极小光斑尺寸的基本要求。一些应用需要高度相干性，如干涉测量和全息照相，但对于皮肤科的应用，光束相干性不如稳定的输出、更大的光束尺寸、可变脉冲持续时间和适当的功率范围那么重要。

4. 方向性或平行输出　由平行镜组成的线性光学谐振器，通过增益介质来回反射波，其结果之一是光束被限制在垂直于镜面的路径上。多次反射产生准直的光束，因为只有平行于腔壁传播的光子被两个反射镜反射。完全准直的光束永远不会发散。然而，由于腔体设计、输出孔径大小和衍射效应，光束在离开激光孔径时发散速度会变慢。与非相干光源相比，发散角非常小，即毫弧度，使其成为激光遥测、测距，以及通过光纤(波长依赖)或机械臂(见"机械臂"一节)传输光束的理想应用。由于其独特的谐振腔设计，二极管激光器的高度准直光束输出是个例外。为了总结激光器所需的组件和上述激光的特性，给出了非相干光源和相干激光光源之间主要区别的图解(图 1.15)。

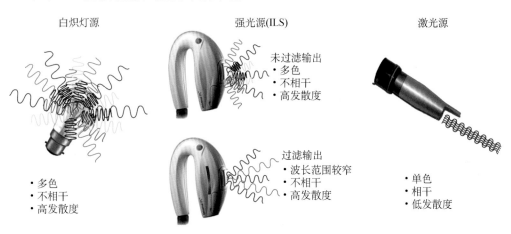

白炽灯源　　强光源(ILS)　　激光源

未过滤输出
• 多色
• 不相干
• 高发散度

过滤输出
• 波长范围较窄
• 不相干
• 高发散度

• 多色
• 不相干
• 高发散度

• 单色
• 相干
• 低发散度

图 1.15　非相干光源和相干激光光源所发射的光特性图解

六、医用激光系统

表 1.3 按增益介质类型列出了常见的医
用激光系统。

表 1.3 常见医用激光系统

按增益介质划分的激光类型	典型工作波长(nm)和光谱区域	医疗应用
用闪光灯或半导体激光泵浦的晶体增益介质的固态激光器(DPSS)		
钕钇铝石榴石(Nd:YAG)	1064 nm 近红外	皮肤科,眼科,妇科,泌尿科,口腔科,呼吸科
倍频钕钇铝石榴石(FD Nd:YAG)	532 nm 可见绿光	皮肤科,眼科,整形外科,妇科,牙科,妇产科
红宝石(Al_2O_3)	694 nm 可见深红色光	皮肤科,整形外科
翠绿宝石($Cr:BeAl_2O_4$)	755 nm 近红外	皮肤科,整形外科
铒光纤/铒玻璃	1550 nm/1540 nm 近红外	医学美容,半剥脱性嫩肤
铥 YAG(Tm:YAG)	1927 nm 近红外	医学美容,半剥脱性嫩肤
钬 YAG(Ho:YAG)	2100 nm 中红外	泌尿外科,眼科
铒 YAG(Er:YAG)	2940 nm 中红外	皮肤科,整形外科,牙科
铒钇钪镓石榴石(Er:YSGG)	2790 nm 中红外	医学美容,半剥脱/剥脱性嫩肤
具有单一气体或气体混合物增益介质的气体激光器,通过脉冲或连续电流电泵浦		
二氧化碳(CO_2)	10 600 nm 远红外	皮肤科,整形外科,普通外科,神经外科,妇科,牙科
准分子(受激二聚体)	ArF-193 nm UV KrCl-222 nm UV KrF-248 nm UV XeCl-308 nm UV XeF-351 nm UV	皮肤科,眼科
氦氖(HeNe)	632 nm 可见红光	指示或引导光束
氩气(Ar)	488 和 514 nm 可见的蓝光和绿光	眼科
溶剂增益介质中的有机染料,光泵浦另一个闪光灯或其他激光器		
染料在溶剂中,如罗丹明 6G	取决于染料,通常为 577、585、595 nm。可见的黄色/橙色	皮肤科,泌尿科
半导体/二极管增益介质,由电流电激励		
二极管,如砷化镓	755、800、810、1064 至 1550 nm,近中红外	皮肤科,牙科,理疗,眼科也用于指示光束/引导光束

DPSS. 二极管泵浦固态激光器;UV. 紫外线。

七、光束传输方式

输出光束的特性常常决定了将光束传送到治疗区域或部位的方法。例如，超短脉冲持续时间（ps 脉冲）会产生非常高的峰值功率，这会损坏石英光纤；或者，一些波长被玻璃吸收，限制了通过光纤传输。

讨论激光和光技术时，手具设计、人体工程学和功能性经常被忽视。在普通外科、牙科、理疗、足病和兽医学中，激光应用的显著增加很大程度上归功于手具设计的进步，能够提供一致而准确的治疗光束。诸如固定或可变聚焦、集成表皮冷却、手动开关控制器保护盖、表面距离、固定或可变光斑尺寸、集成吸烟设备、实时成像、光束输出和对准检测、皮肤温度监控、模式生成、皮肤真空/抽吸技术、手具的重量和平衡等特征，都会影响医师和患者治疗的效率、可靠性、易用性和舒适度。

以下介绍将激光或其他光疗设备的光束传送到治疗部位的最常用方法。

1. 光纤　二氧化硅玻璃光纤具有出色的光学性能，可以传输从 300 nm 到 2000 nm 的波长。这种宽广的传输窗口允许可见光和近红外激光束通过光纤传输（忽略光束功率），从而使光纤成为外科和医美治疗的理想传输方法。尽管某些光纤可以传输超过 2500 nm 的光，但由于损耗机制和 2100 nm 以上的二氧化硅的强吸收性，它们只能传输低功率。因此，需要一种不同的技术将 CO_2 波长（10 600 nm）输送到治疗部位，因此需要使用关节臂（参见"导光关节臂"部分）。

硫属化物玻璃纤维和空心波导为 CO_2 波长提供了关节臂传输的替代方案。这些光纤提供高激光功率阈值、低插损、无末端反射和精确传输，使激光用于医疗[26]。所有光纤输送系统都应小心操作，光纤不应过度弯曲或紧紧缠绕，进入手具的光纤入口点应坚固

耐用，以减少频繁操作造成的应力。传送短（ns）和超短（ps）脉冲（如用于文身和去除色素病变）的激光器通常使用关节臂传送（图 1.16），尽管石英光纤可以传输可见光和近红外光束，但这种短脉冲产生的高峰值功率会损害硅基光纤。

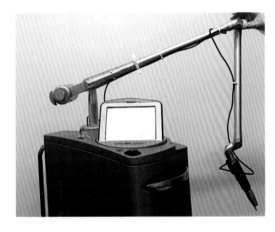

图 1.16　关节臂导光系统（由 Cynosure 公司提供）

2. 导光关节臂　如图 1.16 所示，导光关节臂包括铝或碳纤维制成的刚性管，两端带有 45°反射镜，这些反射镜安装在称为转向关节的旋转轴承中。一个典型的导光关节臂由 6 个转向关节和两个长束管，另外还有两个称为输入和输出集线器的短管组成。转向关节是"铰接的"，允许灵活的运动，当正确对齐时，确保光束以相同的位置和角度离开臂，而与自由移动的管的位置无关。一些激光器装有探测器，如果光束进入但没有同时离开关节臂，就会关闭激光器。由于光束路径长度不改变，光束在关节臂运动的整个范围内保持恒定的光斑大小和一致的输出。导光关节臂光束路径是独立的，与激光器和放置激光器的地板的结构无关，从而允许激光器安装在轮子上或用于不平坦的表面。反射镜和铰接是工厂预先校准的，很少需要重新调整，除非关节臂在不使用时因碰撞或不正确的存放而损坏。

3. 治疗手具中的二极管阵列　一系列

低功率二极管可以排列成簇或阵列，以产生更高的功率输出，并以不同的光学配置排列。二极管阵列需要光学元件来形成或聚焦光束，以便通过直接接触皮肤的石英或蓝宝石治疗头传输。治疗头的内部冷却在治疗期间提供一定程度的表皮保护。激光二极管的紧凑性使得设计采用真空或负压技术的手具成为可能，以减少传输到预定治疗目标的深度并减少治疗带来的不适感（图1.17）。

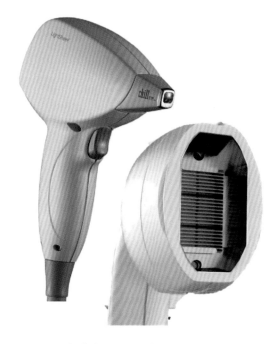

图1.17　紧凑高效的二极管阵列可直接集成到治疗手具中（由 Lumenis 公司提供）

不同波长的二极管可以整合到一个手具上，有效地扩展了不同激光的范围或可以治疗的皮肤类型，而不需要使用多种不同的激光器。例如，模拟755 nm或1064 nm激光波长的二极管与固态等效二极管一样有效[27]。在小而紧凑的手具中二极管阵列被广泛地用于物理治疗，慢性伤口愈合和疼痛治疗。

4. 手具中的闪光灯（强光源/强脉冲光）　强光源（ILS）在"强光源（ILS）强脉冲光（IPL）"一节中有更全面的描述。氙灯安装在治疗头或手具内，输出广谱光束。反射器引导光束穿过可固定或可互换的石英或蓝宝石治疗头。根据治疗手具的设计，治疗头的内部冷却在治疗过程中提供一定程度的表皮保护（图1.18）。

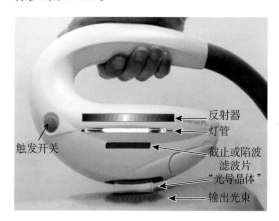

图1.18　强光源(ILS)手具内组件示意图

反射器
灯管
截止或陷波滤波片
"光导晶体"
触发开关
输出光束

5. 光束扫描技术　根据需要覆盖比"可用输出治疗光束"更大的治疗区域（最大可能有20～30 mm）而开发的。一般来说，这要求治疗光束在治疗区域上移动，直到整个区域都接受了计划的辐射量或能量。以这种方式手动移动光束的技巧是避免在治疗区域遗漏，同时也避免治疗光束的重叠。重叠可能导致过度治疗，导致患者不适或组织损伤。

治疗较大面积时可采用手持式扫描仪（hand-held scanner）在预先设定好的治疗光斑（treatment spots）中快速扫描。这种扫描仪早在1995年就开始使用，利用二氧化碳扫描激光束为植发打开头皮切口。Trost手具[28]包括检流计反射镜，可提供各种预设图案和形状，同时在组织上保持恒定的光斑大小，而不考虑手具与皮肤的距离。早期手具采用连续顺序的扫描，这样会因为热在相邻部位扩散导致带状或条纹的形成，而非顺序、非相邻的扫描方式克服了这一问题[29]。虽然扫描仪仍然主要用于CO_2激光，但其他激光也已经加入了扫描仪，用于脱毛、非剥脱性嫩肤和治疗血管病变。

6. 点阵光束技术 光束扫描技术最初是为了覆盖比现有输出光束所允许的范围更广泛的治疗区域而开发的,而点阵(fractional)或像素(pixelated)光束则是为了解决不同的问题。

在剥脱性治疗中常规使用高斯全激光束的临床疗效是毋庸置疑的(见 Vishal Madan 撰写的第 5 章)。然而,与二氧化碳波长相关的广泛热扩散经常导致表皮损伤,如 Bernstein 所报道的,被称为残留热损伤(RTD)[30]。剥脱性激光的相关风险和停工时间促使从业者研究可能达到与 CO_2 或铒激光波长相似疗效的其他设备和光束传输方法。首先出现的点阵设备使用非剥脱性波长(铒激光 1500 nm),产生微热损伤区(MTZ),引起皮肤深层加热,被 Manstein 等描述为局灶性光热作用(fractional phototheimolyss,FP)[31]。

Manstein 等[31]描述的点阵光束技术的优点很快被意识到,并应用于去除组织的剥脱设备,而不是组织加热和凝固。剥脱性激光的点阵光束完好地保留了微热损伤区周围的健康组织,可作为活性细胞储存库以加快组织愈合并缩短恢复时间[32,33]。点阵手具设计现在可以使用非剥脱和剥脱性激光进行多模式治疗,可对真皮深层独立加热或与表皮剥脱联合,从而增加了临床适应证的范围。

7. 掩模 点阵光束传输的一种变化是使用掩模。静态掩模不是由扫描光束或扫描点阵光束产生的,而是由压印在组织或皮肤上的微光学透镜或全息光栅产生的。根据临床适应证,掩模适用于非剥脱和剥脱两种波长。

指示光束(aiming beams):虽然没有专门的光束传输方法,但大多数激光设备需要低功率指示或引导光束到治疗光束的预期位置。在使用光纤或机械臂光束传输的激光器

上,如果没有可见的治疗光束(即紫外线或红外线波长),或在激光操作时组织发生变化,则应提供指示光束(图 1.19)。一般来说,指示光束是由低功率二极管(或旧系统的 HeNe 激光器)产生的,不是红色就是绿色,所以戴护目镜时是可见的。指示光束应与治疗光束同心,两个中心之间的最大允许横向位移不超过两个光斑中较大者直径的 50%。此外,指示光斑直径不应超过治疗光束直径的 1.5 倍。

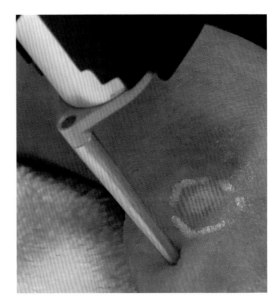

图 1.19 可见红色指示光束(引导光束)指向不可见红外(1064 nm)治疗光束的方向位置

如果没有指示光束,就不可能操作激光。激光操作过程中指示光束的故障会阻止治疗光束的输出。强光设备和一些半导体激光往往没有指示光束,因为治疗手具或治疗头通常与皮肤接触。

八、发光二极管(LED)

第 8 章详细讨论了发光二极管(LED)和低强度激光治疗(LLLT)的设备技术和治疗适应证。本节介绍 LED 技术,而不是治疗适应证。发光二极管或 LEDs 被用于许多医疗

和美容设备,特别是用于刺激皮肤修复和伤口愈合。LED 治疗用于加速细胞更新和解决一系列皮肤问题,如减轻炎症、治疗痤疮、促进伤口愈合、治疗运动损伤和关节疼痛。其他应用还包括预防接受化疗的癌症患者的口腔溃疡[34],以及对创伤性脑损伤引起的认知和记忆障碍的研究[35]。

激光从业者可能对二极管激光器很熟悉,但它们与发光二极管不同,通常被认为是一种"新"技术。然而,LEDs 是在 20 世纪 60 年代与第一代激光器同时开发出来的,专门用于放大信号,因为它们只能在一个方向上传递电流。LEDs 不仅可以只向一个方向传输电流,而且还可以发光。LED 设备使用半导体材料,有硅、砷化镓和锗。新的有机材料可用于制造有机发光二极管(OLED),OLED 提供了用于电话屏幕,媒体设备,电视显示器和计算机显示器的薄而柔软的白色发光板。

早期的 LED 被广泛用作电子设备的指示灯,但其生产成本高,且波长和输出亮度有限。更低的制造成本、更高的稳定性和输出亮度使 LED 设备成为太阳能电池、显示器和传感器、通信、航空和家用照明、汽车和路灯、广告显示器、交通灯、相机闪光灯和医疗设备的首选技术。与白炽光源相比,它们具有许多优点,包括能耗更低、使用寿命更长、物理稳定性更强、体积更小、切换速度更快。与其他光源相比,它们的能效要高得多,而且在后期销毁方面对环境的影响也更少。

LEDs 是一种电子半导体设备,通过电发光(electroluminescence,EL)过程向外充电时发出光,而不是像卤素灯或钨灯这样的白炽灯。发光部分是 n 型半导体和 p 型半导体之间的连接处。

根据掺杂材料(如硼或磷)的不同,硅晶体具有可移动的电子或空穴,硅晶体可以产生和控制电子空穴的数量,从而在同一晶体中形成两种不同类型的半导体。电子和空穴各带电荷,因此受电场和扩散(电子和空穴的随机热运动)的影响。当 n 侧的电子被电流激发时,它们穿过 pn 连接移动到 p 侧,在那里它们与设备内的电子空穴结合。结合会导致能量以光子(光)的形式释放。pn 连接通常被包裹在涂有荧光粉的环氧树脂外壳中,以漫射光线并增强亮度(图 1.20)。

在 LED 上添加反射面可以有效地使其成为小型半导体激光器。LEDs 会发射出窄波、非相干的漫射光,其正向发散度比激光辐射高得多。输出波长取决于导电介质,在可见光、紫外光和红外光谱中可能有较高的输出发射。LED 输出功率通常以术语"光度"[如照度(每平方米流明 = Lux)]与"辐射"[如辐照度(W/m^2)]来表示,这使得很难比较诸如半导体激光光疗和 LED 光疗等某些光源之间的等效性。在这一点上,将激光器和 LEDs 与最近开发的强光源(ILS)或强脉冲光(IPL)的设备进行比较是合适的。

九、强光源(ILS)/强脉冲光(IPL)

1976 年 Mühlbauer 等[36]描述了用多色红外线治疗血管畸形,评价了光的热凝特性。

1976—1990 年,有更多的报道称,使用 400～2700 nm(VIS-N-IR)发射非相干光的卤钨灯泡治疗文身、浅血管病变、疣和黏液囊肿,被描述为红外线凝固器[37]。然而,1970 年以来的大多数临床研究报道的是医用激光应用,而不是非相干的宽谱光源的应用。其中一项研究是由 Goldman 和 Fitzpatrick 于 1990 年[38]发表的,他们报道脉冲染料激光器(585 nm,脉冲持续时间 0.45 ms)可导致血管(<0.4 mm 直径)热凝固。不良反应包括长时间的紫癜和色素减退,Goldman 和 Fitzpatrick 假设这是由于激光发出的脉冲持续时间相对较短。

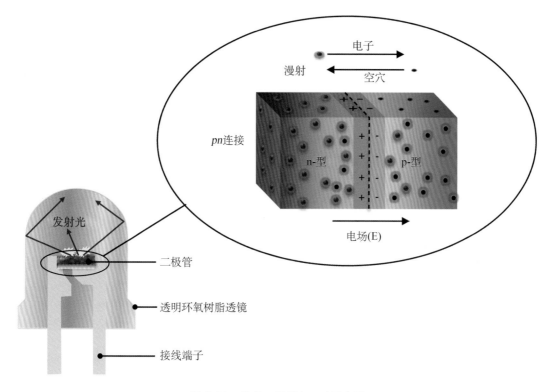

图 1.20　发光二极管(LED)示意图

根据 Goldberg 博士在 Fodor 等所著书籍的前言中所说[39]，他和 Shimon Eckhouse 博士偶然相遇，Shimon Eckhouse 博士是一名航空工程师，他开发并获得了一种原型装置，该装置由一个滤光闪光灯组成，具有不同的脉冲持续时间和输出能量。该装置是由 Eckhouse 及其同事设计的，其目的是热凝血管和减少表皮损伤[39]。仅仅 2 年后，Goldberg 在 1992 年使用的原型设备由 ESC 医疗系统公司/以色列夏普兰公司作为 PhotoDerm VL 推向市场。

根据 Goldberg[39] 的说法，有几个原因使他和他的同事追求使用非相干多色光源而不是激光设备来治疗血管病变，以及后来的脱发。Goldberg 等做到了这一点，尽管早期的争议将强脉冲光描述为一种有害和无用的技术[40]。首先，Goldberg 及其同事认识到能够调整输出波长以利用氧化和脱氧血红蛋白的不同吸收特性的好处。其次，他们成功地证明了具有可变脉冲持续时间的多个脉冲序列可以实现有效的血液凝固，同时将表皮损伤降至最低[41]。

Goldman 报道说，到 1995 年 8 月，当 FDA 批准治疗下肢毛细血管扩张症时，超过 20 个 PhotoDerm VL 系统正在美国进行临床试验，另有 20 个在欧洲和加拿大使用[39]。最近，在皮肤科应用中使用强光源的试验和研究已经认识到多重连续脉冲与表皮冷却/皮肤耦合凝胶相结合的临床意义。经过精心设计的强光源系统在治疗良性血管和色素病变、脱发、"嫩肤"、光动力疗法、光生物调节和低强度激光疗法方面，通用且有效[42]。

强光源组件

强光源的中心单元通常包括计算机、脉冲产生网络和辅助冷却系统(用于部件冷却或手具冷却)。各种治疗手具或治疗头可以是固定的,也可以是可拆卸的。手具由闪光灯、选择性滤光片(内置或可互换)和石英或蓝宝石光导组成,光导沿与皮肤接触的整个表面呈扁平或圆柱形半径(见图 1.18)。光导面上的面、斜角和倒角应抛光,以减少治疗过程中皮肤损伤的可能性。如果手具没有对治疗光导进行整体冷却,那么在治疗期间应该采用某种形式的表皮冷却(接触或动态冷却)。水基冷凝胶常用于改善患者的舒适度,并通过减少折射率变化帮助光线耦合进入皮肤。

1. 闪光灯的特点　闪光灯或弧光灯广泛用于医疗和工业(包括激光的光泵浦)。大多数强光源设备都使用氙气闪光灯,因为它们具有以下特点。

• 宽谱输出。

• 热导率相对较低。

• 灯寿命内可靠的光谱输出。

闪光灯由一个装在圆柱形透明二氧化硅(硼硅酸盐或石英)玻璃管内的钨电极组成。闪光灯可以是线性或"U"形,这取决于实际应用和设备制造商(可为单或双排)。掺杂的闪光灯玻璃外壳防止波长 360～380 nm 的光从闪光灯壁射出,在 400～1800 nm 留下氙闪光灯的典型光谱输出,尽管光谱分布根据气体压力、灯的输入能量和其他因素而不同(图 1.21)。此外,在脉冲持续时间内及脉冲之间,跨越宽光谱的能量分布可能会发生变化,这被称为"光谱抖动"[43,44]。这种在发射脉冲内和发射脉冲之间的变化可能降低光-组织相互作用的效率和功效。

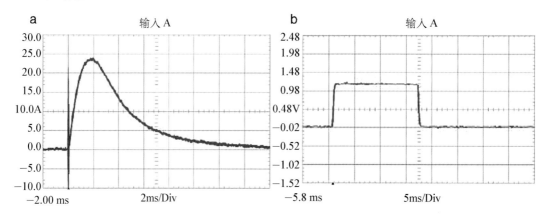

图 1.21　a. 自由放电 IPL 的标准化灯放电曲线测量示例;b."方脉冲"恒流放电系统的标准化灯放电曲线测量示例(转载自参考文献[45])

电极类型和设计,以及灯的激发/放电技术决定了闪光灯的机械、电气和光学特性,输出测量符合可追溯的国家标准是制定安全的临床治疗参数的必要因素。Town 等[45]报道了闪光灯的光谱宽度、输出功率和脉冲形状之间的变化,测量值与制造商报道的数字之间存在差异。这些变化可能影响组织的热特性和临床结果(图 1.21)。

应该向读者强调关于强光源的一个关键点。虽然强光已被证明可以去除表浅色素沉着[46],但由于闪光灯的设计,不可能产生安全去除文身所需的短(ns)或超短(ps)脉冲时间。

2. 闪光灯滤光　强光闪光灯的广谱输出被选择性地过滤到适合治疗适应证的特定波长范围,例如,695～1200 nm 用于脱毛,515～1200 nm 用于浅表色素病变。早期强光源设备面临的挑战之一是如何实现充分可靠的选择性滤波。旨在吸收多余波长的彩色玻璃滤光片会因热应力而破裂。可能是由于早期设备滤光效果差,患者从早期设备接收到的蓝光水平高于预期,这可能是早期设备导致表皮损伤的原因[39]。因此,强光滤光片的质量和准确性对安全有效的治疗至关重要。

(1)染料滤光:彩色玻璃滤光片的替代品是有机染料滤光片或染料浸渍聚合物,它们能产生非常窄的波段输出。例如,染料滤光片可以用来将强光输出缩小到 500～660 nm,模拟以氧合血红蛋白和脱氧血红蛋白的吸收光谱为目标的脉冲染料激光光谱输出(见图 1.6)。有趣的是,这种窄谱的选择性滤光是 Goldman 在 1992 年提出的最初设计要求之一[39]。Moy 等报道了使用该技术治疗皮肤血管问题[47]。大多数强光设备通过两种主要方法实现选择性滤光,即分色镜/滤光片和吸收滤光片。

(2)滤光片:分色镜是在抛光玻璃基板上涂有多层介电(吸收)涂层的光学表面,具有良好的环境耐久性,这正是早期强光开发商所追求的特性。它们是高效的反射镜,能承受入射的高功率密度,因此被用作激光谐振腔反射镜和导光关节臂的旋转反射镜。分色镜与角度相关,因此适合于从激光器或闪光灯中分离出不需要的波长,而只透射所需的治疗波长。因此,分色滤光片通常被描述为截止(cut-off)或边通(edge pass)滤波片,因为它们能传输所需的光谱区域和过滤其他光谱区域。然而,截止(cut-off)意味着想要的波长和不想要的波长之间有一个清晰的界限,这在一些强光源设备中实际上并不那么严格和准确[45]。

(3)陷波滤光片(notch filters):一些强光设备采用了一种叫作陷波滤光片的技术,这种改良技术能滤过两个区间的光。陷波滤光片,又称波段滤光片(band-stop filters),能传输大多数波长且光强度损耗小,同时将特定波长范围内的光(the stop band)衰减到非常低的水平。透射依赖于入射角,随着入射角的增加,阻带的中心波长向更短波长移动。

例如,500～670 nm 和 870～1220 nm 的双频输出光谱将瞄准血红蛋白的吸收峰,并优先通过黑色素吸收的热扩散将热量转移到血管结构。类似的,400～600 nm 和 800～1200 nm 的光谱用于治疗痤疮。Varughese[48]比较了使用单波段和双波段过滤后的强光设备治疗光损伤皮肤的效果。

作为本节的结束语,重要的是要提到多应用"平台"系统的进步,这些系统通常将激光和强光源设备结合在一起,在一个模块运行。平台系统允许医师在不需要单独的激光或强光源的情况下治疗多个适应证,增加了治疗灵活性,减少了占地面积,并在某些系统降低了支出。

十、激光和光束参数

当临床医师讨论不同激光和光设备的治疗设置或结果时,明确定义参数和单位是至关重要的。此简短小节定义了激光和光束的参数和术语,旨在引导读者更好地理解"产生脉冲输出"一节中讨论的光组织相互作用。

辐射测量单位(radiometric unit)适用于光源的整个电磁光谱,而光度单位(photometric units)通常只适用于可见光。辐射测量单位包括功率(power)、辐照度(irradiance)、辐射强度(radiant intensity)和辐射度(radiance),并提供有关光源绝对亮度的信息。光度单位(如流明、辉度和亮度)提供有关光源感知亮度的信息。不过,LED 设备[参见"发光二极管(LED)"一节]通常使用光度测量术语。例如,如果不使用因数计算(factoring calculations),由于亮度(luminance)问题,要比较激光和 LED 的输出是很困难的。

基于国际单位制的激光和光应用的辐射测量单位如下。

• 能量以焦表示(J)。

- 功率以瓦表示(W)。
- 距离以米表示(m)。
- 时间以秒表示(s)。

当研究激光或强光源发出的不同光束类型时,可以看到这些术语。例如,波束可以以连续波(CW)的形式传播(＞0.25 s持续时间)[49],它可以以单个脉冲或一系列多个脉冲(如一个脉冲序列)的形式发射。脉冲可以具有不同的能量、持续时间或重复频率(图1.22)。

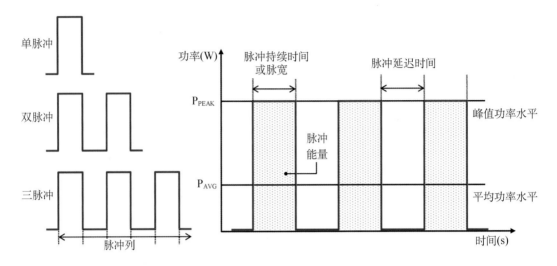

图 1.22 激光和光脉冲输出的图解

P_{PEAK}. 峰值功率;P_{AVG}. 平均功率。

(一)辐射能(Q)和辐射功率(P)

涉及临床效果,能量和功率是不同的概念。因此,了解它们之间的区别和关系,以及由此产生的相关概念是十分必要的。

- 在教科书中,能量(energy)被描述为做功的能力,如移动物体、加热水或照亮灯泡的钨丝。
- 辐射能(radiant energy)是以光波的形式在空间中传播的能量的量,以焦(J)表示。
- 作为激光脉冲,辐射能以焦(J)表示,通常由光学元件和系统的设计来确定,例如,二极管阵列产生的每个脉冲为60J。
- 辐射能是功率和时间的乘积,有时也称为瓦秒(W·s)。
- 辐射功率(P)是在给定时间单位内传输的辐射能的总量。
- 作为激光器的输出功率,辐射功率用瓦(W)表示。
- 辐射功率以焦/秒表示(J/s)。

这两个概念之间的区别是微小的,在许多情况下令人困惑。简单地说,倾向于将能量的具体单位与所发射光的性质联系起来,如脉冲波或连续波(CW)。

- 脉冲输出-每个脉冲的能量以焦(J)表示。
- 连续波(CW)输出-光束的功率以瓦(W)表示。

虽然能量表达式描述的是包含在例如一个激光脉冲中能量的量,但它没有描述该能量的传递速率。对于涉及温度升高的干预措施,传递给组织的能量速率决定了组织相互作用的类型,如光热效应和光机械效应。

辐射能和辐射功率之间的关系是:

$$Power(W) = Energy(J)/Time(s)$$
$$(1.3)$$

或者

$$Energy(J) = Power(W) \times Time(s)$$
$$(1.4)$$

在功率和能量之间转换时,必须使用光脉冲的使用时间值,否则会导致严重的误差。

(二)辐照量(H)和辐照度(E)

描述激光和光束应用的两个基本术语是辐照量(radiant exposure)和辐照度(irradiance),通常称为能量密度(图 1.23)。光束的辐照量是通过给定区域的光能量,以焦/平方米(J/m²)表示。

$$辐照量(H)(J/m^2) = 辐射能量\ Q(J)$$
$$/光束面积\ A(m^2)$$
$$(1.5)$$

临床医师和激光操作者可能更熟悉术语"能量密度"(fluence)(J/cm²)而不是辐照量(J/m²)。能量密度及其对治疗的意义将被探讨。辐照度定义为光束通过给定区域的辐射功率,用瓦每平方米(W/m²)表示。

$$辐照度(E)(W/m^2) = 辐射功率\ P(W^2)$$
$$/光束面积\ A(m^2)$$
$$(1.6)$$

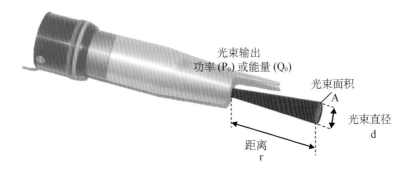

图 1.23　定义辐射曝光度和辐照度的光束参数示意图

注:在描述激光束的光学特性时,辐照量和辐照度通常与强度(intensity)和辐射强度(radiant intensity)互换使用,但在涉及辐照度的激光安全计算和安全曝光限值方面存在细微差别。

(三)光束面积及剖面

辐照量和辐照度的计算依赖于光束面积的测量,在临床应用中通常称为光斑大小(图 1.24)。激光束通常被描述为窄的平行"铅笔"光束,边缘轮廓清晰,在这种情况下,辐照度实际上是输出功率除以光束面积。然而,光束大小和宽度的测量会因光束模式、聚焦光学元件的质量、与激光孔径的测量距离以及光束的测量方式而变化。光束成像显示输出通常在中心最亮,并逐渐向高斯分布的边缘衰减(图 1.24)。这对临床医师,在疗效和治疗光斑(重叠)方面,以及对激光安全专业人员关于激光束危害评估方面,都有意义。然而,对于大多数临床激光和光干预,可以假设光束具有圆形截面和均匀的光分布,这使得使用圆的毕达哥拉斯定理计算光束面积更加简单。

$$光束面积 = \pi \times [光束半径(r)]^2 \quad (1.7)$$

注:许多激光设备提供的数据引用的是光束的总直径(d),而不是半径(r),通常以 mm 为单位。进行激光安全性评估的临床医师应注意将光束直径转换为适当的半径。

$$光束面积 = \pi r^2 = \pi d^2/4 \quad (1.8)$$

如果我们再看看辐照度的"公式 1.6",辐照度与光束直径的平方反比有关:

$$辐照度(W/m^2) = 辐射功率$$
$$/光束面积 = 4P/\pi d^2$$
$$(1.9)$$

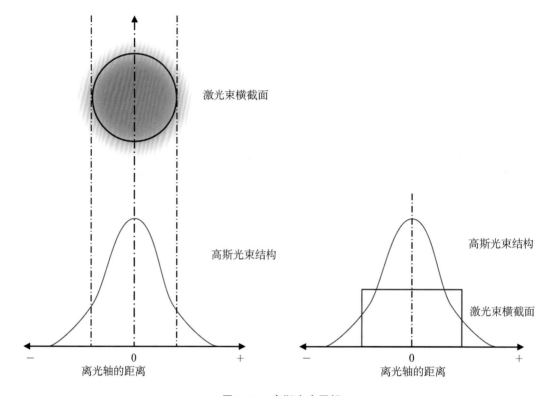

激光束横截面

高斯光束结构

高斯光束结构

激光束横截面

离光轴的距离

离光轴的距离

图 1.24　高斯光束图解

其中,P 为激光束辐射功率;d 为光束直径。

同样,可以根据光束直径重新设置"公式 1.5"(辐照量)。

$$辐照量(J/m^2)=辐射能量/光束面积=4Q/\pi d^2 \tag{1.10}$$

其中,Q 为激光束辐照量;d 为光束直径。

如果激光手具没有检测到光束面积或光斑大小的变化,如所谓的智能技术手具,则"公式(1.9)"和"(1.10)"对于激光干预具有重要的影响。对治疗结果的影响可能是显著的,说明在治疗期间保持一致的光束面积(光斑大小)的重要性。

能量以 J/cm^2 表示,是描述脉冲激光治疗时最常用的术语。能量涉及 3 个因素:功率、时间和光束面积。

将"公式 1.5"重新列式可使能量表示如下:

$$能量密度(J/cm^2)=功率(W)\times 时间(s)/光束面积 \tag{1.11}$$

其中,时间(s)为激光脉冲持续时间。在讨论光组织相互作用时将进一步探讨这个概念(参见"光组织相互作用"一节)。

(四)脉冲激光输出

大多数医用激光和光设备都以光脉冲的形式输出光束(output beam),因为能量密度("公式 1.11")并不是基于激光和光的干预措施的唯一治疗变量。脉冲持续时间和脉冲能量影响激光能量扩散到周围组织的程度。热扩散通常与不希望的局部组织损伤有关,对血管病变的早期干预旨在限制和减少热扩散。一种使热扩散最小并实现最佳目标损伤的方法是将光束脉冲持续时间与目标热弛豫时间(TRT)相匹配。这一逻辑表明,较小的目标(如毳毛)比较大的目标(如终毛)需要更短的脉冲持续时间。因此,医学美容激光和强光设备通常被设计成根据临床需求来发射具有可变脉冲持续时间的脉冲束。在描述设备如何产生不同的脉冲输出之前,临床医师应该理解明确描述脉冲束的定义。

1. 脉冲持续时间(PD In S)　根据不同的应用,存在不同的脉冲持续时间定义,例如,光通信信号脉冲持续时间与激光脉冲持续时间。最常见的定义是使用光功率与时间

的半峰宽(FWHM)(图 1.25)。因此,术语脉冲宽度(pulse width,PW)对应于脉冲持续时间(pulse duration,PD)。对于激光和光的相互作用,假设输出脉冲以秒(s)的分数表示,则脉冲持续时间可能是更合适的术语。因此,脉冲持续时间被认为是光脉冲持续的时间,或组织暴露的时间长度。应当记住,激光或灯的设计决定了脉冲的持续时间,并不是所有的激光或强光都能发出特定的脉冲,例如,强光源不能发出纳秒脉冲。

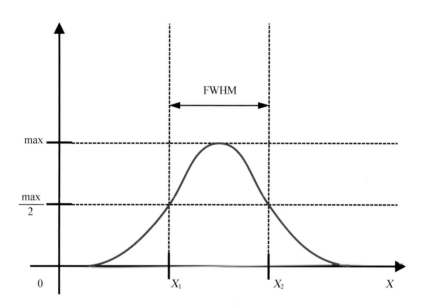

图 1.25　用半峰宽(FWHM)来定义脉冲持续时间
max. 最大。

脉冲持续时间可包括以下方面。
- 毫秒脉冲(ms,10^{-3}s)通常称为长脉冲。
- 微秒脉冲(μs,10^{-6}s)。
- 纳秒脉冲(ns,10^{-9}s)通常被称为短脉冲。
- 皮秒脉冲(ps,10^{-12}s)。
- 飞秒(fs,10^{-15}s)通常称为超短脉冲。

后面的章节将阐述特定呈现条件的具体治疗设置,并讨论不同的脉冲持续时间。

2. 脉冲重复频率(PRF)(赫兹,Hz)　脉冲重复频率或速率(以 Hz 为单位)的定义即

每秒发出的脉冲数。

3. 发射脉冲数　给定暴露时间(T 秒)内发出的脉冲数为:

$$脉冲数 = 暴露时间(T 秒) \times 重复频率(Hz) \qquad (1.12)$$

(1)平均功率(P_{AVG},以瓦为单位):脉冲源的平均功率是几秒钟内的平均功率测量值,是激光输出的标准规格。

$$平均功率(W) = 脉冲能量(J) \times 重复频率(Hz) \qquad (1.13)$$

注:在评估出现组织损伤的可能性时,峰

值功率是比平均功率更合适的参数。

（2）峰值功率（P_{PEAK}，单位瓦）：光脉冲发射过程中产生的最大瞬时功率。即使脉冲能量相对较小，纳秒（ns）、皮秒（ps）或飞秒（fs）激光产生的峰值功率也非常高。产生极高峰值功率的能力以及由此产生的特定光-组织相互作用推动了皮秒和飞秒激光系统的发展。

$$峰值功率（W）=脉冲能量（J）/脉宽（s）$$
$$(1.14)$$

十一、产生脉冲输出

包括皮肤科、眼科和泌尿科在内的许多医学应用，都需要高辐射功率（W）或高峰值功率（P_{PEAK}）来诱导特定的光-组织相互作用，而脉冲激光束可以提供这样的输出。

产生光脉冲有不同的方法，如快速快门或调制器可以用来快速开关连续波光束，有效地将光束切割成离散脉冲。虽然选通脉冲（gated pulse）或斩波脉冲（chopped pulse）能产生脉冲光束的视觉效果，非常适合闪光灯照明或测距应用，但选通脉冲的产生不会改变输出辐射功率（W）。然而，以某种方式调制光束，如通过"Q"开关、锁模、腔倒空或增益开关，确实会改变辐射功率，并且是产生非常高功率输出的有效方式（图 1.26）。有趣的是，1961 年，麦曼（Maiman）在休斯飞机公司演示第一台激光器后不久，该公司在同一设施中进行了第一次"Q"开关实验演示[50]。以下各节概述了用于产生短脉冲和超短脉冲的"Q"开关和锁模方法，并在 Paschotta 的出版物中完整描述了脉冲产生[51]。

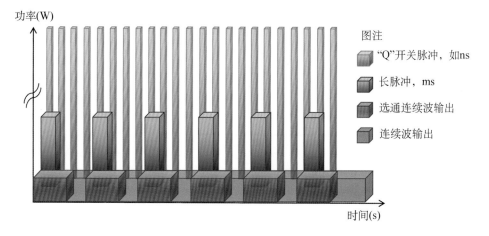

功率(W)

图注

▨ "Q"开关脉冲，如ns

▨ 长脉冲，ms

▨ 选通连续波输出

▨ 连续波输出

时间(s)

图 1.26　不同光束输出模式的图示

（一）"Q"开关激光

字母"Q"是品质因数（quality factor）的缩写，是用于测量激光腔中能量损耗或增益的术语，定义为：

$$品质因数（Q）=每脉冲所储存的能量$$
$$/每脉冲所损耗的能量$$
$$(1.15)$$

调制腔内损耗，即谐振器的"品质因数"，产生非常高的峰值功率短脉冲（不是超短脉冲），有时称为巨脉冲。Q 开关通常用于 Nd：YAG、翠绿宝石和红宝石等固态激光器，通常产生纳秒脉冲（10^{-9} s）。

为了产生"Q"开关脉冲，谐振腔的初始损耗保持在较高的水平，即"Q"开关打开，品质因数降低，并防止输出激光。这在增益介质中积累或建立能量，这一过程受到增益介质自发辐射的限制。通过关闭"Q"开关，突然降低腔损耗，允许发射峰值功率非常高的短脉冲。当谐振器增益明显高于谐振器损耗时,腔内功率指数上升(通常从增益介质自发发射的噪声开始),直到增益介质饱和且功率衰减。在这些高损耗和低损耗条件之间快速而有规律的切换产生了规则的脉冲序列,通常在 1~100 Hz。必须在非常高的脉冲重复频率上做出折中,因为增益介质累积能量的可用时间减少了,峰值功率输出可能更低。

增益介质的特性,如亚稳态寿命、活性离子或原子的密度以及饱和能量决定了输出中存储能量的百分比,这就是为什么掺稀土晶体和玻璃最适合"Q"开关激光器。光纤激光器也可以"Q"开关,当与光纤放大器结合时,可以产生非常高的输出功率。根据实现脉冲输出的方法,"Q"开关被描述为主动或被动的(图 1.27)。

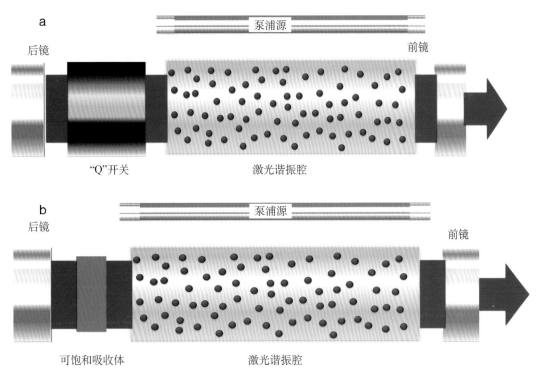

图 1.27　"Q"开关示意图

a. 主动"Q"开关;b. 使用可饱和吸收体的被动"Q"开关。

1. 主动"Q"开关　通过用有源控制元件(如声光或电光调制器,如普克尔盒)调制腔损耗来实现的。主动"Q"开关在电触发信号到达后不久就会产生脉冲,脉冲能量和持续时间是有源介质中存储能量的函数。与被动"Q"开关装置不同,主动"Q"开关激光器的脉冲重复率可以由外部控制。

2. 被动"Q"开关　有时也称为自"Q"开关,通过使用诸如染料池或晶体等可饱和吸收体调制腔损耗来实现的。Cr:YAG 通常用于 Nd:YAG 激光器中。吸收器最初通过吸收光束引入高光学损耗,从而暂时停止了激光输出。当吸收体饱和时,空腔质量突然增加,释放出一个短脉冲。被动"Q"开关激光器通常比主动"Q"开关激光器更小,更便携,更经济,因为吸收器性价比更高,操作更简单。它们适合于非常高的脉冲重复频率,因此往往有较低的功率输出,但对能量或脉宽的控制较少。被动"Q"开关装置通常不需要铰接式光束传输。

"Q"开关激光器中的光束通常需要在谐振器内进行几次往返,以完全消除高能级,然后再进行几次往返,以清空光学腔。因此,脉冲的持续时间大于一次往返。对于短于一米的光学腔(一次往返行程少于 6 ns),可能只产生几纳秒的短脉冲。"Q"开关激光器永远达不到稳定状态,因为它们在光学腔内往返几次后就停止工作了。这与下面描述的锁模输出的操作相反。

(二)锁模激光器

商用医用激光器的最新进展包括引入皮秒(10～12 ps)脉冲用于文身去除和色素性皮损的治疗,以及引入飞秒脉冲(10～15 fs)用于眼科。亚纳秒脉宽通常利用在超短脉冲持续时间内传递的较低脉冲能量。这种超短脉冲同时传递热和机械力,在任何实质性热能扩散到周围组织之前粉碎皮肤或真皮层内的目标。

亚纳秒脉冲去除文身的基本原理是假设直径≤1 μm 的文身颗粒通过免疫系统从身体中清除,因为稳定的文身含有 1～10 μm 直径或更大的色素颗粒。声波在文身颜料颗粒中的声波传播时间是将颗粒半径除以颗粒中的声速(约 3000 m/s)来计算的。因此,穿过这些颗粒的声波传播时间及实现文身颜料的光机械破坏所需的激光脉冲持续时间短至数百皮秒[52]。皮秒激光医学美容应用的一些临床结果显示,仅需较少的治疗次数,可达到更高文身清除率,恢复时间也有所改善[53]。与"Q"开关设备类似,锁模可以主动或被动地分别使用电光调制器或可饱和吸收器体。然而,锁模激光器的操作技术是完全不同的。

激光谐振腔可以达到稳态,但振荡仅限于腔内传播的有限光子。每次脉冲击中输出耦合器反射镜时,其部分能量被发射出来,产生一个规则的脉冲序列,其脉冲持续时间短于谐振腔的往返行程。增益介质在每次往返中补充脉冲能量(图 1.28)。

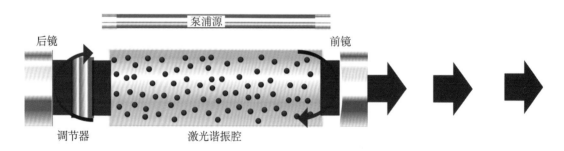

图 1.28 产生超短脉冲的锁模概念

在这种布置中,谐振器往返时间和脉冲数量决定了脉冲重复频率(PRF)。例如,单个脉冲的 10 ns 往返时间的 PRF 为 100 MHz。在稳态操作中,脉冲持续时间取决于每个谐振器往返过程中对脉冲的各种影响,通常取决于增益介质,使得脉冲持续时间在 30 fs 和 30 ps 之间。由于锁模激光器的高脉冲重复率,脉冲能量通常被限制在几 pJ 到 mJ。

医疗激光设备光学机械设计的进步意味着临床医师很少需要关心激光谐振器、增益泵浦、光束模式、光谱带宽或脉冲产生的复杂性,而使他们可以专注于能够提供可靠、稳定的和一致的输出设备的功能和应用。

十二、光组织相互作用

了解光的相互作用,尤其是光与组织的相互作用,对于安全实践至关重要,因为它使临床医师能够选择适当的治疗参数,预测组织被照射的深度并确定组织的反应,如光热与光机械的相互作用。它还有助于确定适当的个人防护设备,如护目镜。本节描述了关键的光-组织相互作用,并介绍了 Anderson 和 Parish 于 1983 年首次提出的选择性光热作用(selective photothermolysis)概念[16]。

靶组织选择性或优先吸收光能是激光和光组织治疗的目标。至关重要的是,靶组织需要经历组织或细胞变化,但周围区域不应受累(即受到的附带损害最小)。这一过程依赖于大量的变量来实现安全有效的临床结果。

当光照射生物组织时,由于光子与组织上或组织内的色基相互作用,观察到各种效应。色基具有高度依赖于波长的散射系数(μs)和吸收系数(μa)。根据 Young 的研究(1996),色基只与分子中的共轭多键(不饱和)原子有关,因为它们决定了分子的吸收特性。但是在临床实践中,色基这个术语被宽松地用来描述整个分子[54]。

除了设备和组织的治疗参数外,组织的光学和热性质也会影响光束的相互作用。光学性质决定光在组织体积内的分布,而热性质处理光能转换为热以及通过热传导的热传输。

(一)组织的光学性质

Jacques 对生物组织的光学特性进行了全面的综述[55]。在以下各节中给出了概述说明,目的是使读者理解选择性光热作用原理[16]。

当光子撞击生物组织时,它表现出特定的光分布,包括反射、散射、透射、吸收和再发射。通常,一种或多种相互作用的组合占主导地位,这取决于入射能量和组织特性(图 1.29)。

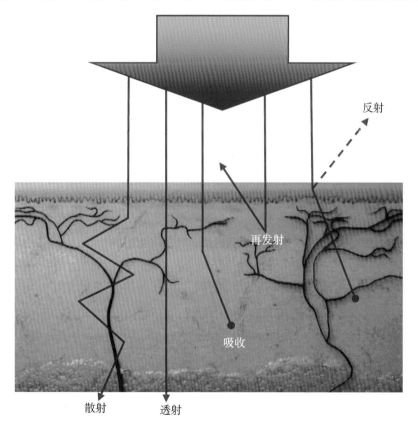

图 1.29　光子撞击生物组织可能造成的光-组织相互作用的图解

可测量的再发射、反射和透射量通常被称为宏观光学性质,与波长、组织类型和各层厚度有关。光子的分布及由此产生的宏观光学特性取决于:折射、散射和吸收。

1. 折射　当光子撞击生物组织表面时,一小部分(4%～11%)由于空气到皮肤的折射率变化而被反射,这取决于入射角度[56]。根据斯内尔(Snell)定律,从垂直入射到皮肤的光束中,89%～96%的光子被表皮向前散射,但也被折射,该定律指出,根据光束的入射角,从较低折射率介质(空气)进入较高折射率介质(皮肤)的光子被折射向表面的垂直轴[57]。

仅当光子照射透明介质(如在眼科矫正激光手术期间的角膜组织)时,折射才起重要作用,并且需要折射率匹配的凝胶来减少表面边界处的光束方向变化。

虽然皮肤折射的临床效果很难测量,但通常将水基的凝胶应用于与皮肤直接接触的激光或强光手具,这可以减少空气/皮肤或手具/皮肤界面处的反射和折射。凝胶还提供一定程度的表皮冷却,并有助于手具在皮肤上滑动或移动,从而提高患者的舒适度。只有继续向前进入组织的光子才有治疗功效,但会受到进一步相互作用(如散射)的影响。

2. 散射　组织中的散射发生在折射率不均匀的地方,如宏观上来自肌肉纤维或皮肤层,或者微观上来自细胞核、有丝分裂和细胞内结构。组织的散射系数(取决于波长)μs(λ)(cm^{-1})是颗粒将光子从光束中散射出来的能力的度量,并且是一种复杂的现象,Rayleigh散射或Mie散射并未完全描述[57]。散射很重要,因为它是可见光与近红外辐射的主要相互作用,从而决定了光子在组织内的体积分布和治疗效果。散射会使光子失去能量并分散,它们穿透到密度更大的介质时,整体效率会降低。

组织的散射系数(μs)随着波长的增加而减小,对于大多数皮肤组织,散射系数明显大于吸收系数(μa)。因此,一部分入射光子能够深入皮肤,而忽略色基的吸收。光子与皮肤内的结构如胶原束相互作用,并重复进行,直到光束从皮肤表面射出(再发射)或被给定的色基吸收。

临床医师需要认识到的重要一点是,光子散射和穿透深度受到入射光束的作用面积或光束宽度的影响[58](图1.30)。

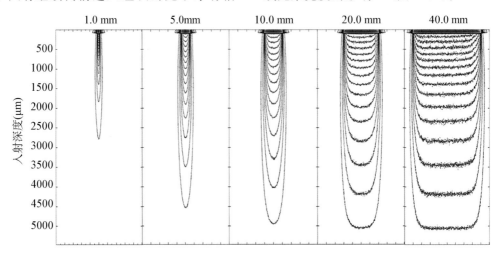

图1.30　通过使用典型皮肤参数对525～1100 nm波长进行的蒙特卡洛模拟获得的、相等的入射通量的均匀1、5、10、20和40 mm宽度光束的穿透深度分布图

经许可复制[58](注:本图来自2D蒙特卡洛模型和使用的强光源)。

Ash 等[58]描述了更大的光斑尺寸(光束宽度)如何减少横向散射量,从而允许更大的前向光子投射,这导致更高的累积光子能量和更深的入射光束穿透(忽略色基的吸收)。理论上,可以使用较低的能量密度和较大的光斑尺寸来获得相同的穿透深度。然而,对于可以选择光束光斑大小的设备,通常基于需治疗区域的范围或血管的大小来选择,而很少考虑目标色基的深度。此外,可用的能量或辐照度通常会随光斑大小的增加而减少,临床医师在治疗深色色基时应考虑到这一点。一些装置采用压缩或真空手具来有效地缩短从皮肤表面到目标色基的距离,以提高光束的穿透性。

对于激光设备来说,通过光束宽度(即光斑大小)的变化而达到的穿透深度在 5～12 mm 的范围内。关于强光源的数据有限[58,59]。有证据表明,当光束宽度达到 10 mm 时,增加光束宽度不会增加光的穿透深度,因为组织因散射而饱和并限制光子的前向传播。

在实践中,根据治疗适应证,激光和强光源设备被设计成固定或可变的光斑,虽然 4～6 mm 的光束宽度可以穿透到真皮中部和更深层,但这取决于波长、光束轮廓形状、能量/辐照度和作用组织。

3. 吸收 光子能量的吸收对临床疗效至关重要。吸收依赖于靶组织内合适的内生色基,该组织可以被入射光子能量选择性地靶向吸收。完全透明的介质允许光通过而不被吸收,而不透明的介质是入射光被强烈或完全吸收的介质。术语透明和不透明是相对的,它们完全取决于波长。例如,眼的角膜和晶状体对可见光是透明的,由于这些组织主要由蛋白质和水组成,因而在紫外和远红外光谱中具有特定的电子跃迁。在这样的波长下,角膜和晶状体将显得不透明。

光子能量的吸收会产生多种效应,如光生物调节,转化为热(非辐射性,即不发光)或机械/声学效应。

生物组织中光子能量的吸收主要是由于存在自由水分子、蛋白质和色素及其他大分子。被组织色基吸收,如卟啉、血红蛋白、黑色素、水、黄素、视黄醇(维生素)、核酸、脱氧核糖核酸(DNA)/核糖核酸(RNA)的特征,在于它们各自的波长相关吸收系数,表示为与每距离吸收的光子量成正比的数 $\mu a(\lambda)(cm^{-1})$。例如,表皮中密集的角蛋白物质可导致明显的短波紫外线吸收(240～277 nm)。在真皮中,血红蛋白和氧合血红蛋白在可见光谱的蓝绿色-黄色区域具有强吸收。黑色素在其聚合物结构中具有广泛的共轭双键,并在电磁光谱的紫外至近红外区域有广泛或普遍的吸收。

假设分子的能量状态被量化,色基的光子吸收仅在其光子能量对应于这种量化态之间的能量差时发生。光子吸收引起电荷间距离的量子化变化(吸收紫外线或可见光辐射引起的电子跃迁),或分子振动模式的量子化变化(吸收红外线引起的振动跃迁)。因此,色基显示出离散和强烈的波长依赖吸收带。

粗略地说,色基可以描述如下。

- 普遍吸收剂:描述了一种色基,它以相等或相似的量吸收给定光谱中的几乎所有波长。黑色素就表现出这种吸收光谱。
- 选择性吸收剂:是指优先吸收某些波长的色基。水就表现出这种吸收光谱。

各种色基的吸收光谱可以用图表示[60]。例如,在 25℃下结合水的吸收及相应的组织深度百分比显示了在可见光谱中的最小选择性吸收,在约 3000 nm 处上升到最大吸收。

(二)水作为色基

水的吸收峰值约为 3000 nm,对许多激光和光疗法来说非常重要,这是由于水分子的对称和不对称振动模式。据估计,水的共振频率约为 $1.08 \times 10^{14} = 100$ THz[61]。当入射辐射(如激光束)的振动频率与材料(如水)

的自然共振频率密切匹配时，就会发生更大程度的相互作用，包括吸收。

重排"公式1.2"允许将共振频率计算为波长(nm)，并且水的共振频率等于3000 nm(3.0 μm)的波长，这与铒激光家族输出的波长非常匹配，即2940 nm的Er:YAG和2790nm的Er:YSGG激光。如图1.33所示，在Hale和Query制作的吸水光谱图的峰值处，水的共振频率与Er:YAG激光器的振动频率非常匹配[60]。

而CO_2激光波长(10 600 nm，10.6 μm)的振动频率约为280 THz，大于水的共振频率(100 THz)，从而降低了CO_2激光波长与水的相互作用程度。因此，水在10 600 nm处的吸收低于在2940 nm处的吸收。

(三)血红蛋白作为色基

Jacques[55]提供了全血吸收系数研究的汇编数据，用于比较完全氧合和完全脱氧血液的光谱吸收。氧合血红蛋白的吸收光谱在400 nm和600 nm之间出现峰值，而脱氧血红蛋白的吸收光谱在400 nm和850 nm之间出现峰值，表明脱氧血液的吸收峰发生了偏移，氧合血液的特征性"M"双峰在575 nm左右。尽管Jacques[55]报道说很难找到1000 nm以上的可靠数据，但鉴于对治疗血管病变的双波长和宽谱光源的需求，这些不同的吸收光谱是很重要的。

(四)黑色素作为色基

黑色素的吸收光谱可以用类似于水和血红蛋白的方式来表示。两种黑色素，即真黑素和棕黑素，都存在于动物的皮肤、毛发和眼中。真黑素是棕黑色的，而棕黑素(一种含硫的大分子)为红色至黄色，是人类头发和鸡毛呈红色的原因。黑色素的宽带吸收光谱可能是由于其光保护作用，但其产生的光学过程是有争议的，如非晶态半导体、散射或电子吸收。在激光和光疗法中，黑色素是重要的色基，作为干预的目标色基，如脱毛，但也作为竞争的色基，如非剥脱性皮肤年轻化。

经常会出现水、血红蛋白和黑色素色基的组合吸收光谱，所有的激光临床医师都应该熟悉相关的概念(图1.31)。

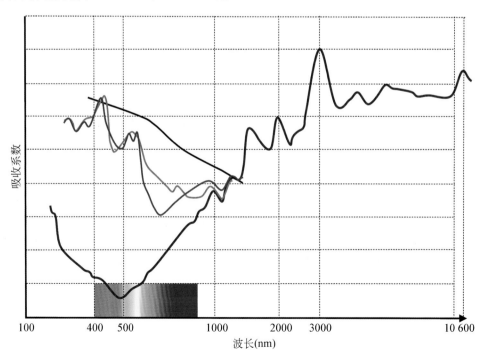

图1.31 黑色素、水、血(氧合、脱氧)的吸收光谱组合图

穿透深度：通过对色基吸收光谱和散射与吸收之间的关系的理解，可以确定适当的波长，以选择性地使靶色基的吸收最大化，以及光穿透深度是否可能到达目标色基。Zhao 和 Fairchild[62]研究了一系列皮肤类型的相干辐射（532～1064nm）穿过组织的透射，发现 1064 nm 的光穿透组织最深。

入射波长不仅是确定目标色基吸收光子的程度的关键因素，也是决定入射光束可能穿透深度的关键（忽略其他变量，如光束宽度）[63]。对这一现象的认识将有助于临床医师根据当前情况设置最佳治疗参数，这将在接下来的章节中探讨。

（五）相互作用机制

讨论描述光能通过吸收和散射介质传输的理论超出了本节的范围，如光子传输理论等。本节概述了相互作用的机制，读者可以找到每个治疗适应证章节中包括的具体细节。

激光和光疗法依赖于光子能量的吸收，导致目标结构的局部热力学变化，光生物调节作用除外。这一过程的选择性和有效性由组织的光学特性（反射系数、散射系数和吸收系数）决定，这些特性共同决定了在任何给定波长下能量进入组织的总透射率。另外，光辐射本身的特性（波长、能量密度、辐照度、光斑大小和脉冲持续时间）会影响光子能量和组织的吸收。研究表明，确定相互作用机制的关键变量是脉冲持续时间[57]。

临床干预的相互作用机制和引起不良反应的机制，如眼或皮肤组织的损伤，通常分为光化学、光热和非线性效应，广义地描述为"光机械性相互作用"，包括光破坏、光声、光剥脱、等离子体诱导的剥脱。每一种都作简要说明。

Boulnois[64]以医学激光相互作用图的形式展示了上述相互作用，表明不同的相互作用机制有相同的基准数据：10～1000 J/cm² 总剂量（能量密度）。有一个单一的变量来区分这些过程，即提供给定能量所需的暴露时间。

Boulnois[63]用对数刻度表示了辐照度（功率密度）（W/cm²）与相互作用时间（s）（或曝光持续时间）之间的关系，并用对角线表示恒定的能量密度（J/cm²）。相互作用时间大致可分为以下几个部分。

- 低功率密度，长光暴露时间（如连续波）下的光化学相互作用。
- 较高的功率密度下，较短的光暴露时间下的光热相互作用（高温、凝固和熔接）。1 min 至 1 μs。
- 在非常高的功率密度和非常短的光暴露时间下，具有光剥脱性（1 μs～1 ns）和光破坏效应（<1 ns）。

辐照度（W/cm²）和暴露时间（s）之间的相互关系表明，对于任何预期类型的相互作用，都需要大约相同的能量（能量密度，J/cm²）。因此，暴露时间（脉冲持续时间）似乎是相互作用机制的主要决定因素。

相互作用效应不可能孤立发生。例如，热效应可能在光化学相互作用中起作用，即使是单独具有很少或没有热效应的超短脉冲，当以非常高的重复率传送时，也可能在组织中产生可测量的温度升高。

1. 光化学相互作用　光化学相互作用和损伤是通过组织生化特性的变化来描述的，无论是暂时的还是永久的。光化学效应是光的粒子或光子性质的证据，其中光子能量可引发组织化学变化，如光动力疗法（PDT）。光动力疗法使用光敏剂，暴露在红色近红外辐射下，引发几个同时或连续的衰变，导致分子内转移反应。这些反应释放出高度细胞毒性的物质，这些物质会对细胞结构产生不可逆的氧化作用。光化学相互作用广泛用于治疗皮肤肿瘤和光损伤皮肤，仅需要低辐照度 W/cm²（功率密度），通常为 1 W/cm²，暴露时间为秒或更久。半导体激光器和 LEDs 是这种治疗的理想光源。

直接的光化学相互作用是暴露在短波长（高光子能量），特别是紫外光和蓝光（200～400 nm）下的结果，是个累积的过程。眼或皮肤受伤的风险与总剂量成正比，即照射到暴露组织上的足够能量的光子数（辐照度和暴露时间）。长期暴露于散射的紫外线辐射可能具有与短期直接暴露于紫外光束相同的有害作用。

2. 光热相互作用 光热相互作用和伤害的特征是较长波长和连续波或长脉冲引起的局部组织温度升高。光子能量的吸收会增加组织分子之间的振动能量和碰撞。部分振动能量作为动能转移，宏观上导致组织温度的升高。对组织的损伤程度取决于达到的温度以及在该温度下保持的时间，这是根据 Moritz 和 Henriques 的早期工作建立的[65]。如果自然热扩散或表皮冷却无法缓解皮肤或组织温度升高，根据组织损伤阈值和入射光束特性，损伤可能是不可修复的。在直接作用部位，会有一个气化区，导致由热扩散引起的坏死或炭化区。远离暴露部位的是凝固区，更远的是高热区。

3. 光机械相互作用 纳秒（ns）和皮秒（ps）激光器发射的脉冲会根据入射波长和脉冲特性在软组织或液体中引起光机械相互作用。

光剥脱（photoablation）是指高能紫外辐射直接破坏分子键，导致分子离解和物质喷射或飞溅。光剥脱是一种直接和精确的去除靶组织的方法，不会对周围区域造成热损伤。材料或组织被有效地从表面蚀刻，蚀刻的深度和几何形状依赖于入射激光束的脉冲能量和形状。高功率准分子激光的眼部矫正手术是通过光剥脱实现的。

当固体和液体暴露在非常高的辐照度（功率密度）（$>10^{11}$ W/cm^2）[57]下，导致光击穿（optical breakdown，OB）时，会发生等离子体诱导的剥脱。与光击穿相关的物理效应是等离子体形成和通过自由电子和离子的雪崩效应产生冲击波。软组织或流体中等离子体形成的重要二次效应是空化射流的形成。文身去除等干预措施利用了等离子体形成的机械副作用来破坏组织，从而产生一种称为光破坏的额外相互作用。

光破坏通过等离子体产生的机械冲击波损伤组织。在纳秒脉冲持续时间内，即使在击穿的阈值下，这种机械效应也可以达到毫米级，这意味着这些破坏力有可能破坏相邻的组织。然而，超短脉冲在等离子体能量降低的情况下实现了光击穿，因此对周围组织的破坏性影响较小。组织相互作用的空间限制和可预测性是这种超短脉冲的额外好处。据称，激光诱导的光击穿效应（laser-induced optical breakdown，LIOB）能显著加快文身和色素的清除速度，并通过减少停工时间和表皮愈合时间实现皮肤再生[66]。

实践中，由于两种相互作用都依赖于等离子体的产生，很难区分等离子体诱发的剥脱和光破坏的机制。然而，光破坏通常被认为是从光击穿（等离子体诱导的剥脱）开始的多种原因的机械效应。

每一种机制将在后面的各章中进一步讨论。本节表明，决定相互作用类型的关键参数是脉冲持续时间，引出了热损伤限制和对组织的选择性破坏或损伤的概念，换句话说，就是选择性光热作用理论（theory of selective photothermolysis）。

（六）选择性光热作用理论

Anderson 和 Parish 1983 年的著作[16]带来了临床激光实践疗法的重大进步，它汇集了组织的光学特性、光与组织的相互作用、穿透深度和选择性吸收的大量已发表数据。Anderson 和 Parish 提出了一种将热扩散限制在预定的色基（即色素靶标）中的方法，并用血管和黑素细胞治疗的实验数据支持其理论。他们描述了一种旨在对目标造成选择性损伤的治疗方法，通过合理地选择入射波长、脉冲持续时间和入射能量，将光能限制在目标组织内,从而对上方或邻近结构造成有限的热损伤。Anderson 和 Parish 称这个理论为选择性光热作用。注意:本研究仅适用于光热相互作用,而不适用于与光生物调节相关的相互作用。

确保治疗特异性的绝对要求是,预期目标在入射波长处的吸收系数(α 靶标)要比周围组织(α 组织)的吸收系数大。Anderson 和 Parish[16] 提出,α 靶标/α 组织的比率应为 10 或更大,但报道说,选择低至 2 的比率就可以实现选择性光热作用。在临床上,这就解释了选择合适患者的重要性,即色基与周围组织/皮肤形成高度对比,如深色毛发与浅色皮肤。

在治疗期间,光子能量可以在给定的色基内被转换成热能(假设为光热相互作用机制),并且在暴露于入射光束的时间段内,峰值组织温度很可能超过预期目标的热变性阈值。在相同的暴露时间内,周围组织最初被认为低于损伤阈值。暴露后,目标的热扩散会将热量传递到周围组织,并可能导致周围组织温度升高。靶标及其周围组织加热和冷却的速率根据组织的光学和热学特性而变化。

(七)热弛豫时间的概念(TRT)

减少从靶标到周围组织的热扩散的方法是明智地选择波长,即选择性吸收。然而,Anderson 和 Parish[16] 认为,如果入射脉冲持续时间太长,仍然可能发生不希望的热扩散,这表明光子能量没有被充分限制在预期的靶组织范围内。

Anderson 和 Parish[16] 使用预测模型提出,在长脉冲和短脉冲持续时间之间,例如 ms 和 ns,存在程度不同的热损伤限制连续体。他们假设,当脉冲持续时间相等,然后超过目标的热弛豫时间时,就会发生从特异性损伤到非特异性损伤(如光热作用到光机械作用)的转变。因此,他们在靶标的选择性吸收和脉冲持续时间之间建立了联系。

热弛豫时间(thermal relaxation time, TRT)是由 Hayes 和 Wolbarsht 于 1968 年首次报道的理论构造参数,使用球体和圆柱体对人体组织中的色基进行建模[67]。TRT 提示了组织热敏感性,即用电磁辐射损伤组织的能力。选择性光热作用理论[16] 提供了旨在破坏靶标结构而又不损伤周围组织的干预措施的定量描述,为了做到这一点,脉冲持续时间必须短于整个靶标的热弛豫时间(TRT)。

TRT 被定义为"宽度等于目标直径的高斯温度分布的中心温度降低 50%"所花费的时间。

计算 TRT(以圆柱体为第一近似值)。

$$TRT = d^2/16\alpha \qquad (1.16)$$

其中,d 为目标直径(mm);α 为问题扩散系数(mm^2/s)。

因此,TRT 近似为目标结构直径的平方,选择性光热作用理论提出,如果光子能量在此时间内传递,则可实现最小的附带热损伤。Anderson 和 Parish[16] 的工作表明,在亚细胞器尺度上靶组织治疗需要纳秒级或更短的脉冲,而非毛细血管和其他小结构需要毫秒级或更短的脉冲。不同来源的典型色基的 TRT 估计值差异很大,但可以总结为:

- 表皮的 TRT 为 1~10 ms。
- 终毛的 TRT 为 40~100 ms(假设直径 200~300μm)。
- 血管的 TRT 为 1~50 ms。
- 黑素小体的 TRT 为 250~1000 ns(假设直径为 1.0 μm)。
- 细胞水的 TRT 约 1000 ns。

然而,如果脉冲持续时间与目标 TRT 匹配的条件完全满足,它将完全限制热扩散,直到预期目标凝固或破坏。此外,原始模型的局限性在于血管被建模为长圆柱体,不允许色基吸收和靶标之间的空间分离。TRT 的重要性和相关性因而引起了很多争论。

对于热相互作用,TRT 是一个有用的概

念,因为它可以用作组织热敏感度的测量(见"选择性光热作用的扩展理论"一节)。例如,如果脉冲持续时间<目标 TRT,则目标的热弥散受到限制或无热弥散(由于光穿透深度受限)。相反,如果脉冲持续时间>目标 TRT,则热能向邻近组织的扩散可能会导致损伤。

Neimz[57]计算了水的 TRT,发现最短的 TRT 约为 1 μs(1000 ns)。将水的 TRT 与波长作图可知,最短的 TRT(1 μs)对应于约3000 nm 处的水吸收峰。得出的结论是,脉冲持续时间<1 μs 通常与热损伤(忽略高重复率)无关,这一发现被用于去除文身、色素性皮损和皮肤年轻化的超短激光脉冲(ps)的临床实践中。

(八)选择性光热作用的扩展理论

为了治疗那些色素分布不均且分布在靶色基以外的靶组织,2001 年 Altshuler 等[68]提出了一种新的选择性损伤理论,即在体外利用毛囊和毛细血管的几何形状来论证热能遏制和限制的不同需求,提出如果脉冲持续时间≤靶组织的估计 TRT,这样的靶组织无法得到有效治疗。

Altshuler 等[68]提出了热损伤时间(thermal damage time,TDT)的概念,而不是弛豫(冷却)时间,并将其定义为"目标最外层通过组织的热扩散达到目标损伤温度的时间"。选择性光热作用的扩展理论区分了吸收色基和加热色基(如发干中的黑色素,在紫外线和可见光谱中具有高吸收系数)和远处目标(如峡部的干细胞,其吸收系数低,未知的吸收光谱)。吸收体可以将光子能量转移到远处的目标,从而造成破坏或损伤。这一过程依赖于热扩散而不是热限制,因此需要考虑与 TRT 相关的不同脉冲持续时间(图1.32)。

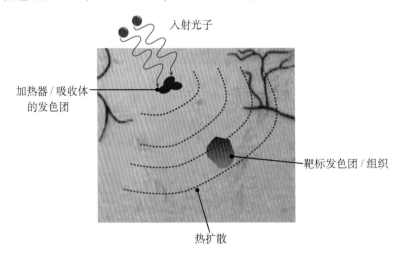

图 1.32　选择性光热作用的扩展理论和吸收色基和加热色基概念的图解

在选择性光热作用的扩展理论中,热扩散不再被认为是一种不利的结果,而是一种可用于促进和增强或多或少依赖于热扩散的治疗适应证的结果(表 1.4)。

然而,选择性光热作用的扩展理论存在局限性因素。例如,靶色基吸收的光子能量不足可能会限制扩散,而对靶色基的治疗作用很小或没有。相反,靶色基的高吸收会降低选择性并损伤非目标组织,如表皮。Altshuler 等[68]在研究影响热扩散的脉冲几何形状和靶色基几何形状的过程中认识到这些关键因素,特别是色基和靶组织几何形状相似的一致靶标。具体来说,暴露于黑色素强烈吸收的波长下的矩形或正方形光脉冲的表

表 1.4 根据选择性光热作用的扩展理论,可能受益于更长脉冲持续时间的临床适应证[67]

临床适应证	靶色基	靶组织
脱毛	毛干中的黑色素	真皮乳头的膨出处和毛细血管的峡部/干细胞
血管病变和血管畸形	血管内血红蛋白	血管内壁的蛋白质
非剥脱性嫩肤	毛细血管中的血红蛋白、细胞中的水和大多数组织中的色素	胶原蛋白和纤维

皮(平面靶标)会在长脉冲期间温度持续升高,而球形靶标,如毛球基质和圆柱形靶标,如血管,在长脉冲暴露期间稳定在稳态温度。光束脉冲形状对于靶组织不同加热速率可能至关重要,理想情况下应显示出高功率输出,其幅度在脉冲持续时间内衰减。

2001 年,Ross[69] 对 Altshuler 等提出的用于脱毛的更长脉冲持续时间提出了质疑[68],并讨论了组织损伤时间(TDT)的概念,建议进行更严格的定义,并假设最佳脉冲持续时间应该位于热弛豫时间(TRT)和 TDT 之间。

Murphy 和 Torstensson[70] 也对选择性光热分解的 TRT 方法提出了质疑,论证了在靶标内诱导不可逆蛋白变性所需的临界参数时间,并且必须使用 Arrhenius 的一般表达式来考虑和计算目标组织体积的完整的瞬时温度。诱导不可逆蛋白质变性的时间取决于组织的固有结构,而不是其物理尺寸。Murphy[70] 提出,吸收组织中恒定的温度曲线比冷却时间更重要,特别是对于较小的血管直径。

早期的选择性光热作用理论和扩展的选择性光热作用理论都使用了计算机建模,体外、动物和尸体研究主要着眼于血管治疗。与现在可用的激光和光源相比,当时可用的激光和光源的变量范围有限,某些设备的新功能,如表皮冷却,会影响选择性光热作用理论[71]。

在临床实践中,对任何给定的皮肤问题-皮肤类型,在选择波长、脉冲持续时间和能量密度时,通常取决于设备的默认治疗设置或治疗方案。虽然选择性光热作用理论已经得到了很好的研究,但高水平循证研究的数量非常有限,在设置首选治疗参数以获得选择性的、安全和有效的临床效果方面,仍有许多需要学习的地方,这将在后面的章节中进行探讨。

十三、激光和光源的安全管理

由于激光、强光源(ILS)和 LED 设备对眼和皮肤组织有潜在的危害,它们都受到标准和监管控制。虽然激光发射非电离辐射,不会引起与电离辐射有关的组织改变,但医用激光设备可能造成包括失明和严重皮肤灼伤的伤害。激光被归类为医疗设备,因此要遵守欧洲医疗设备法规(MDR)[72] 的要求,并使用正确的 CE 标记。

激光、光和 LED 安全 MHRA(Medicines and Healthcare products Regulatory Agency)指南文件中对安全管理要求进行了规定,包括关键人员的任命、培训规定、控制危害的方法、对激光操作区域的要求,以及安全的操作规范[49]。

医用激光器的关键标准是 EN 60601-2-22:2013 的"医用电气设备:外科、美容、治疗和诊断激光设备的基本安全和基本性能的特殊要求"[73],负责管理激光诊所/设施的人员应了解本文件和 MHRA 指导文件[49]。

(一)激光的分类

激光可根据激光束潜在的伤害而分类(表 1.5)。IEC 60825-1:2014[17] 中给出了激光器和 LED 的分类。2001 年,对分类系统进行了修订,并取消了 3A 类,引入了三个新的激光类别,分别为 1 M,2 M 和 3R。2001 年修订的标准还包括以下特定激光分类的附加信函:

- 1M 和 2M 类中的" M",来自放大:光

学观察仪器。

- 3R 类中的"R"源自减少或放宽的要求。"R"与某些设备和用户要求有关,如制造商要求;无须钥匙开关和互锁连接器;用户要求:通常不需要护目镜。

表 1.5　激光分类系统[17]

激光分类	激光类型	潜在的眼睛或皮肤危险
Class 1	功率极低	1 类激光产品在合理可预见的操作条件下是安全的,包括长期直接光束内观察,即使在使用光学观察仪器(如放大镜或双筒望远镜)时也是如此
Class 1(含)	完全封闭的激光器	使用期间通常对眼睛安全。如果连锁被覆盖,封闭激光器的输出就会产生危险
Class 1 M	低功率 准直大光束直径或发散	长期光束内观察对眼睛安全,但使用放大镜(发散光束)或双筒望远镜(大直径准直光束)可能有危险
Class 1C	专为皮肤或非眼部组织接触应用而设计的激光产品,如家用脱毛仪。辐照或辐射暴露水平可能超过预期治疗程序所需的皮肤最大允许暴露量。在操作过程中,可通过工程手段防止眼部危险,如该装置只能在接触皮肤或组织时发出光束。当将治疗头从皮肤或非眼组织移除时,应停止辐射或减少到低于 1 类的辐射量限值	
Class 2	低功率 仅可见波长	肉眼和光学仪器短暂(意外)直接照射,对眼睛是安全的。长时间盯着光束可能会伤害眼睛,尤其是蓝色的波长
Class 2 M	低功率可见光 准直大光束直径或发散 可见光输出	肉眼短暂曝光对眼睛是安全的,但当用放大镜(发散光束)或双筒望远镜(大直径准直光束)曝光时,可能会有危险
Class 3R (可见光)	低功率 典型对准激光器	意外暴露通常并不危险,但有意识地观察光束可能会对眼造成伤害
Class 3R (不可见光)	低功率	意外暴露通常并不危险,但有意识地观察光束可能会对眼造成伤害
Class 3B	中等功率	眼暴露在直射光束下(包括短暂的意外暴露)可能会导致严重的眼睛伤害。非常有限的皮肤危害。漫反射观察通常对眼睛是安全的
Class 4	高功率	眼睛被直射光束照射(包括短暂的意外照射)或近距离观察散射反射,可能会导致严重的眼损伤。可能会造成严重的皮肤危害。存在着火隐患

注:在本文中,"眼安全"一词适用于波长从 180 nm 到 1 mm 的范围,而不仅仅是 400～1400 nm 的视网膜危险范围。超出视网膜危险范围,可能会对角膜造成潜在危害,因此,超出视网膜危险范围的波长并非就对眼安全。

3B 类中的字母"B"是历史悠久的,以前的分类方案(1、2、3A,3B 和 4 类)适用于仍在使用的老式激光器。根据诊所或设施的激光安全政策,已经归类并标记为 3B 类的激光可能不需要重新归类。

大多数医疗激光系统都是 4 类激光,因此存在对眼和皮肤造成伤害的固有危险,以及火灾和激光产生的烟雾对环境的危害。因此,4 类设备的用户应根据 MHRA 指南[49]完成制造商、程序和安全培训("知识核心")。

从业者还应意识到,人眼的明视觉反应处于黄绿色区域,这表明人眼对波长 500～550 nm 的绿色最敏感。这解释了为什么即使绿色光束的输出功率低于红色光束,绿色的激光束在视觉上还是比红色的激光束更亮。因此,用肉眼判断光束是否安全是不可接受的。

BSEN 60825-1[17]同样适用于激光器和 LED,但一般而言,LED 设备属于 1、1 M、2、2

M,3R 和 3B 类的较低等级。这是因为光束的几何形状以及 LED 是扩展光源的事实,而激光是点光源,对于给定的激光类别,激光具有更高的功率限制。例如,发射 10 mW 可见辐射的 LED 可能是 2 类,而具有相同输出功率和可见辐射的激光指示器将是 3B 类。

给定类别的激光设备可能包含嵌入式激光系统,其类别比分配给产品的类别更高,例如,CD 播放器可能是 1 类产品,但包含 3B 类激光系统。在这些情况下,需要安全和工程控制,以确保不可能进入超过激光系统级别的光束。激光/LED 制造商有责任实施所有适当的安全和工程控制,例如,3B 级和 4 级激光器必须具有远程连锁、按键开关、光束停止和发射警告。

英国和欧洲标准要求在黄色背景上有黑色文字和黑色边框[17],根据激光类别和标签类型使用特定的术语,例如激光输出,见表 1.6。

表 1.6　BS EN 激光标签示例

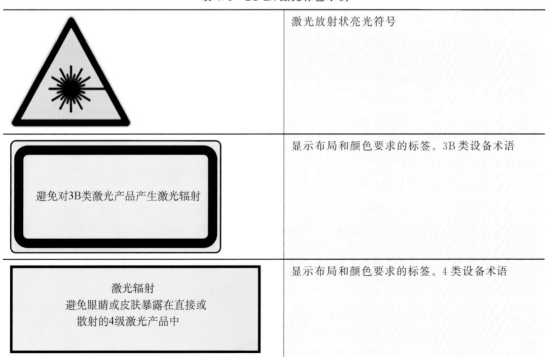

	激光放射状亮光符号
避免对3B类激光产品产生激光辐射	显示布局和颜色要求的标签。3B 类设备术语
激光辐射 避免眼睛或皮肤暴露在直接或散射的4级激光产品中	显示布局和颜色要求的标签。4 类设备术语

（二）强光源分类方案

BSEN 62471:2008 灯和灯系统的光生物安全[74]提供的灯分类包括灯和来自光学辐射的电动光源的灯系统,包括 LED 和强光源。此类设备的分类方式与激光器不同,因为灯的分类方案仅表明潜在风险,根据灯的使用情况,这些潜在危险可能会、也可能不会变成实际危险。脉冲灯标准适用于单个脉冲和 0.25 s 内的任何一组脉冲。危险值相距 200 mm。标准中详细说明了被测灯的风险类别的确定。

在实践中,鼓励使用强光源的临床医师对激光和强光源应用相同级别的安全控制。

（三）光辐射危害

根据系统的分类、波长和输出功率/能量,激光和强光源设备对临床医师、患者和环境具有潜在的危险。危险包括眼受伤,灼伤皮肤,起火和吸入烟雾。

眼或皮肤组织损伤的机制可以是光化学、光热和非线性效应,广义上描述为光机械效应,包括光破坏、光声、光剥脱、等离子体诱导的剥脱,这取决于装置的输出特性和暴露组织的吸收系数。进一步的考虑是暴露组织的愈合特性,如角膜的修复机制不同于视网膜的修复机制。

1. 激光和光对眼的危害　选择性吸收原理适用于激光和光安全,因为眼的组织和结构显示出特定的吸收光谱(图 1.33)。

2. 激光和光对皮肤的危害　以类似的方式,眼的组织会受到不同波长的入射辐射的影响,皮肤内的组织和结构也会受到影响,如图 1.34 所示。

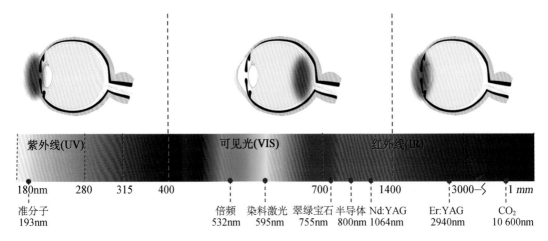

图 1.33　光学辐射对眼组织的潜在危害

（四）非光束和相关危险

表 1.7 列出了激光和强光设备的常见潜在危险,并提供了在激光/光作用区域容易应用的控制措施示例。不应忽视因使用激光或强光源而产生的其他危险,它们通常比通常控制良好的直射光束危险更大。

- 起火风险:4 类激光和强光系统是潜在的火灾隐患,在窗帘、患者衣物、棉签和纱布周围使用时应小心。如果需要防护服,

则防护服必须具有阻燃性或耐热性,但不能过紧或不舒适,以免妨碍安全工作。

- 烟/烟雾吸入:临床医师可能遭受由组织剥脱引起的烟和烟雾的吸入影响。一些证据表明,病毒感染性疾病有可能通过病毒感染组织的崩解物传播,特别是使用 CO_2 激光[75]。设施《激光安全政策》应详细说明激光危险控制措施,如烟雾排出。

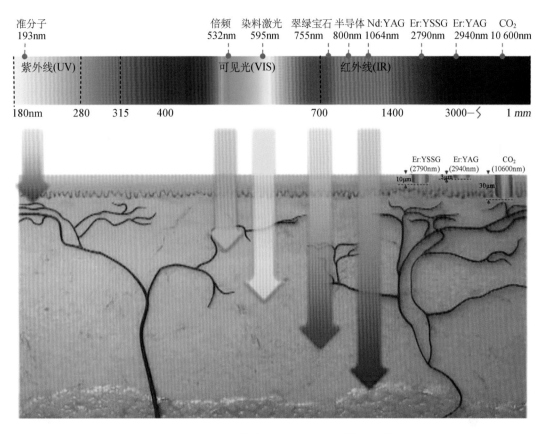

图 1.34　与波长相关的皮肤穿透深度示意图。（无标尺）

表 1.7　激光和强光设备的常见潜在危害及控制措施示例

对工作人员的危险	对患者的危险
杂散光辐射——偏离方向的光束,无意中反射或从受损/破碎的纤维发出,可能对眼和皮肤造成损害:	
• 检查反射面相对于激光/强光源/LED 光束输出的位置和方向 • 每次使用前都要检查光纤和防护罩 • 移开治疗区域附近的患者首饰或反光物品 • 确保附近所有工作人员都佩戴正确的护目镜 • 虽然 LED 和强光设备由于长波光源而导致眼睛受伤的风险略低	
火灾隐患——所有靠近输出光束的仪器、管道或其他相关设备应具有防火或耐激光性能: • 可能需要在工作环境附近使用少量无菌水	意外暴露于激光/强光光束可点燃易燃物品,如衣物、毛发、美发产品、沙发套、皮肤准备或清洁用品及手术单: • 可能需要在工作环境附近使用少量无菌水 • 使所有松散的毛发和衣服远离治疗区域 • 使酒精湿巾和易燃物品远离治疗区域

（续　表）

对工作人员的危险	对患者的危险
烟雾/烟尘危害—可能对操作人员造成健康风险： • 通过烟尘排出系统从源头有效排出，并推荐使用激光口罩，特别是对于剥脱性治疗	烟雾/烟尘可能会使患者感到不舒服，但还没有报告说会对健康造成危险
	皮肤灼伤—强光源系统上的输出窗口，透镜或滤镜刮擦或损坏，可能会在皮肤表面造成"热点"或吸收而导致皮肤受伤： • 在每次治疗之前彻底清洁所有滤镜、镜头和输出窗口 • 从皮肤表面去除松散或散落的毛发 • 在治疗区域内遮盖色素病变或文身（假设未进行治疗），以免灼伤皮肤
意外的不良事件——在患者治疗期间最多只能打开一个激光或强光设备	

- 电危险：所有的激光和强光设备必须定期维护和保养，以确保电气安全及合规。
- 机械危险：滑倒、绊倒、缠住、噪声、重复性劳损和与工作有关的肌肉系统疾病被描述为机械危险。良好的设施设计和员工培训对于减少临床环境中的机械危险至关重要。
- 化学危险：清洁溶剂、染料激光溶液、烟/烟雾排放会造成化学危害。风险评估、发布数据表和员工培训将减少或控制化学危险。

（五）激光和强光从业者培训

有关于激光和光设备使用的标准和指导性文件，但从业人员培训的国际或国家标准并不易得到[76]。MHRA 指导文件[49]包含"知识核心"教学大纲（附录 C），该大纲在英国仍然是民营和公共部门激光和光相关教育和培训的基本组成部分。

激光与光"知识核心"课程大纲

MHRA 指南[49]规定了激光或强光设备中关键人员的培训要求和预期"能力"。具体而言，它确定了培训应解决的三个领域。

1. 基于设备的培训，通常由设备供应商/制造商提供。

2. 安全培训，被定义为"知识的核心"。

3. 由设备供应商或临床专家提供的操作培训。

"知识核心"[49]被认为是所有激光和光从业者的最低限度的安全培训。教学大纲列出了 20 个主题，包括风险评估、光辐射的特征、危害和安全控制，并且该文件指出，根据课程和内容的深度，课程的授课时间通常应为 2～3 h。MHRA 指南建议，要达到最低能力水平，并作为安全培训的一部分，员工应参加初始和后续的"知识核心"课程。员工最好定期（如至少每 5 年一次）参加核心知识课程，以保持他们的认知水平。

"知识核心"课程应由对不同的光辐射设备系统、光辐射安全，以及对与设备有关的危险具有高水平认知和理解的人员讲授（即经过认证的激光防护顾问）。

十四、总结

本章介绍了在临床实践中可能使用的激光器、强光源（ILS）和 LED 设备。使用的适应证和具体的案例研究将在以下章节中找到。

（丛　林　译，周展超　审校）

参 考 文 献

[1] Einstein E. Zur Quantentheorie der Strahlung (on the quantum theory of radiation). Phys Z. 1917;18;121-8.

[2] Hecht J. Beam;the race to make the laser. Oxford;Oxford University Press;2005. p. 7.

[3] Maiman T. Stimulated optical radiation in ruby. Nature. 1960;187(4736);493-4.

[4] Nobelprize. org. Nobel Media AB 2014. The Nobel Prize in Physics 1918. Accessed 18 Feb 2018.

[5] Einstein A. Concerning an heuristic point of view toward the emission and transformation of light. Ann Phys. 1905;17;132-48.

[6] Edison Tech Centre. 2016. Accessed 10 Jan 2018.

[7] Schawlow AL,Townes CH. Infrared and optical masers. Phys Rev. 1958;112;1829.

[8] Javan A. Possibility of production of negative temperature in gas discharges. Phys Rev Lett. 1959;3;87.

[9] Alferov Z,Kazarinov RF. Semiconductor laser with electric pumping. Inventor's Certificate No. 181737 [in Russian]. Application No. 950840,priority as of March 30,1963.

[10] Kroemer H. A proposed class of heterojunction injection lasers. Proc IEEE. 1963;51(12); 1782.

[11] Bridges WB. Laser oscillation in singly ionized argon in the visible spectrum. Appl Phys Lett. 1964;4;128-30. Erratum Appl. Phys. Lett 1964;5;39.

[12] Patel KN. Continuous-wave laser action on vibrational-rotational transitions of CO_2. Phys Rev. 1964;136(5A);1187-93.

[13] Geusic JE,Marcos HM,Van Uitert LG. Laser oscillations in Nd-doped yttrium aluminum, yttrium gallium and gadolinium garnets. Appl PhysLetters. 1964;4(10);182.

[14] Sorokin PP,Lankard JR,Moruzzi VL,Hammond EC. Flashlamp-pumped organic-dye lasers. J Chem Phys. 1968;48;4726.

[15] Basov NG,Danilychev VA,Popov Y. Zh Eksp Fiz i Tekh. Pis'ma Red. 1970;12;473.

[16] Anderson RR,Parish JA. Selective photothermolysis;precise microsurgery by selective absorption of pulsed radiation. Science. 1983; 220;524-7.

[17] International Electrotechnical Commission. IEC60825-1; 2014. Safety of laser products; Part 1;Equipment classification, requirements and user's guide.

[18] Allen CW. Astrophysical quantities. 3rd ed. London;The Athlone Press;1973.

[19] Nauenberg M. Max Planck and the birth of the quantum hypothesis. Am J Phy. 2016;84;709.

[20] Ottaviani J. Suspended in language;Niels Bohr's life, discoveries, and the century he shaped. 2nd ed. Ann Arbor, MI; G. T. Labs;2009.

[21] Hess RA. Blast from the past. Highlights of a vintage laser collection; 2010. Accessed 10 Jan 2018.

[22] Sennaroglu A. Photonics and laser engineering; principles, devices, and applications. 1st ed. New York;McGraw-Hill Education;2010.

[23] Paschott R. Beam quality deterioration of lasers caused by intracavity beam distortions. Opt Express. 2006;14(13);6069-74.

[24] Foz A,Tingye L. Resonant modes in a maser interferometer. Bell Syst Tech J. 1961;40(2); 453-88.

[25] Lister TS,Brewin MP. Variations in laser energy outputs over a series of simulated treatments. Derm Surg Lasers. 2014; 171 (4); 806-12.

[26] Wei C,Menyuk CR,Hu J. Geometry of chalcogenide negative curvature fibers for CO_2 laser transmission. Preprints. 2018;6;74.

[27] Royo J,Moreno-Moraga J,Trelles M. Clinical assessment of a new 755 nm diode laser for hair removal;efficacy,safety and practicality in 56 patients. Lasers Surg Med. 2016; 49; 355-60.

[28] Trost David. U. S. Patent 5743902A;1995.

[29] Berlin A,Hussain M,Phelps R,Goldberg A A prospective study of fractional scanned nonsequential carbon dioxide laser resurfacing; a clinical and histopathologic evaluation. Derma-

tol Surg〔Serial Online〕. 2009;35（2）:
222-228.

[30] Bernstein L,Kauvar A,Grossman M,Geronemus R. The short-and long-term side effects of carbon dioxide laser resurfacing. Dermatol Surg. 1997;23（7）:519-25. Accessed 20 July 2018.

[31] Manstein D,Herron GS,Sink RK,Tanner H,Anderson RR. Fractional photothermolysis:a new concept for cutaneous remodeling using microscopic patterns of thermal injury. Lasers Surg Med. 2004;34:426-38.

[32] Clementoni M,Gilardino P,Muti G,Beretta D,Schianchi R Non-sequential fractional ultrapulsed CO_2 resurfacing of photoaged facial skin:preliminary clinical report. J Cosmet Laser Ther.〔Serial Online〕. December 2007;9（4）:218-225.

[33] Clementoni MT,Lavagno R,Munavalli G. A new multi-modal fractional ablative CO_2 laser for wrinkle reduction and skin resurfacing. J Cosmet Laser Ther. 2012;14（6）:244-52.

[34] Bensadoun RJ. Photobiomodulation or low-level laser therapy in the management of cancer therapy-induced mucositis, dermatitis and lymphedema. Curr Opin Oncol. 2018;30（4）:226-32.

[35] Poiani G d CR,Zaninotto AL,AMC C,Zangaro R,ASI S,Parreira RB,Paiva WS. Photobiomodulation using low-level laser therapy（LLLT）for patients with chronic traumatic brain injury:a randomized con-trolled trial study protocol. Trials. 2018;19-7.

[36] Mühlbauer W,Nath G,Kreitmair A. Treatment of capillary hemangiomas and nevi flammei with light（in German）. Langenbecks Arch Chir. 1976;（Suppl）:91-4.

[37] Colver G. The infrared coagulator in dermatology. Dermatol Clin. 1989;7（1）:155-67.

[38] Goldman MP,Fitzpatrick RE. Pulsed-dye laser treatment of leg telangiectasia:with and without simultaneous sclerotherapy. J Dermatol Surg Oncol. 1990;16:338-44.

[39] Goldman M. Foreword II. In:Fodor L,Ullmann Y,Elman M,editors. Aesthetic applications of intense pulsed light. 1st ed. Berlin:Springer;2011.

[40] Goldman M,Weiss RA,Weiss MA. Intense pulsed light as a non-ablative approach to photoaging. Dermatol Surg. 2005;31:1179-87.

[41] Weiss RA,Weiss MA,Marwaha S,Harrington AC. Hair removal with a non-coherent filtered flashlamp intense pulsed light source. Lasers Surg Med. 1999;24:128-32.

[42] Clement M,Daniel G,Trelles M. Optimising the design of a broad-band light source for the treatment of skin. J Cosmet Laser Ther. 2005;7:177-89.

[43] Ash C,Town G,Clement M. Confirmation of spectral jitter:a measured shift in the spectral distribution of intense pulsed light systems using a time-resolved spectrometer during exposure and increased fluence. J Med Eng Tech. 2010;34（2）:97-107.

[44] Ash C,Town G,Bjerring P. Relevance of the structure of time-resolved spectral output to light-tissue interaction using intense pulsed light（IPL）. Laser Surg Med. 2008;40:83-92.

[45] Town G,Ash C,Eadie E,Moseley H. Measuring key parameters of intense pulsed light（IPL）devices. J Cosmet Laser Ther. 2007;9（3）:148-60.

[46] Emerson R,Ash C,Town G,Donne K,Omi T,Daniel G. Pigmentation:selective photothermolysis or nonspecific skin necrosis using different intense pulsed light systems? J Cosmet Laser Ther. 2013;15:133-42.

[47] Moy WJ,Yakel JD,Osorio OC,Salvador J,Hayakaw C,Kelly KM. Targeted narrowband intense pulsed light on cutaneous vasculature. Lasers Surg Med. 2015;47:8,651-7.

[48] Varughese N,Keller L,Goldberg D. Split-face comparison between single-band and dual-band pulsed light technology for treatment of photodamage. J Cosmet Laser Ther. 2016;18（4）:213-6.

[49] Medicines and Healthcare products Regulatory Agency. Lasers,intense light source systems and LEDs-guidance for safe use in medical,surgical,dental and aesthetic practices. London:MHRA;2015.

[50] Smith G. The early laser years at Hughes aircraft company. IEEE J Quantum Electron. 1984;20（6）:577-84.

[51] Paschotta R. Field guide to laser pulse generation. Bellingham:SPIE Press;2008.

[52] Cynosure Inc. Picosecond laser apparatus and methods for treating dermal tissues with same. U. S. Patent Application No. 61/625,961 filed Apr. 18,2012 and Picosecond laser apparatus and methods for treating target tissues with same filed Mar 15,2013.

[53] Brauer JA, Reddy KK, Anolik R, Weiss ET, Karen JK, Hale EK, et al. Successful and rapid treatment of blue and green tattoo pigment with a novel picosecond laser. Arch Dermatol. 2012;148(7):820-3.

[54] Young A. Chromophores in human skin. Phys Med Bio. 1997;42(5):789-802. Accessed 20 May 2018.

[55] Jacques S. Optical properties of biological tissues: a review. Phys Med Biol. 1997;58:R37.

[56] Randall V, Lanigan S, Hamzavi I, Chamberlain J. New dimensions in hirsutism. Lasers Med Sci. 2006;21(3):126-33.

[57] Niemz MH. Laser-tissue interactions: fundamentals and applications. 3rd ed. Berlin: Springer;2003.

[58] Ash C, Dubec M, Donne K, Bashford T. Effect of wavelength and beam width on penetration in lighttissue interaction using computational methods. Lasers Med Sci. 2017; 32 (8): 1909-18.

[59] Klavuhn K. Illumination geometry: the importance of laser beam spatial characteristics. Laser Hair Removal Technical Note No. 2: Lumenis;2000.

[60] Hale GM, Querry MR. Optical constants of water in the 200 nm to 200 μm wavelength region. Appl Opt. 1973;12:555-63.

[61] Pohl RW. Optik und Atomphysik. Berlin: Springer;1976. Cited by Niemz MH (58).

[62] Zhao Z, Fairchild P. Dependence of light transmission through human skin on incident beam diameter at different wavelengths. SPIE Proc Laser-Tissue Interaction IX. 1998; 3254: 354-60.

[63] Cheong WF, Prahl SA, Welch AJ. A review of the optical properties of biological tissues. IEEE J Quant El. 1990;26:2166-85.

[64] Boulnois JL. Photophysical processes in recent medical laser developments: a review. Laser Med Sci. 1986;1:47.

[65] Moritz AR, Henriques FC. Studies of thermal injury: II. The relative importance of time and surface temperature in the causation of cutaneous burns. Am. J Pathology. 1947;23(5): 695-720.

[66] Habbema L, Verhagen R, Liu Y, Varghese B. Minimally invasive non-thermal laser technology using laser-induced optical breakdown for skin rejuvenation. J Biophotonics. 2012;5(2): 194-9.

[67] Hayes JR, Wolbarsht ML. Thermal model for retinal damage induced by pulsed lasers. Aerosp Med. 1968;39(5):474-80.

[68] Altshuler GB, Anderson RR, Manstein D, Zenzie HH, Smirnov MZ. Extended theory of selective photothermolysis. Lasers Surg Med. 2001;29:416-32.

[69] Ross EV. Extended theory of selective photothermolysis: a new recipe for hair cooking? Lasers Surg Med. 2011;29:413-5.

[70] Murphy MJ, Torstensson PA. Thermal relaxation times: an outdated concept in photothermal treatments. Lasers Med Sci. 2014; 29:973.

[71] Seo MJ, Lee JH, Park SR, Park SY, Kim SM. Effects of the various cooling conditions on 1,064-nm Nd:YAG laser treatment for selective photothermolysis. Exp Heat Transfer. 2014;27(5):488-500.

[72] Regulation (EU) 2017/745 of the European Parliament. Medical Device Regulation (MDR).

[73] British Standards Institution. BS EN 60601-2022:2013. Medical electrical equipment. Particular requirements for basic safety and essential performance of surgical, cosmetic, therapeutic and diagnostic laser equipment. London:BSI;2013.

[74] British Standards Institution. BS EN 62471: 2008 Photobiological safety of lamps and lamp systems. London:BSI;2008.

[75] Garden JM, O'Banion MK, Bakus AD, Olson C. Viral disease transmitted by laser-generated plume (aerosol). Arch Dermatol. 2002; 138 (10):1303-7.

[76] Raymond Brown E, Town G. Laser and light intervention standards;2017.

第 2 章

血管性病变的激光治疗

Giulia Rinaldi,Samira Batul Syed and Vishal Madan

一、概述

在过去的三十年里,激光治疗皮肤血管性疾病取得了巨大进展。

本章将重点介绍激光的实践经验、标准治疗、实际应用以及激光对不同血管适应证的适用性。

在第 1 章中提到,激光发射的强大光束可以靶向针对皮肤表面的特定组织或血管。激光发出的光是单色且平行的,这意味着它可以定向地沿着精确的直线行进[1]。激光因其具有光热(photothermal)、光剥脱(photoablative)、光破坏(photodisruptive)和光化学(photochemical)特性,可广泛应用于多个临床专科,达到治疗目的。

激光种类多样,不同类型激光具有不同的波长、脉宽、能量密度、光斑大小和冷却方式。皮肤激光通常按波长分类,不同波长被不同组织的吸收程度不同,且不同波长激光对皮肤的穿透深度不同。波长较短的激光,如波长为 585 nm 的脉冲染料激光(pulse dye laser,PDL),血液和色素吸收率高,不能穿透至皮肤深层。另一方面,波长较长的激光,如 1064 nm 的 Nd:YAG 激光,血液和色素吸收率低,能够穿透至深层组织[2]。在激光治疗血管性病变时,主要的靶色基是血液,这些血管通常位于真皮-表皮交界处或其深

部。因此,黑色素被激光吸收较多的深色皮肤通常需要较长的波长来作用于深层血管。

改变脉宽会改变激光在组织上的吸收机制。延长脉宽会降低激光照射的强度,并使激光治疗更温和。我们总是需要使激光能量穿透皮肤并主要被表皮靶组织吸收,并避免激光能量被表皮黑色素过度吸收,从而在两者之间取得平衡,因为激光能量被黑色素过度吸收会导致水疱、瘢痕或色素沉着。黑色素越多表皮吸收的激光能量也越多,因此,较深的皮肤类型通常使用更长的波长和脉宽来减少对皮肤的不良影响。

能量密度是指激光设备上以 J/cm^2 为单位测量的每单位面积传递的能量[3]。能够达到理想疗效的最佳能量密度因人而异,最佳能量密度需要通过测试来确定。激光的能量密度也可因光斑大小的不同而不同。在相同能量密度下使用较小的光斑可使光子集中作用于较小的体表面积上,从而产生更好的疗效。然而,较小的光斑由于光子的快速散射使其无法深入渗透皮肤组织,虽有更强的作用但作用表浅。

在使用激光时,冷却方式对于最大程度地减少表皮损伤至关重要。集成冷却方法可分为接触式和非接触式,如空气冷却、喷雾冷却或冰水冷却等[4]。表 2.1 总结了各种血管激光及其优缺点。

表 2.1 血管激光/光的特点[5-7]

激光	特点	优点	缺点
氩激光			
波长:488~514 nm 脉宽:20~100 ms 能量密度:0~240 J/cm² 光斑:0.1~1 mm	以氩离子为激光介质,发出蓝绿光的准连续激光	• 在治疗毛细血管扩张方面效果尤佳 • 适用于小面积治疗	• 较深肤色不安全 • 仅穿透表皮 • 光斑小 • 可治疗的疾病有限 • 因不良反应发生率高而不再使用 • 机器笨重
KTP(倍频 Nd:YAG)激光			
波长:532 nm 脉宽:1~150 ms 能量密度:0~240 J/cm² 光斑:3~5 mm	以 Nd:YAG 晶体和磷酸钛氧钾(KTP)晶体为介质的准连续激光	• 脉冲持续时间长 • 更便携的小型激光设备 • 有小光斑供选择	• 表面穿透作用不如其他激光 • 仅有小光斑 • 有形成瘢痕风险
PDL(585~595 nm)			
波长:585~600 nm 脉宽:0.45~40 ms 能量密度:0~40 J/cm² 光斑:3~15 mm	罗丹明染料作为激光介质溶解在溶剂中,通过闪光灯发出黄光脉冲	• 不良反应低 • 针对特定靶色基(氧合血红蛋白),更有针对性 • 有安全性和有效性的长期使用数据 • 设备使用方便 • 观察皮肤瘀点能够监测脉冲位置并确保作用于靶组织 • 脉宽可调 • 不同的光斑适合不同大小的皮损 • 多数可取得良好疗效 • 集成冷却喷雾	• 设备难维护和保养 • 设备价格昂贵,且维护和保养成本高 • 穿透深度仅 1.2~1.5 mm,只能作用于浅表病变
翠绿宝石激光(755 nm)			
波长:755 nm 脉宽:3~40 ms 能量密度:0~40 J/cm² 光斑:6~18 mm	以翠绿宝石为介质的固态激光器	• 适合较深的皮损 • 很少出现皮肤瘀点 • 可用于激光脱毛 • 可选择大光斑	• 对血红蛋白的靶向作用差 • 较深肤色使用不安全 • 设备昂贵 • 需要更温暖的环境温度才能获得理想的疗效 • 比低频激光更疼痛

（续　表）

激光	特点	优点	缺点
Nd:YAG			
波长:1064 nm 脉宽:0～300 ms 能量密度:0～900 J/cm² 光斑:3～10 mm	以钕掺杂钇铝石榴石晶体棒为介质的固态激光器	• 可安全用于深肤色者 • 适合较深的皮损 • 脉宽范围大 • 很少出现皮肤瘀点 • 适用范围更广,包括蓝色皮损、色素性疾病和脱毛	• 比低频激光更疼痛 • 形成瘢痕风险更高 • 设备价格昂贵,且维护和保养成本高 • 气流冷却系统
二氧化碳激光			
波长:10 600 nm 脉宽:0.2～50 ms 光斑:0.1～2 mm	以二氧化碳为介质	• 可用于紧致松弛的皮肤,也可治疗血管瘤 • 可用于小皮损的完全清除	• 设备昂贵 • 在多数血管异常方面研究不足 • 非选择性光热作用,无法靶向作用于色素或血红蛋白
强脉冲光			
500～1200 nm 脉宽长更宽的矩形脉冲	非激光,使用滤波片得到宽光谱的可见光和近红外光	• 费用低 • 可治疗多种适应证 • 对弥漫性红斑有效,如玫瑰痤疮	• 通常不如血管激光有效(治疗血管性皮损时) • 深肤色患者应谨慎使用

二、激光技术

理想情况下,血管异常患者应尽早就诊,以便及时评估和制订治疗计划。对于儿童的血管发育异常尤其如此,尽早治疗可能会改善最终疗效。

在第一次面诊时,应收集患者完整的病史,并对其血管异常进行详细检查。在治疗儿童血管畸形时,可能需要骨科、整形外科、眼科、放射科或理疗科等多学科参与制订治疗方案。若激光被认为是合适的治疗措施,则需要获得患者或其父母的书面知情同意书。临床照片对监测治疗进展非常有益。之后,建议患者进行光斑测试。

光斑测试在局麻下进行,即在治疗前 45 min 至 1 h,在治疗区域涂抹 Ametop 凝胶（3%地卡因）或 EMLA 乳膏（2.5%利多卡因和 2.5%普鲁卡因的复方制剂）[8]。是否应该使用局部麻醉药尚存在争议,主要由于局部麻醉药会使血管收缩可能影响激光疗效[9]。然而,相关研究表明使用局部麻醉药对激光治疗结果总体没有影响[10]。成人患者在接受血管激光治疗前一般不需要麻醉。血管激光治疗过程中使用的冷却措施在提供舒适性的同时使成人可以不使用局部麻醉药。

在儿童患者中,光斑测试通常在患者需要治疗的血管畸形的同侧前臂正常皮肤上进行。第一次使用 3.0 J/cm² 的低能量进行光斑测试,需评估患者的皮肤是否立即出现红斑。能量每次增加 0.5 J/cm²,直到看到激光引起的可见红斑。这通常需要发射 2～3

个脉冲来测试(图 2.1)。一旦确定了能量密度,就会在血管异常部位进行多脉冲治疗,通常是 3～9 个(图 2.2)。光斑测试区域用集成制冷喷雾冷却后,用冰纱布进一步降温。确保治疗区域充分降温,以最大限度地减少水疱、结痂和瘢痕的风险。

	激光类型(波长)	能量(J/cm^2)	脉宽(ms)	光斑(mm)	冷却	脉冲数
光斑测试	585 nm	6.25	0.45	7	DCD 30/20	2
		6.50	0.45	7	DCD 30/20	2
		6.75	0.45	7	DCD 30/20	3

译者注:DCD. 动态冷却系统。

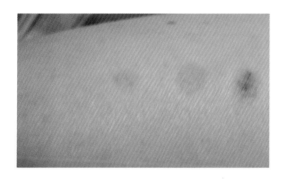

图 2.1 正常皮肤上的光斑测试(经 Dr. Graham Bisset,BSc,PhD 许可使用)

应在 8～12 周评估光斑测试的治疗反应。根据患者的年龄、个人意愿、皮损范围和部位,可能优先选择在全身麻醉下进行治疗,尤其对于 5 岁以下或泛发性皮损患者。

当治疗成人血管性疾病时,光斑测试直接在皮损上进行,且应在 2～4 周评估治疗反应。大多数血管激光都有标准化治疗流程。初始光斑测试使用 2～3 次保守或标准的能量,如对于面部红斑,可以使用 8.0、8.25 和 8.5 J/cm^2 能量,7 mm 光斑,1.5 ms 脉宽,激光后降温冷却。该参数可能会引起紫癜,如果患者不能接受,则需要改变参数设置。在未出现激光后色素沉着或长时间紫癜的情况下,可耐受的最高能量应当用于首次治疗,可达到明显改善。术后护理应使用温和的润

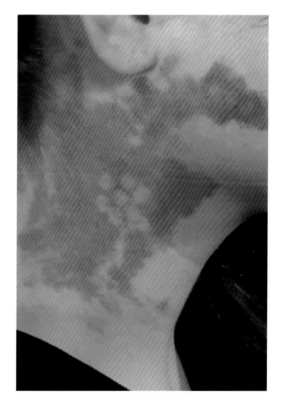

图 2.2 在鲜红斑痣上的光斑测试

肤剂,避免使用肥皂、泡泡浴或洗发剂等刺激性物质。治疗后 3～4 d 方可化妆。治疗前后必须避免日晒,推荐使用 SPF50 防晒产品。

如果出现水疱或结痂,可以局部使用抗生素软膏,如莫匹罗星。

三、血管适应证的激光治疗：儿童

(一)血管发育异常及其分类

血管发育异常也被称为血管胎记,可分为两个主要亚型:血管畸形和血管肿瘤(表2.2)。血管畸形可分为低流量病变和高流量病变。低流量又可细分为毛细血管畸形、淋巴管畸形和毛细血管与淋巴管混合畸形的复杂血管畸形。高流量包括动静脉畸形和动脉瘘。最常见的血管畸形是鲜红斑痣,占总人口的0.3%[11]。

表2.2 血管发育异常的简要分类

血管肿瘤			血管畸形	
良性血管瘤		侵袭性	高流量	低流量
婴幼儿血管瘤	先天性	• 卡波西样血管内皮瘤	• 动静脉畸形	• 毛细血管畸形
化脓性肉芽肿	• 快速消退型	• 节段性血管瘤	• 动静脉瘘	• 鲜红斑痣
丛状血管瘤	• 部分消退型	• 血管肉瘤		• 网状血管痣
血管角皮瘤	• 非消退型	• 其他罕见病		• 静脉血管畸形
	• 迅速消退型			• 先天性毛细血管扩张性大理石样皮肤
				• 网状青斑
				• 静脉畸形
				• 淋巴管畸形
				• 复杂血管异常

另外,血管肿瘤可以细分为良性血管瘤和侵袭性血管瘤。良性血管瘤包括婴儿期血管瘤和非婴儿期血管瘤。根据它们在真皮中的深度和退化特性进行再分类。侵袭性血管瘤罕见,由于其侵袭性,必须及时进行系统治疗。最常见的血管肿瘤是婴儿期血管瘤,占新生儿的8.5%[12]。

大多数血管畸形出现在儿童时期,可能会造成毁容并影响身体功能。血管畸形的位置是导致身心障碍的主要决定因素之一。鲜红斑痣最常见于面部,常常会给儿童和父母带来心理负担,尤其是在学龄期,但往往延续一生[13]。同样,血管肿瘤和复杂血管畸形也会影响儿童的生长和身体功能。血管发育异常最常见的主诉包括疼痛和肿胀。此外,仔细监测身体部位的畸形是必要的[14]。严重的血管畸形常需要多学科治疗,包括整形外科的手术治疗、受过专门训练的理疗师的物理治疗,以及对特定患者的激光治疗[15]。

(二)激光治疗儿童血管疾病

表2.3列出了可以使用激光治疗的血管发育异常及其他疾病。

表2.3 儿童血管疾病激光治疗适应证

血管发育异常	其他疾病
鲜红斑痣	病毒疣
毛细血管畸形	多毛症/先天性遗传多毛症
血管瘤	匐行性穿通性弹性纤维病
蜘蛛痣/毛细血管扩张	先天性黑素细胞痣(毛痣) 表皮痣
疣状血管畸形	结节硬化症的纤维瘤
静脉畸形	血管角皮瘤
淋巴管畸形	传染性软疣
毛周角化症	瘢痕疙瘩
化脓性肉芽肿	瘢痕(创伤后、手术)

（续　表）

血管发育异常	其他疾病
色素血管性斑痣性错构瘤病	咖啡斑
	局限性皮肤淋巴管瘤
皮肤异色症	眉部瘢痕性红斑
CMTC/RVN	匐行性穿通性弹性纤维病
复杂血管异常	
NICH	
RICH	
CMTC/RVN	
PICH	
ILVEN	
舌静脉畸形	
匐行性血管瘤	

注：NICH. 不消退型先天性血管瘤；RICH. 迅速消退型先天性血管瘤；CMTC/RVN. 先天性毛细血管扩张性大理石样皮肤/网状血管痣；PICH. 部分消退型先天性血管瘤；ILVEN. 炎性线状疣状表皮痣。

罕见疾病，如匐行性穿通性弹性纤维病，已知多种常规局部治疗无效，而激光治疗获得了较为满意的效果[16]。

表 2.3 列出了儿童中可以使用激光治疗的多种皮肤疾病。我们将继续对激光疗效进行评估和报告，以确定最佳适应证和最适合的人群。

（三）毛细血管畸形

1. 鲜红斑痣（port wine stains，PWS）真皮血管丛先天性进行性扩张，导致该部位皮肤呈红色或紫色[17]。鲜红斑痣是最常见的血管发育异常之一，新生儿患病率为 0.3%。这些胎记差不多一半发生在面部，给大部分患儿在成年后带来心理和行为上的负面影响[18]。有 75% 的青少年患者表示，如果未患鲜红斑痣，他们的生活将完全不同。因此，从患儿的社会与心理健康角度而言，在儿童时期治疗已被证明是最佳的[19]。

有少量预测激光疗效的因素（表 2.4）。

首先，鲜红斑痣的解剖位置是预测激光疗效的重要因素。位于 V3 侧面、颈部或躯干的鲜红斑痣对激光治疗的反应比位于 V2 面中部或肢体远端的要好[20]。其次，PWS 的颜色可以帮助预测激光治疗的效果。深紫色的较为顽固，激光治疗效果较差。第三，增生肥厚的皮损对激光治疗的反应也较差[25]。已知，PWS 会随着时间进展，尤其在青春期变化明显，65% 的患者在 50 岁前会形成肥厚和结节[26]。因此，儿童时期进行激光治疗也大大提高了清除皮损的机会。

表 2.4　激光治疗 PWS 预后不良的因素[20-24]

分类	预后不良因素
皮损因素	• 面中部 V2 区域 • 肢体远端区域 • 皮损颜色深者 • 皮损肥厚
患者因素	• 年龄大者
皮肤镜下特征	• 皮肤镜下可见真皮乳头下的毛细血管，呈深红色线状血管 • 鲜红色背景 • 粗大的血管
反射式共聚焦显微镜	• 血流丰富，管径粗，位于皮肤深部
视频显微镜	• 深部血管在浅层水平血管丛中表现为细小的毛细血管点

脉冲染料激光（PDL）治疗面部鲜红斑痣改变了儿童胎记的预后。一项大型队列研究表明，PDL 治疗 PWS 使 1/4 的患者改善了 75%，近 1/2 的患者改善了 25%～50%[27]。同样，595 nm VBeam 脉冲染料激光在治疗 PWS 中也显示了相似的疗效，平均临床改善率为 70%[28]。在英国大奥蒙德街医院（GOSH），有 70% 接受 PDL 治疗的 PWS 儿

童,皮损颜色变浅超过 70%,43% 的儿童皮损改善 90%。通过比较术前术后照片评估临床疗效,使用视觉模拟评分或 SIAscope(Astron Clinica,Cambridge,UK)客观测量皮损处真皮内血红蛋白含量。大多数 PWS 患者需要 6 次治疗才能达到预期的临床效果,但个体差异较大(图 2.3)。

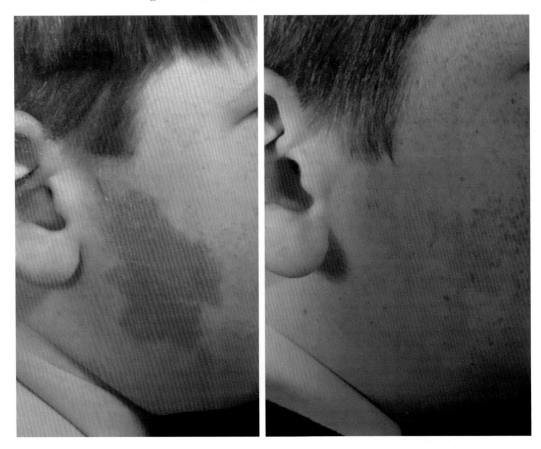

图 2.3　PWS 激光治疗前与治疗后

	激光类型(波长)	能量(J/cm²)	脉宽(ms)	光斑(mm)	冷却	脉冲数
治疗 1	585nm	6.5	0.45	10	DCD30/20	12
		6.75				
治疗 2	585nm	7.00	0.45	10	DCD30/20	37
治疗 3	595nm	8.5	0.45	10	DCD30/20	1
		8.75		10		1
		9.00		10		1
		9.25		10		1
		9.5		10		1

PDL 治疗 PWS 已经很成熟。不过,对于少数对 PDL 治疗反应不佳者,有新型激光治疗方法正在探索中(稍后讨论)。

在英国的临床实践中,发现激光治疗的时间间隔、能量和起始年龄,存在较大的个体差异[29]。对于理想的激光治疗间隔时间仍缺乏共识。84％的英国儿科激光医师建议两次激光治疗间隔时间为 8～12 周。然而,其他医学中心则证实,较短的间隔时间(2～3 周)在安全性及疗效方面均优于长间隔时间[30,31]。同样,儿童激光治疗的理想起始年龄也存在很大差异。在本院,经权衡早期激光治疗患儿的获益与多次全麻的风险,1－2 岁被认为是最佳起始治疗年龄。然而,这在英国各中心实践数据中也存在很大

的差异[32]。

2. 蜘蛛痣　毛细血管扩张是皮肤浅层的血管扩张,最常见的亚型为蜘蛛痣。蜘蛛痣由一支中央小动脉和许多向外辐射分布的毛细血管组成,形态似蜘蛛。由于蜘蛛痣常发生于显眼的部位,患者常常因此而寻求治疗。由于皮损表浅,激光治疗的效果很好。经过 1～2 次激光治疗后,蜘蛛痣的平均清除率约为 90％,面部蜘蛛痣的清除率更高[33]。使用 PDL 进行 2～3 次治疗后,几乎所有患者的皮损都能完全消退[34]。激光治疗对于大多毛细血管扩张者非常有益,如患有风湿病、共济失调性毛细血管扩张或遗传性出血性毛细血管扩张者[35](图 2.4)。

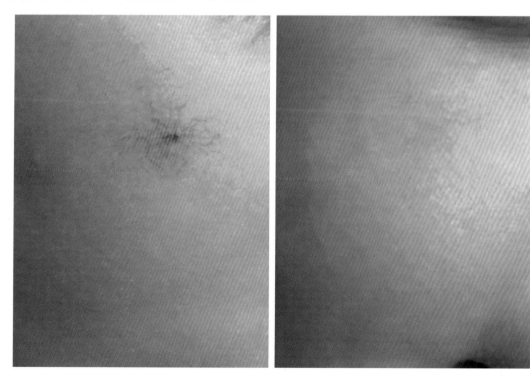

图 2.4　蜘蛛痣激光治疗前与治疗后

	激光类型(波长)	能量(J/cm²)	脉宽(ms)	光斑(mm)	DCD/Cryo 5	脉冲数
治疗 1	脉冲染料激光(595)	7.5	0.45	10	30/20	1

3. 垫状毛细血管扩张（mat telangiecta-ses） 是毛细血管扩张的一个亚型，最常见于某些遗传病和系统性硬化症。与其他毛细血管扩张症相比，皮损分布更集中、更广泛，且以垫状方式排列[36]。值得注意的是，毛细血管畸形动静脉畸形综合征是由常染色体显性基因 *RASA*1 或 *EPHB*4 突变引起的。由于病损区皮温高于正常皮肤，临床上常会考虑其他疾病，而并非直接诊断毛细血管扩张。这些患者皮损多发，表现为细小的垫状毛细血管畸形。然而，由于动静脉畸形（AVM）或动脉瘘（AF），许多患者会出现活跃的多普勒血流[37]。激光治疗可能加重动静脉畸形，因此禁用于 AVM（图 2.5）。

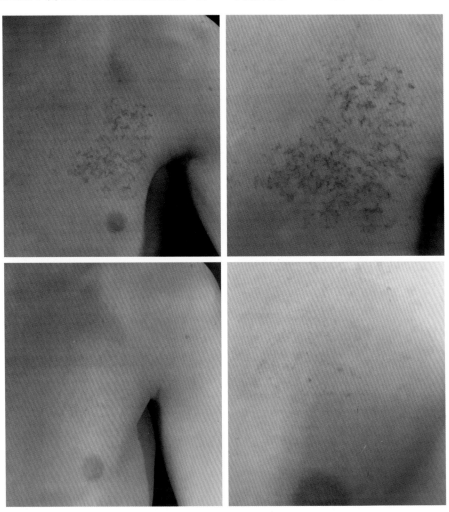

图 2.5 垫状毛细血管扩张激光治疗前与治疗后

	激光类型（波长）	能量（J/cm²）	脉宽（ms）	光斑（mm）	冷却	脉冲数
治疗 1	585nm	6.25	0.45	7	DCD30/20	109
治疗 2	585nm	6.25	0.45	7	DCD30/20	59

4. 先天性毛细血管扩张性大理石样皮肤/网状血管痣　先天性毛细血管扩张性大理石样皮肤（cutis marmorata telangiectatica congenita，CMTC）是另一种罕见的血管疾病，其特征是先天性、固定的网状皮疹，且随着时间的推移可能形成萎缩或溃疡[38]。我们发现不同患者疗效不同，我们只对隆起的丘疹或可见的脂肪萎缩进行激光治疗。激光治疗有助于激活脂肪细胞，在血管周围产生脂肪，并改善脂肪萎缩。

网状血管痣（reticulate vascular naevi，RVN），也被称为网状毛细血管畸形，与PWS密切相关，但RVN常随时间逐渐消退。

RVN 对激光治疗的反应存在个体差异（图 2.6 和图 2.7）。

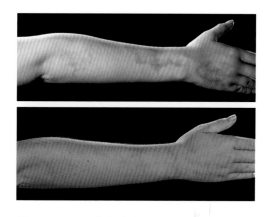

图 2.6　CMTC 激光治疗前与治疗后（取得很好的疗效）

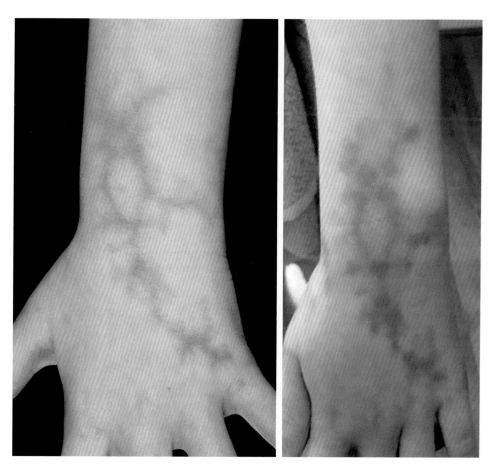

图 2.7　CMTC 激光治疗前与治疗后（色素改变是短暂的，但结果是对激光治疗反应差）

	激光类型（波长）	能量（J/cm²）	脉宽（ms）	光斑（mm）	冷却	脉冲数
治疗1	585	6.50	0.45	7	DCD30/20	72
				7		2
				10		18
治疗2	595	6.0	1.5	10	DCD20/10	1
		7.0	1.5	10	DCD20/10	1
		8.0	1.5	10	DCD20/10	1
		9.0	1.5	10	DCD20/10	17
		10.0	1.5	10	DCD20/10	48
治疗3	595	11.0	3	7	DCD30/20	12
		12.0	3	7	DCD30/20	23
		12.0	1.5	7	DCD30/20	107
治疗4	Cynergy激光	PDL 8.0	Nd:YAG 40	10 mm 光斑、联合发射模式3	Cryo 4	70
治疗5	Cynergy	PDL 8.5	Nd:YAG 45	10 mm 光斑、联合发射模式3	Cryo 4	104

	激光类型（波长）	能量（J/cm²）	脉宽（ms）	光斑大小（mm）	冷却	脉冲数
治疗1	595	8.0	0.45	10	DCD30/20	74
治疗2	595	9.0	1.5	10	DCD30/20	139
治疗3	595	9.5	1.5	10	DCD30/20	87
治疗4	595	10.0	1.5	10	DCD30/20	51
治疗5	595	11.0	1.5	7	DCD30/20	43

5. 淋巴管畸形 低流速脉管畸形，发生于由充满淋巴液的囊泡组成的淋巴系统。淋巴管畸形可分为单纯淋巴管畸形或毛细血管、静脉及淋巴管混合的脉管畸形。淋巴管发育异常会在一生中不断发展，需终身治疗[39]。随着年龄的增长，淋巴管异常区域的浅表血管或淋巴囊泡数量会逐渐增加。激光可以靶向治疗这些囊泡，并显著降低疼痛、渗出的发生率并减少囊泡。PDL 是治疗复杂脉管异常最常用的激光，它对脉管组织具有高度选择性，引起周围组织损伤的并发症发生率较低[40]。由 Nd：YAG（1064 nm）和 PDL（585 nm）组成的复合激光也可成功治疗有症状的淋巴管瘤、局限性淋巴管瘤和复杂血管异常[41]（图 2.8 和图 2.9）。

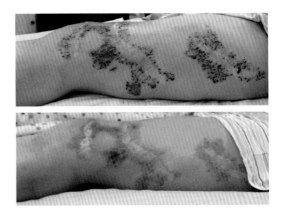

图 2.8 复杂淋巴管血管畸形激光治疗前与治疗后

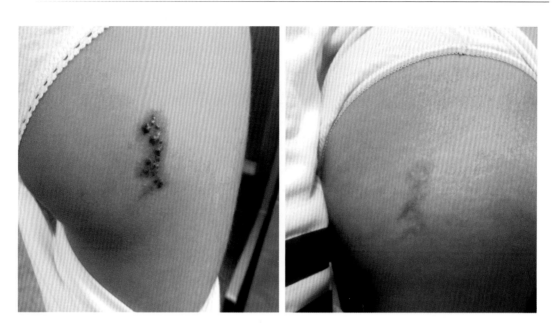

图 2.9　淋巴血管畸形激光治疗前与治疗后

	激光类型 （波长）	能量 （J/cm²）		脉宽 （ms）	光斑 （mm）	冷却	脉冲数
治疗 1	595	8.0		1.5	10	DCD30/20	5
治疗 2	595	9.0		1.5	10	DCD30/20	10
	Cynergy	PDL 9.0	Nd:YAG 50	联合发射模式 3	10	Cryo 4	5
治疗 3	595	10.0		1.5	7	DCD30/20	10
	Cynergy	PDL 10.0	Nd:YAG 50	联合发射模式 3	10	Cryo 4	2
治疗 4	595	8.0		1.5	10	DCD30/20	8
	Cynergy	PDL 9.5	Nd:YAG 55	联合发射模式 3	10	Cryo 4	11
治疗 5	595	9.0		1.5	10	DCD30/20	8
	Cynergy	PDL 10.0	Nd:YAG 60	联合发射模式 3	10	Cryo 4	11

6. 疣状血管畸形（verrucous vascular malformations，VVMs）　既往被称为疣状血管瘤，是一种出生时即发病的浅表静脉畸形，皮损呈角化过度样外观，可伴有渗出、瘙痒及感染[42]。治疗以手术切除为主。激光治疗适用于部分特殊皮损，治疗前可使用水杨酸或者尿素软膏软化皮损。若皮损同时存在于浅表及深部，则建议采用 PDL 联合

Nd:YAG 激光治疗[43]。治疗前须告知患者激光治疗无法彻底消除皮损，但可以显著改善皮损外观。在大奥蒙德街医院开展的一项儿童回顾性研究发现，每位患者平均治疗3.9 次后，VVM 的疾病评分改善度超过50%。我们在 VVM 的标准化治疗过程中同样预先使用了 10% 的尿素软膏软化皮损（图 2.10）。

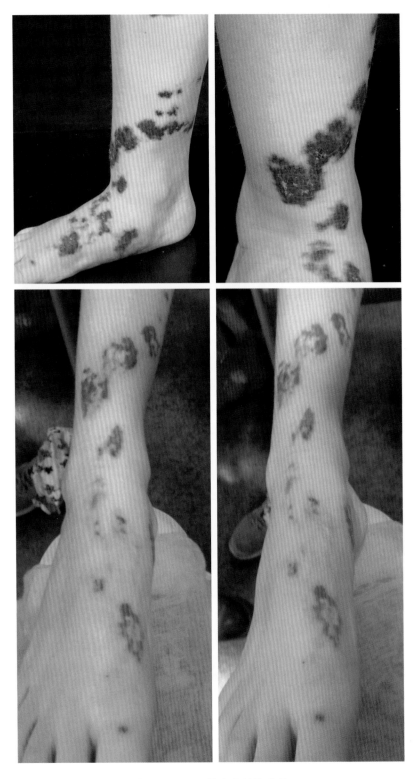

图 2.10　VVM 治疗前及治疗后

	激光类型 (波长)	能量 (J/cm²)		脉宽 (ms)	光斑 (mm)	冷却时间	脉冲数
治疗1	595	7.5		0.45	10	DCD 30/20	66
	Cynergy	PDL 9.0	Nd:YAG 50	联合发射模式3	10	冷却4	10
治疗2	595	8.0		1.5	10	DCD 30/20	87
	Cynergy	PDL 10.0	Nd:YAG 50	联合发射模式3	10	冷却4	52
治疗3	595	9.0		1.5	10	DCD 30/20	65
	Cynergy	PDL 10.0	Nd:YAG 60	联合发射模式3	10	冷却4	71
治疗4	595	10.0		1.5	10	DCD 30/20	70
	Cynergy	PDL 10.0	Nd:YAG 50	联合发射模式3	10	冷却4	72
治疗5	595	12.0		1.5	7	DCD 30/20	110
	Cynergy	PDL 10.0	Nd:YAG 60	联合发射模式3	10	冷却4	85

7. 匐行性血管瘤(angioma serpiginosum) 一种罕见的血管异常性疾病,皮损主要累及真皮上部,表现为细小的红色非烫伤样斑点,由真皮浅层毛细血管扩张导致,呈匐行性分布。好发于年轻患者的四肢及臀部。PDL治疗4次可使皮疹改善50%左右[44,45](图2.11)。

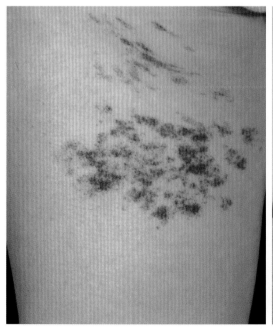
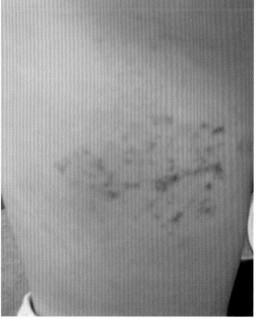

图2.11 匐行性血管瘤治疗前及治疗后

	激光类型 （波长）	能量 （J/cm²）	脉宽 （ms）	光斑 （mm）	冷却时间	脉冲数
治疗 1	595	9.50	1.5	10	DCD 30/20	51
	PDL SPTL-1b 激光	7.50	0.45	7	DCD 30/20	30
治疗 2	595	11.0	1.5	7	DCD 30/20	94
治疗 3	595	7.0	1.5	12	DCD 30/20	18

（四）血管肿瘤

1. **血管瘤** 儿童最常见的血管性肿瘤，包括毛细血管瘤、婴儿血管瘤或者草莓状血管瘤。发病率约10%，皮损在出生后1～6周出现，好发于头颈部[46]。危险因素包括高龄产妇、双胞胎、早产及高加索人种，常见并发症包括溃疡、出血及视觉异常（发生于眶周的皮损）[47]。血管瘤的病程分为三个阶段，快速增殖期发生于出生后1年之内，消退期发生于1-5岁，消退完成期可持续至10岁左右。约50%的血管瘤能在5岁内自然消退，但高达40%的血管瘤消退后会残留皮肤改变，如毛细血管扩张、瘢痕或表皮萎缩[48]。

激光治疗婴儿血管瘤的适应证取决于皮损的解剖位置、大小和自然消退的病程。大多数血管瘤可以非手术治疗，但对于大的血管瘤或位于眼周、气道、重要器官或关节等部位的皮损，β受体阻滞药（如口服普萘洛尔、阿替洛尔或外用替莫洛尔）是一线疗法[49]。使用β受体阻滞药治疗6个月，84%的血管瘤皮损缩小50%。儿童用药须权衡药物的不良反应。在某些情况下，β受体阻滞药与PDL联用能达到更好的疗效[50]。

PDL通过选择性光热作用凝固血管，同时保持表皮不受影响。激光治疗血管瘤主要有两种适应证，一种是快速缓解疼痛并促进溃疡的愈合。我们的研究结果表明，接受PDL治疗的儿童在24 h内疼痛得到缓解，几乎所有溃疡均在4周内治愈[51]。其他研究也报道了相似的结果，所有患者在48 h内均能缓解疼痛，大多数患者仅需进行1～3次治疗[52,53]。第二种适应证是血管瘤的残留皮损，包括残留的皮肤萎缩、纤维脂肪组织或毛细血管扩张等[54]。对于超过4岁的儿童，通常使用激光治疗残余皮损，超过一半的患者能全部消退[55]（图2.12）。

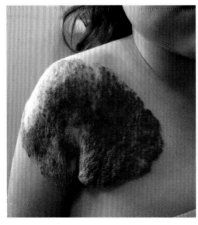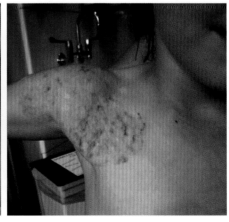

图 2.12 血管瘤残余皮损治疗前及治疗后

	激光类型(波长)	能量(J/cm²)		脉宽(ms)		光斑(mm)	冷却时间	脉冲数
治疗 1	595	8.0		0.45		10	DCD 30/20	12
	595	9.0		0.45		10	DCD 30/20	185
治疗 2	595	11.0		1.5		7	DCD 30/20	12
	595	12.0		1.5		7	DCD 30/20	158
	Cynergy	PDL 9.0	Nd:YAG 50	联合发射模式 3		10	冷却 4	8
		10.0	50			10	冷却 4	33
治疗 3	595	12		1.5		10	DCD 30/20	2
	595	13		1.5		10	DCD 30/20	41
	595	14		1.5		10	DCD 30/20	14
	595	7		1.5		10	DCD 30/20	31
	595	6.75		1.5		12	DCD 30/20	63
治疗 4	Cynergy	PDL 10.0	Nd:YAG 50	PDL 6.0	Nd:YAG 15	10	冷却 4	16

2. 化脓性肉芽肿（pyogenic granulomas，PG）　一种常见的良性毛细血管瘤，常继发于小的创伤，易出血。既往治疗以手术切除为主，近年来，激光作为一种微创的治疗手段已被成功用于化脓性肉芽肿的治疗[56]。这类血管肿瘤总体上对激光治疗有良好的反应。对 20 例 PG 患儿使用 PDL 治疗 1 次后，25% 患者的皮损完全消退，2 次治疗后 40% 皮损完全消退，3 次治疗后 30% 皮损完全消退[57]。然而，PG 偶尔会随时间的推移而出现复发和增大。因此，建议尽早治疗，若复发则可能需要手术切除（图 2.13）。

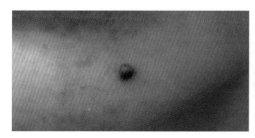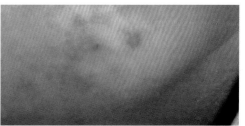

图 2.13　化脓性肉芽肿治疗前及治疗后

	激光类型(波长)	能量(J/cm²)	脉宽(ms)	光斑(mm)	冷却时间	脉冲数
治疗 1	595	11.0	0.45	3	DCD 30/20	1

3. 先天性血管瘤　一种在宫内增殖明显，出生时即表现为成熟阶段的血管瘤。根据其消退能力可分为四种亚型。分别为不消退型先天性血管瘤（non-involuting congenital haemangiomas，NICH）、部分消退型先天性血管瘤（partially involuting congenital haemangiomas，PICH）、迟发型消退型先天性血管瘤（tardive involuting congenital haemangiomas，TICH）

和迅速消退型先天性血管瘤(rapidly involuting congenital haemangiomas,RICH)[58]。后者常在出生后18个月内消退,但可因脂肪萎缩而残留凹陷,通过激光刺激脂肪细胞可得到改

善。NICH和PICH亚型不会自行消退,可能需要整形手术或激光治疗来改善残留皮损(图2.14)。

	激光类型(波长)	能量(J/cm²)	脉宽(ms)	光斑(mm)	冷却时间	脉冲数
治疗1	595	7.25	0.45	7	DCD 30/20	9
治疗2	595	7.75	0.45	7	DCD 30/20	15
治疗3	595	8.0	0.45	10	DCD 30/20	8
治疗4	Cynergy	PDL 8.5 8.0 8.0 8	Nd:YAG 50 45 40 45	10 10 10 10	冷却4	1 1 1 8
治疗5	595	6	0.45	12	DCD 30/20	8−2遍
	Cynergy	PDL 8	Nd:YAG60	10	冷却4	4

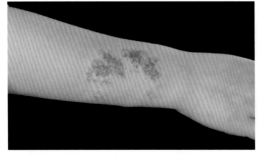
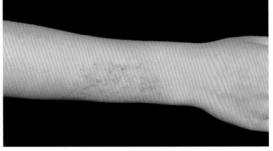

图2.14 不消退型先天性血管瘤治疗前及5次激光治疗后

4.丛状血管瘤 一种罕见的血管增生性肿瘤,常于1岁前发病,皮损表现为伴有疼痛的深色斑块,好发于躯干[59]。皮损可自然缓解,但常持续存在。治疗以口服雷帕霉素(西罗莫司)及激素为主,对于顽固性及残余皮损,建议手术切除或激光治疗。激光治疗可以改善疼痛和皮损外观。其他医院报道的激光清除率存在差异,部分报道单次治疗即可

达到极佳的效果,而另一些研究则发现对疼痛及肉眼可见的改善均有限[60](图2.15)。

5.难治性皮损 大部分血管性皮损使用单种激光治疗4～6次均能取得很好的改善,但少部分顽固性皮损如PWS和CMTC需要多次治疗或联合治疗才能达到一定程度的改善。

	激光类型 （波长）	能量 （J/cm²）		脉宽 （ms）	光斑 （mm）	冷却时间	脉冲数
治疗 1	595	7.5		0.45	10	DCD 30/20 DCD 30/20	243
治疗 2	595	8.0		0.45	10	DCD 30/20	261
治疗 3	595	9.0 14.0		1.5 3	7 10	DCD 30/20 DCD 30/20	164 649
治疗 4	Cynergy	PDL 8.0 9.0	Nd:YAG 40 50	联合发射模式 3	10	冷却 4	113 257

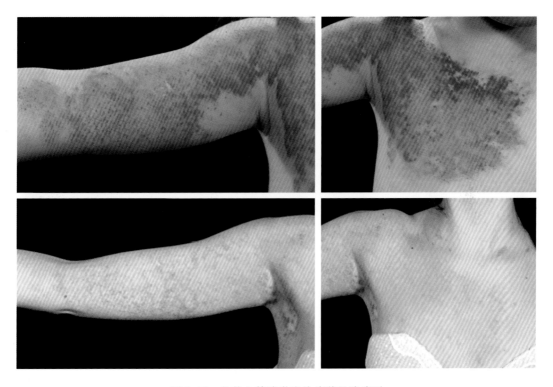

图 2.15　丛状血管瘤激光治疗前及治疗后

50％的 CMTC 患者在 2 岁时皮损自行消退，而皮损持续存在的患者往往易出现皮肤萎缩性改变[61]。根据我们的经验，这些患者对激光治疗的反应是不可预测的，同时由于这种情况的发生率较低，目前缺乏足够的证据来支持激光的疗效。

另一种最常见的血管畸形是 PWS，研究发现约 70％的皮损对激光治疗反应良好，但有少部分存在治疗抵抗现象[62]。针对顽固性 PWS 可以采用新的"三重疗法"，第一轮治疗采用 PDL 585 nm 和 Nd:YAG 1064 nm 激光，5 min 后使用 595 nm 激光进行第二遍治疗。由于是一种新型疗法，目前还未见关于其疗效的报道，但初步结果发现其效果明显。其他针对顽固性 PWS 的治疗包括外用雷帕霉素(西罗莫司)、咪喹莫特及光动力治疗[63-67],但疗效仍存在争议,部分研究显示其可改善顽固性 PWS 皮损 50％以上,然而,其他研究报道则认为无效。

(五)不良反应

激光治疗血管异常的并发症在文献中很少报道。在中国,一项针对 100 例患者的回顾性研究发现,激光治疗的并发症约为14％,其中最常见的是色素沉着[27]。这说明,不同皮肤类型的并发症发生率是不同的。总的来说,最常见的并发症包括红斑、水肿、色素沉着、水疱和结痂[66,67]。视网膜损伤是激光治疗的罕见并发症,因此,在激光治疗期间必须使用护目镜或眼罩。所有在眶周接受激光治疗的患者都应在术前戴角膜防护罩。激光治疗过程中使用冰、冷冻剂喷雾或低温空气冷却等多种冷却方式,能够减少水疱及结痂等由高热量导致的并发症。

四、血管适应证的激光治疗:成人

激光治疗成人血管瘤及血管畸形的原则与儿童相似。治疗差异主要包括麻醉方式及治疗频次的不同,成人的治疗一般无须浸润或全身麻醉,这样可以增加治疗频率,从而获得更好的治疗效果。此外,与儿童不同,血管激光应用于成人的适应证主要是后天获得性血管疾病或美容目的,常用治疗设备见表2.1,表中大部分使用的设备均是血管特异性激光。强脉冲光(IPL)是一种常用的用于成人血管性疾病的治疗设备,将在第9章详细讨论。

(一)成人血管性激光的应用

常见成人血管性激光治疗适应证见表 2.5。

1. 成熟期鲜红斑痣　毫无疑问,鲜红斑痣的治疗越早越好[17-19],但很多人在儿童或青春期无激光治疗的条件,直到成年才首次采用激光治疗。此外,部分 PWS 患者即使在年轻时进行过激光治疗,成年阶段仍存在复发的可能。

表 2.5　成人血管性激光治疗适应证

成熟期鲜红斑痣	腿部毛细血管扩张症
面部毛细血管扩张及红斑	皮肤异色症
草莓状血管瘤	血管角皮瘤
疣	蜘蛛痣/血管瘤
静脉湖	增生性瘢痕
血管纤维瘤	部分炎症性皮肤病,如面部肉芽肿、银屑病

成熟期 PWS 皮损颜色较深,较儿童需要更多的治疗次数。新的疗法如西罗莫司或光动力治疗可用于成人顽固性 PWS[64-67]。

65％的 PWS 患者在 50 岁时皮损可出现增厚和结节[26,28],治疗包括长波长激光(Nd:YAG;1064)或剥脱性激光如二氧化碳激光(图 2.16 和图 2.17)。

2. 面部毛细血管扩张和红斑　红斑毛细血管扩张型玫瑰痤疮(erythemotelangiec-tatic rosacea,ETR)是血管性激光在成人中最常见的适应证。无潮红或炎症因素、单纯的面部毛细血管扩张型玫瑰痤疮也常常采用血管性激光或 IPL 治疗。PDL 通常被认为是 ETR 治疗的首选激光(图 2.18 和图2.19)。其他如 KTP 激光,针对面部和鼻周毛细血管扩张有效(图 2.20)。Nd:YAG 激光对顽固性鼻周和鼻腔内毛细血管效果较好,但该波长激光可能产生较高的瘢痕风险,应谨慎使用,仅应由经验丰富的激光医师操作。

PDL 和 IPL 对面部弥漫性红斑和毛细血管扩张的对比研究结果尚不明确[69,70]。因此,选择哪种激光主要取决于医院具备的设备和操作者经验。

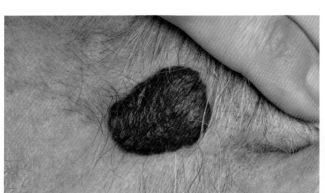
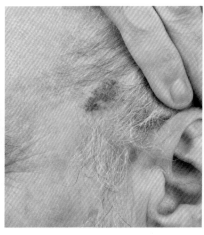

图 2.16　增生型成熟期鲜红斑痣

使用剥脱性二氧化碳激光治疗,能量 18 W,6mm 光斑,10 600nm,连续波扫描。

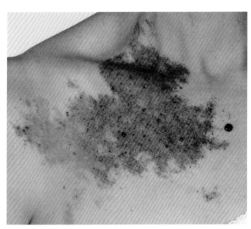
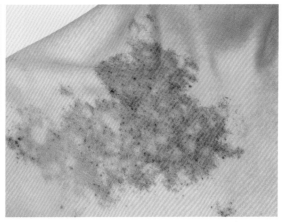

图 2.17　上胸部鲜红斑痣伴血管性丘疹与结节,CO_2 激光治疗后改善

尽管一些患者感觉潮红症状有所改善,但激光和基于光的设备通常不能有效治疗玫瑰痤疮相关的潮红。此外,炎症性玫瑰痤疮甚至会因激光治疗而加重,因此,对于存在炎症和 ETR 症状的患者,必须给予足够疗程的外用药或系统用药治疗。目前还未发现口服四环素与激光或 IPL 同时使用会产生光毒性的问题[71]。作者的标准治疗方案是在开始激光治疗前,口服四环素类如赖甲环素

治疗丘疹脓疱性玫瑰痤疮。在最近的一项研究中发现,1.0%羟甲唑啉乳膏(一类 α 肾上腺素能激动药)联合 PDL 治疗 ETR 有效且安全[72]。

除了玫瑰痤疮,面部毛细血管扩张也可能是光老化和遗传性出血性毛细血管扩张、硬皮病和放疗后的表现(图 2.21)。这类毛细血管扩张用血管性激光或 IPL 治疗效果也很好。

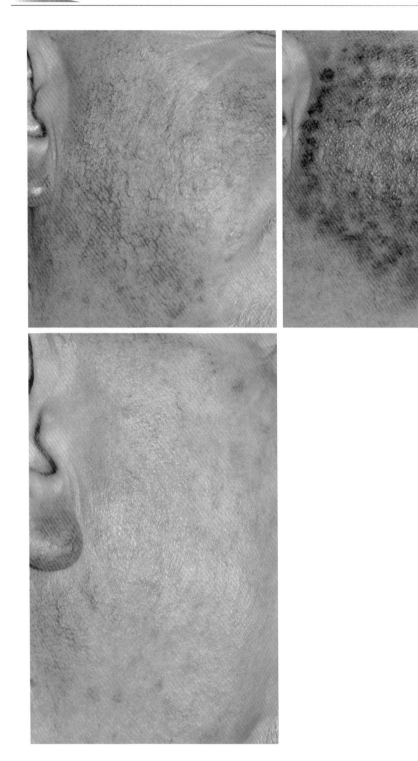

图 2.18　红斑毛细血管扩张型玫瑰痤疮 PDL 治疗术前与治疗后

5.5～6.5 J/cm²，10 mm 光斑，脉宽 1.5 ms，DCD 冷却 30∶20。注意：治疗后立即出现的强烈紫癜反应。

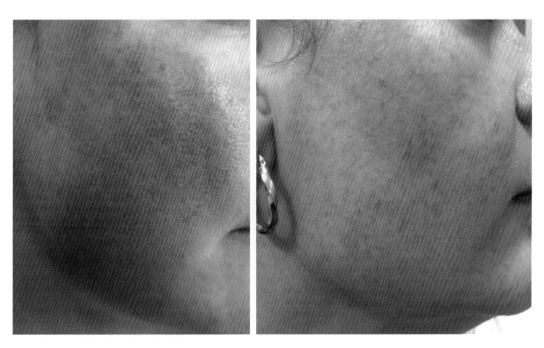

图 2.19 PDL 治疗继发于玫瑰痤疮的弥漫性红斑,5 次治疗的前后对比照片

6～7.5 J/cm², 10 mm 光斑,脉宽 1.5ms,DCD 冷却 30:20。该案例也可以选择 IPL 治疗。

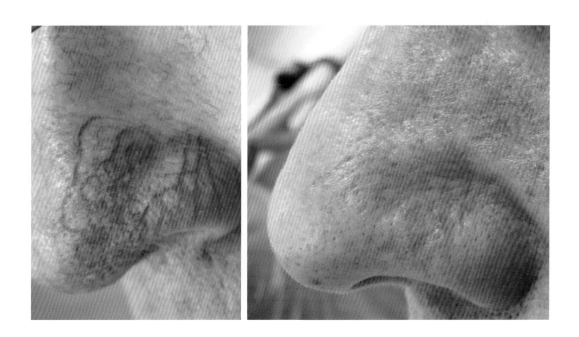

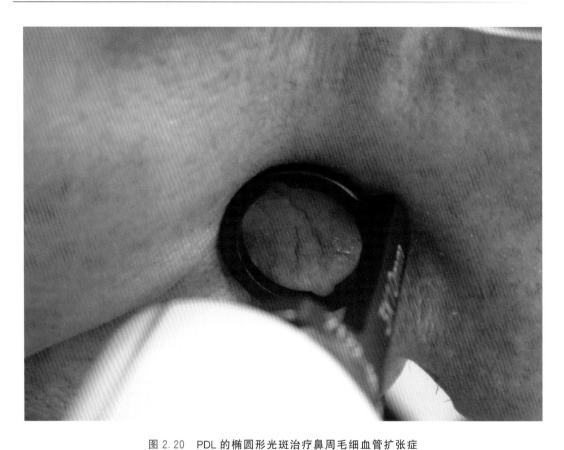

图 2.20 PDL 的椭圆形光斑治疗鼻周毛细血管扩张症

595 nm,13mm×10mm 光斑,40 ms,15 J/cm^2,DCD 冷却 30:20。此型血管扩张也可以用 KTP 激光治疗。

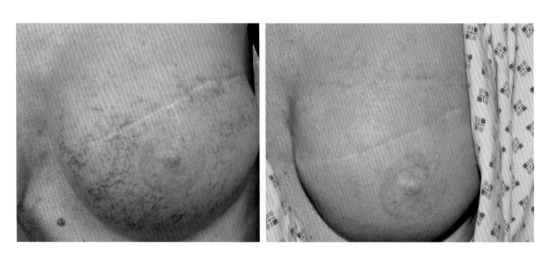

图 2.21 放疗后毛细血管扩张经过 4 次 PDL 治疗后明显改善

6 J/cm^2,10 mm 光斑,1.5 ms,DCD 冷却 30:20。

对于大部分寻求 PDL 治疗 ERT 的患者,PDL 的紫癜反应是一大困扰。非紫癜性参数设置可以通过增加脉宽来实现,但在临床实践中,结果常常不令人满意。根据笔者经验,需要两次以上的有紫癜反应的激光治疗,才能达到较好疗效,而不出现紫癜反应的激光治疗性价比低。

3. 腿部毛细血管扩张　＜4 mm 的细小网状下肢静脉应尽可能采用硬化疗法,使用的硬化剂主要包括乙氧基硬脂醇、高渗盐水或聚多卡醇。激光治疗适用于对针恐惧、对某些硬化剂过敏和血管＜3 mm 的患者。

由于血管深度和直径不同,使得激光治疗此类静脉的最终结果难以预测。

治疗腿部小静脉最常用的激光包括长脉宽 1064 nm Nd：YAG 和 800～983nm 半导体激光[73,74]。其他激光如 KTP、PDL 可以有效治疗＜1 mm 的垫状毛细血管扩张和原发性毛细血管扩张(图 2.22)。目前已对激光与硬化剂或射频联合治疗,以及吲哚菁绿增强激光治疗等方面进行了研究,但在临床实践中尚未被普遍应用[75]。

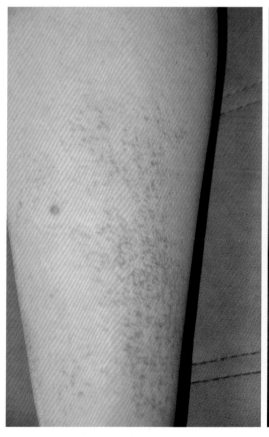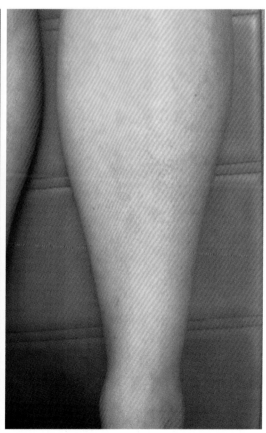

图 2.22　小腿原发性毛细血管扩张,PDL 3 次治疗前后对比照片

5～6 J/cm^2,10 mm,1.5 ms,DCD 冷却 30：20。

4. 樱桃状血管瘤（Campbell de Morgan斑）、血管角皮瘤，获得性血管瘤和血管纤维瘤　PDL 或 Nd:YAG 激光对治疗躯干和四肢的小血管瘤效果显著。其他血管激光设备治疗这些病变也有效（图 2.23）。其他类似的血管病变，如小的获得性血管瘤（图2.24）、小的化脓性肉芽肿、躯干（图 2.25）和阴囊部血管角皮瘤（图 2.26）也非常适合用血管激光治疗。

直到最近，PDL 仍是伴有面部血管纤维瘤的结节性硬化症患者的主要治疗方法。但已逐渐被外用西罗莫司所取代。

5. 疣　PDL 和长脉宽 Nd:YAG 激光在治疗皮肤疣方面均被证明有效[76,77]。PDL在这两种激光中更常用于治疗跖疣（图2.27）。激光治疗疣的作用机制尚不完全清楚，但激光穿透深度的限制提示，可能并不是通过选择性光热作用原理发挥作用。尚缺乏

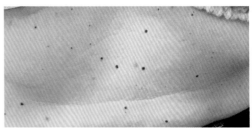
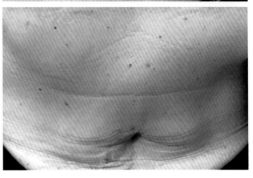

图 2.23　腹部樱桃状血管瘤 PDL 治疗 1 次效果

595 nm, 3 mm 光斑, 25 J/cm², 3 ms, DCD 冷却 30:20。

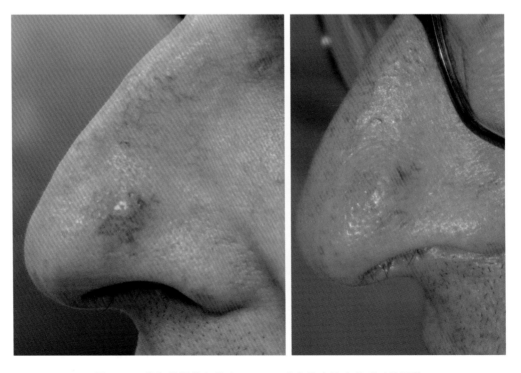

图 2.24　鼻部获得性血管瘤 Nd:YAG 激光单次治疗前后对比照片

病灶较厚时选用 Nd:YAG 激光。1064 nm, 3 mm 光斑, 220 J/cm², 20 ms。风冷 7 级。

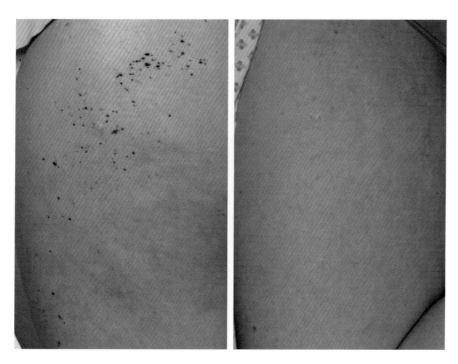

图 2.25　与 Fabry 病相关的躯干血管角皮瘤 PDL 3 次治疗后

9 J/cm², 7 mm 光斑, 1.5 ms, DCD 冷却 30∶20。

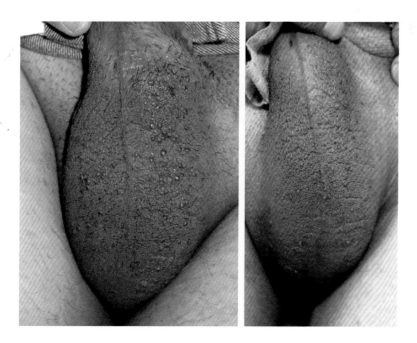

图 2.26　阴囊血管角皮瘤会出血, 也会给美容治疗带来麻烦。本例患者对
　　　　PDL 治疗反应极佳(1 次治疗后的结果)

595 nm, 20 J, 3 ms, 3 mm 光斑, DCD 冷却 30∶20。

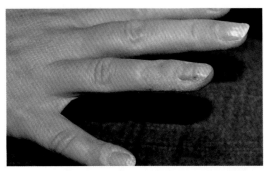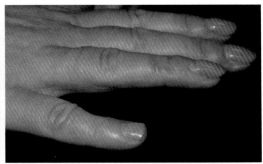

图 2.27　PDL 治疗甲周疣 4 次前后对比

16～19 J/cm²，7 mm，1.5 ms，DCD 关闭。

比较 PDL 与常规治疗（如冷冻疗法）疗效的高质量研究。Nd:YAG 激光治疗肢端疣的疗效与冷冻疗法相似[78]。由于成本低，易操作和易获得，液氮冷冻疗法仍然是免疫力正常患者治疗疣的首选。

6. 静脉湖　在中老年患者的唇黏膜上表现为蓝灰色软结节。PDL 可以治疗较小的皮损，但对较大的、稳定的皮损无效。Nd:YAG 和半导体激光已成功用于静脉湖的治疗[79]。

7. 增生性瘢痕　PDL 治疗手术后瘢痕和已形成的增生性瘢痕有效[80,81]。经 PDL 治疗后，红斑、毛细血管扩张和瘢痕性瘙痒均得到改善（图 2.28）。

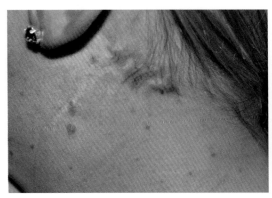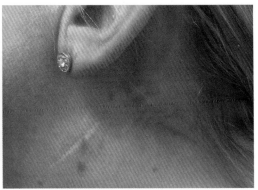

图 2.28　PDL 联合皮损内注射曲安奈德 10 mg/ml 治疗术后增生性瘢痕

9 J/cm²，7 mm，1.5 ms，DCD 30:20。

激光治疗瘢痕疙瘩的作用仍在研究中。PDL 可有效减轻瘢痕红斑，改善瘢痕引起的瘙痒。PDL 结合局部应用皮质类固醇是治疗新鲜瘢痕及瘢痕疙瘩的有效方法[82]。

（二）血管激光在炎症性皮肤病中的作用

PDL 可有效治疗某些炎症性皮肤病，如银屑病和痤疮[83]。PDL 对这些疾病的疗效可能是由于其抗血管形成和光动力作用。另一些 PDL 治疗有效但未被确定为首选治疗的还包括以下疾病。

 1. 环状肉芽肿；

 2. 面部肉芽肿；

 3. 红斑狼疮；

 4. 结节病；

 5. Jessner 淋巴细胞浸润(图 2.29)；

 6. 网状红斑性黏蛋白沉积症；

 7. 硬化萎缩性苔藓。

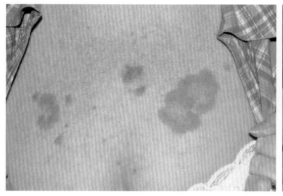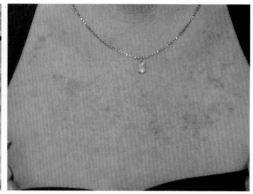

图 2.29　局部治疗抵抗的 Jessner 淋巴细胞浸润经 PDL 治疗 6 次后

$8\sim9.5~\mathrm{J/cm^2}$,1.5 ms,7 mm 光斑,DCD 30:20。

(三)血管性激光并发症

激光治疗血管异常引起的并发症是罕见的。如果使用得当,PDL 是一种相对安全的激光。血管激光治疗后最常见的并发症有红斑、水肿、暂时性色素沉着、水疱和结痂[84,85]。罕见的并发症包括视网膜损伤和瘢痕。在进行眶周激光治疗前,患者应做适当的角膜保护(图 2.30)。PDL 治疗后出现瘢痕的情况较罕见,但在 KTP 或 Nd:YAG 激光治疗后可出现。

由血管激光治疗引起的并发症,最常见的原因是表皮冷却不足或治疗能量过高(图 2.31)。

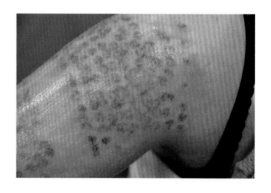

图 2.31　超高能量密度 PDL 治疗导致皮肤呈灰白色,治疗的终点反应是紫癜

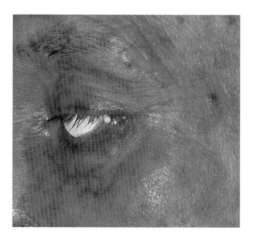

图 2.30　在眶周 PDL 治疗前,在原位植入黄色眼盾

五、案例分析

例 1　面部蜘蛛痣:1 例 4 岁女孩的左面颊有一明显的蜘蛛痣。外涂局麻乳膏后,采

用 PDL Perfecta 595nm 激光分别在不同时间进行 2 次治疗。第 1 次治疗激光参数为 7.5 J/cm^2,脉宽 0.45 ms,10 mm 光斑,DCD 冷却 30/20。第 2 次治疗的激光参数为 PDL

Perfecta 595 nm,9.0 J/cm^2,脉宽 1.5 ms,10 mm 光斑,DCD 冷却 30/20。经过 2 次治疗,皮损完全消失。见下图。

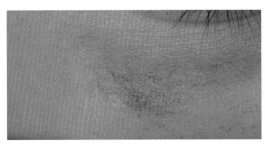

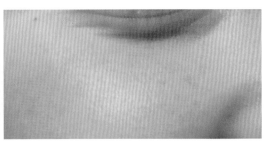

例 2 淋巴管畸形:1 例 7 岁女孩表现为左大腿和膝盖处慢性淋巴管畸形,同时伴有慢性结痂和淋巴血管囊泡。前 6 次激光治疗使用的是 PDL 585nm 和 Nd:YAG 1064nm 结合的 Cynergy 激光。激光参数逐渐调整,585nm PDL 能量达到 10.0 J/cm^2,Nd:YAG

能量达到 60 J/cm^2,联合发射模式 3,光斑 10 mm,冷却系统 cryo 4 级。接下来的 4 次治疗首先采用 Cynergy 激光治疗 3 遍,5 min 后用 PDL Perfecta 595nm 激光进行第 2 遍治疗,参数为 9.0 J/cm^2、脉宽 1.5 ms、光斑 10 mm 和 DCD 冷却 30/20。见下图。

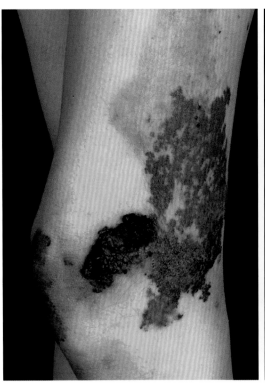

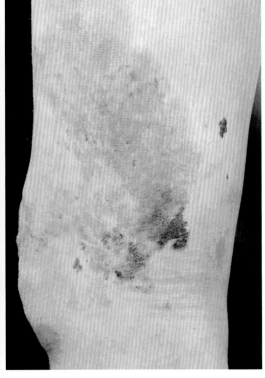

例 3 匐行性穿通性弹力纤维病:1 例 15 岁男性患匐行性穿通性弹力纤维病,冷冻疗法、外用维 A 酸和 10% 尿素乳膏治疗无效。采用 PDL 585 nm,7 mm 光斑治疗 8 次,8~15 J/cm²,0.45~1.5 ms 和低温喷雾冷却系统。疗效较好,多年后随访,皮损未复发。见下图。

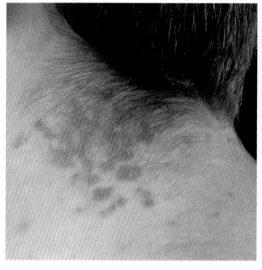

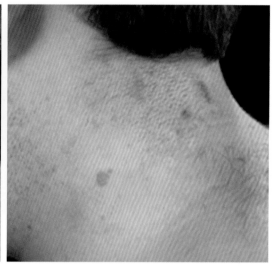

例 4 血管瘤残留:1 例 10 岁男孩右颧骨区有一处血管瘤残留,接受了一次 PDL 595 nm 激光治疗。10 mm 光斑,8.5 J/cm²,脉宽 0.45 ms 和 DCD 冷却 30/20,23 个脉冲。其后叠加照射 17 个脉冲,作用于微静脉,采用 10 mm 光斑,12.0 J/cm²,脉宽 1.5 ms,DCD 30/20 冷却。见下图。

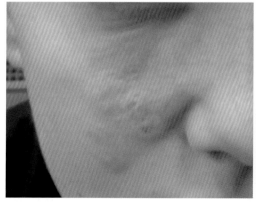

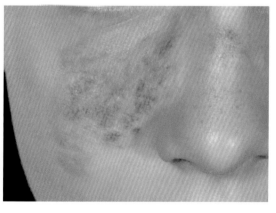

例 5 化学灼伤后红斑:1 例 35 岁男子左侧面颊化学灼伤后红斑,PDL 治疗 5 次,每 8 周 1 次。8.5~9.25 J/cm²,7 mm,1.5 ms,DCD 30:20。见下图。

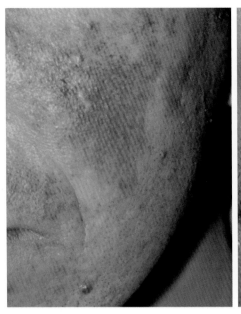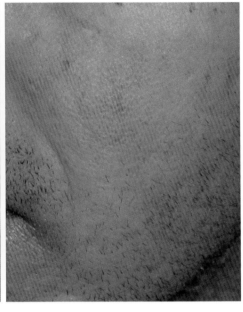

例 6 某些血管病变对 PDL 治疗非常敏感而有效：1 例女孩被诊断为大腿匍行性血管瘤，经 3 次 PDL 治疗，每 8 周 1 次，血管畸形完全清除。6～6.5 J/cm²，10 mm 光斑，1.5 ms，DCD 30:20。见下图。

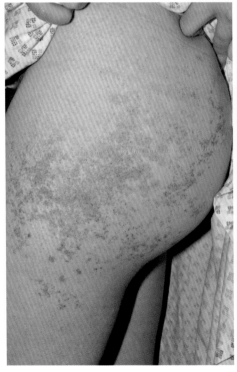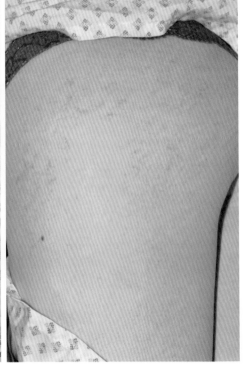

（夏志宽 **译**，杨蓉娅 **审校**）

参 考 文 献

[1] Patil UA,Dhami LD. Overview of lasers. Indian J Plast Surg [Internet]. 2008 Oct;41(Suppl):S101-13.

[2] Farkas JP,Hoopman JE,Kenkel JM. Five parameters you must understand to master control of your laser/light-based devices. Aesthetic Surg J. 2013 Sep;33(7):1059-64.

[3] Yadav RK. Definitions in laser technology. J Cutan Aesthet Surg [Internet]. 2009 Jan;2(1):45-6.

[4] Das A,Sarda A,De A. Cooling devices in Laser therapy. J Cutan Aesthet Surg [Internet]. 2016;9(4):215-9.

[5] Šulc J,Jelínková H. 5-Solid-state lasers for medical applications. In:Jelinková HBT-L for MA,editor. Woodhead publishing series in electronic and optical materials [Internet]. Cambridge:Woodhead Publishing;2013. pp. 127-76.

[6] Goldman MP,Guex J-J,Weiss RA Chapter 13-Treatment of leg telangiectases with laser and highintensity pulsed light. Edinburgh:W. B. Saunders;5 2011. p. 336-368.

[7] Wall TL. Current concepts:laser treatment of adult vascular lesions. Semin Plast Surg [Internet]. 2007 Aug;21(3):147-58.

[8] Chiang YZ,Al-Niaimi F,Madan V. Comparative efficacy and patient preference of topical Anaesthetics in dermatological Laser treatments and skin microneedling. J Cutan Aesthet Surg [Internet]. 2015;8(3):143-6.

[9] Tollan CJ,MacLaren W,Mackay IR. Topical anaesthetic effects on skin vasculature with potential implications for laser treatment. Lasers Med Sci. 2016 May;31(4):611-7.

[10] Ashinoff R,Geronemus RG. Effect of the topical anesthetic EMLA on the efficacy of pulsed dye laser treatment of port-wine stains. J Dermatol Surg Oncol [Internet]. 1990 Nov 1;16(11):1008-11.

[11] Jacobs AH,Walton RG. The incidence of birthmarks in the neonate. Pediatrics. 1976 Aug;58(2):218-22.

[12] Infantile hemangioma:epidemiology update. J Am Acad Dermatol [Internet]. 2013;68(4,Supplement 1):AB95.

[13] Hagen SL,Grey KR,Korta DZ,Kelly KM. Quality of life in adults with facial port-wine stains. J Am Acad Dermatol [Internet]. 2016/12/09. 2017 Apr;76(4):695-702.

[14] Hein KD,Mulliken JB,Kozakewich HPW,Upton J,Burrows PE. Venous malformations of skeletal muscle. Plast Reconstr Surg. 2002 Dec;110(7):1625-35.

[15] Kulungowski AM,Fishman SJ. Chapter 125-Vascular anomalies. In:Coran AGBT-PS. 7th ed. Philadelphia:Mosby;2012. p. 1613-30.

[16] Saxena M,Tope WD. Response of elastosis perforans serpiginosa to pulsed CO_2, Er:YAG,and Dye Lasers. Dermatologic Surg [Internet]. 2003;29(6):677-8.

[17] Finley JL,Noe JM,Arndt KA,Rosen S. Port-wine stains:morphologic variations and developmental lesions. JAMA Dermatol [Internet]. 1984 Nov 1;120(11):1453-5.

[18] van der Horst CMAM,de Borgie CAJM,Knopper JL,Bossuyt PMM. Psychosocial adjustment of children and adults with port wine stains. Br J Plast Surg [Internet] 1997;50(6):463-7.

[19] Troilius A,Wrangsjo B,Ljunggren B. Potential psychological benefits from early treatment of port-wine stains in children. Br J Dermatol. 1998 Jul;139(1):59-65.

[20] Eubanks LE,McBurney EI. Videomicroscopy of port-wine stains:correlation of location and depth of lesion. J Am Acad Dermatol [Internet]. 2001 Jun 1;44(6):948-51.

[21] Kwiek B,Rożalski M,Sieczych J,Paluch Ł,Kowalewski C,Ambroziak M. Predictive value of dermoscopy for the treatment of port-wine stains with large spot 532 nm laser. Lasers Surg Med [Internet]. 2019 Sep 1;51(7):569-83.

[22] Vázquez-López F,Coto-Segura P,Fueyo-Casado A,Pérez-Oliva N. Dermoscopy of port-wine stains. Arch Dermatol [Internet]. 2007 Jul 1;143(7):962.

［23］ Baghad B，Chiheb S，Benchikhi H. Port wine stains and pulsed dye laser：study of prognostic factors in 74 Moroccan patients. Pan Afr Med J. 2016；25；218.

［24］ Fu Z，Huang J，Xiang Y，Huang J，Tang Z，Chen J，Nelson JS，Tan W，Lu J. Characterization of laserresistant port wine stain blood vessels using in vivo reflectance confocal microscopy. Lasers Surg Med［Internet］. 2019 Dec 1；51（10）；841-9.

［25］ Shi W，Wang J，Lin Y，Geng J，Wang H，Gong Y，Liu H，Zhang F. Treatment of port wine stains with pulsed dye laser：a retrospective study of 848 cases in Shandong Province，People's republic of China. Drug Des Devel Ther. 2014 Dec；8；2531-8.

［26］ Geronemus RG，Ashinoff R. The medical necessity of evaluation and treatment of portwine stains. J Dermatol Surg Oncol. 1991 Jan；17（1）；76-9.

［27］ Ho WS，Chan HH，Ying SY，Chan PC. Laser treatment of congenital facial port-wine stains：long-term efficacy and complication in Chinese patients. Lasers Surg Med. 2002；30（1）；44-7.

［28］ Laube S，Taibjee S，Lanigan SW. Treatment of resistant port wine stains with the V beam pulsed dye laser. Lasers Surg Med. 2003；33（5）；282-7.

［29］ Mahendran R，Sheehan-Dare RA. Survey of the practices of laser users in the UK in the treatment of port wine stains. J Dermatolog Treat. 2004 Apr；15（2）；112-7.

［30］ Tomson N，Lim SPR，Abdullah A，Lanigan SW. The treatment of port-wine stains with the pulsed-dye laser at 2-week and 6-week intervals：a comparative study. Br J Dermatol. 2006 Apr；154（4）；676-9.

［31］ Yu W，Zhu J，Changc S-J，Chen H，Jin Y，Yang X，Wang T，Chang L，Chen Y，Ma G，Lin X. Shorter treatment intervals of east Asians with port-wine stain with Pulsed Dye Laser are safe and effective-A prospective side-by-side comparison. Photomed Laser Surg. 2018 Jan；36（1）；37-43.

［32］ Beattie M，Widdowson D，Anderson W. Pulsed dye laser treatment of paediatric port wine stains—variation of practice in the UK（NHS）. Lasers med Sci［Internet］. 2016；31（3）；597.

［33］ Quirke TE，Rauscher G，Heath LL. Laser treatment of leg and facial telangiectasia. Aesthetic Surg J［Internet］. 2000 Nov 1；20（6）；465-70.

［34］ Geronemus RG. Treatment of spider telangiectases in children using the flashlamp-pumped pulsed dye laser. Pediatr Dermatol［Internet］. 1991 Mar 1；8（1）；61-3.

［35］ Halachmi S，Israeli H，Ben-Amitai D，Lapidoth M. Treatment of the skin manifestations of hereditary hemorrhagic telangiectasia with pulsed dye laser. Lasers Med Sci. 2014 Jan；29（1）；321-4.

［36］ Schirra A，Schäkel K. Mat-like telangiectases. JDDG J der Dtsch Dermatologischen Gesellschaft［Internet］. 2018 Jan 1；16（1）；92-4.

［37］ Orme CM，Boyden LM，Choate KA，Antaya RJ，King BA. Capillary malformation--arteriovenous malformation syndrome：review of the literature，proposed diagnostic criteria，and recommendations for management. Pediatr Dermatol. 2013；30（4）；409-15.

［38］ Ponnurangam VN，Paramasivam V. Cutis marmorata telangiectatica congenita. Indian Dermatol Online J［Internet］. 2014 Jan；5（1）；80-2.

［39］ Cox JA，Bartlett E，Lee EI. Vascular malformations：a review. Semin Plast Surg［Internet］. 2014 May；28（2）；58-63.

［40］ Karadag AS，Ozlu E，Özkanlı S，Uzuncakmak TK，Akdeniz N. Two cases of lymphangioma circumscriptum successfully treated with pulsed dye laser and cryotherapy. Indian Dermatol Online J［Internet］. 2015；6（4）；291-3.

［41］ Lai C-H，Hanson SG，Mallory SB. Lymphangioma circumscriptum treated with pulsed dye laser. Pediatr Dermatol［Internet］. 2001 Nov 1；18（6）；509-10.

［42］ Boccara O，Ariche-Maman S，Hadj-Rabia S，et al. Verrucous hemangioma（also known as verrucous venous malformation）：a vascular anomaly frequently misdiagnosed as a lymphatic malformation. Pediatr Dermatol［Internet］. 2018 Nov 1；35（6）；e378-81.

［43］ Laun K，Laun J，Smith D. Verrucous hemangioma. Eplasty［Internet］. 2019 Jan 7；19；ic1.

［44］ Madan V，August PJ，Ferguson JE. Pulsed-dye

laser treatment of angioma serpiginosum. Clin Exp Dermatol. 2009 Jul;34(5):e186-8.

[45] Long CC,Lanigan SW. Treatment of angioma serpiginosum using a pulsed tunable dye laser. Br J Dermatol. 1997 Apr;136(4):631-2.

[46] Munden A,Butschek R,Tom WL,et al. Prospective study of infantile haemangiomas:incidence,clinical characteristics and association with placental anomalies. Br J Dermatol [Internet]. 2014 Apr;170(4):907-13.

[47] Cordisco MR. Hemangiomas of infancy:epidemiology BT-hemangiomas and vascular malformations:an atlas of diagnosis and treatment. In:Mattassi R,loose DA,Vaghi M,editors. Milano:Springer Milan;2009. pp. 17-21.

[48] Zheng JW,Zhang L,Zhou Q,Mai HM,Wang YA,Fan XD,Qin ZP,Wang XK,Zhao YF. A practical guide to treatment of infantile hemangiomas of the head and neck. Int J Clin Exp Med [Internet]. 2013 Oct 25;6(10):851-60.

[49] Drolet BA,Frommelt PC,Chamlin SL, et al. Initiation and use of propranolol for infantile hemangioma: report of a consensus conference. Pediatrics. 2013 Jan;131(1):128-40.

[50] Reddy KK,Blei F,Brauer JA,Waner M,Anolik R,Bernstein L,Brightman L,Hale E,Karen J, Weiss E, Geronemus RG. Retrospective study of the treatment of infantile hemangiomas using a combination of propranolol and pulsed dye laser. Dermatol Surg. 2013 Jun;39(6):923-33.

[51] Lacour M,Syed S,Linward J,Harper JI. Role of the pulsed dye laser in the management of ulcerated capillary haemangiomas. Arch Dis Child [Internet]. 1996 Feb;74(2):161-3.

[52] Morelli JG,Tan OT,Weston WL. Treatment of ulcerated hemangiomas with the pulsed tunable dye laser. Am J Dis Child. 1991 Sep;145(9):1062-4.

[53] David LR,Malek MM,Argenta LC. Efficacy of pulse dye laser therapy for the treatment of ulcerated haemangiomas:a review of 78 patients. Br J Plast Surg [Internet]. 2003;56(4):317-27.

[54] Wirth FA,Lowitt MH. Diagnosis and treatment of cutaneous vascular lesions. Am Fam Physician. 1998 Feb;57(4):765-73.

[55] Cerrati EW,O TM,Chung H,Waner M. Diode laser for the treatment of telangiectases following hemangioma involution. Otolaryngol Head Neck Surg. 2015 Feb;152(2):239-43.

[56] Rai S,Kaur M,Bhatnagar P. Laser:a powerful tool for treatment of pyogenic granuloma. J Cutan Aesthet Surg [Internet]. 2011 May;4(2):144-7.

[57] Tay Y-K,Weston WL,Morelli JG. Treatment of pyogenic granuloma in children with the flashlamp-pumped pulsed dye laser. Pediatrics [Internet]. 1997 Mar 1;99(3):368LP-370.

[58] The Birthmark Unit GOSH. Congenital haemangioma [Internet]. 2018 [Cited 2019 Oct 2].

[59] de Sa KC,Martins MG,da Costa CA,Barbosa JLV,da Rosa Righi R. A mapping study on Mobile games for patients of chronic diseases. J Med Syst. 2017 Sep;41(9):138.

[60] Mahendran R,White SI,Clark AH,Sheehan-Dare RA. Response of childhood tufted angioma to the pulsed-dye laser. J Am Acad Dermatol. 2002 Oct;47(4):620-2.

[61] Georgesco G,Lorette G. Cutis marmorata telangiectatica congenita. Presse Med. 2010 Apr;39(4):495-8.

[62] van Raath MI,Bambach CA,Dijksman LM,Wolkerstorfer A,Heger M. Prospective analysis of the port-wine stain patient population in the Netherlands in light of novel treatment modalities. J Cosmet Laser Ther [Internet]. 2018 Feb 17;20(2):77-84.

[63] Ortiz AE,Nelson JS. Port-wine stain laser treatments and novel approaches. Facial Plast Surg. 2012 Dec;28(6):611-20.

[64] Savas JA,Ledon JA,Franca K,Chacon A,Nouri K. Pulsed dye laser-resistant port-wine stains:mechanisms of resistance and implications for treatment. Br J Dermatol. 2013 May;168(5):941-53.

[65] Griffin TDJ,Foshee JP,Finney R,Saedi N. Port wine stain treated with a combination of pulsed dye laser and topical rapamycin ointment. Lasers Surg Med. 2016 Feb;48(2):193-6.

[66] Lipner SR. Topical adjuncts to Pulsed Dye Laser for treatment of port wine Stains:review of the literature. Dermatol Surg. 2018;44(6):

796-802.

[67] Zhao Y，Tu P，Zhou G，et al. Hemoporfin photodynamic therapy for port-wine stain：a randomized controlled trial. PLoS One. 2016 26；11(5)：e0156219.

[68] van Drooge AM，Beek JF，van der Veen JP，et al. Hypertrophy in port-wine stains：prevalence and patient characteristics in a large patient cohort. J Am Acad Dermatol. 2012；67（6）：1214-9.

[69] Neuhaus IM，Zane LT，Tope WD. Comparative efficacy of nonpurpuragenic pulsed dye laser and intense pulsed light for erythematotelangiectatic rosacea. Dermatol Surg. 2009；35（6）：920-8.

[70] Tanghetti EA. Split-face randomized treatment of facial telangiectasia comparing pulsed dye laser and an intense pulsed light handpiece. Lasers Surg Med. 2012 Feb；44(2)：97-102.

[71] Schilling LM，Halvorson CR，Weiss RA，et al. Safety of combination Laser or intense Pulsed light therapies and doxycycline for the treatment of Rosacea. Dermatol Surg. 2019；45(11)：1401-5.

[72] Suggs AK，Macri A，Richmond H，Munavalli G，Friedman PM. Treatment of erythemato-telangiectatic rosacea with pulsed-dye laser and oxymetazoline 1. 0% cream：a retrospective study. Lasers Surg Med. 2019 Nov 10.

[73] Klein A，Buschmann M，Babilas P，Landthaler M，Bäumler W. Indocyanine green-augmented diode laser therapy vs. long-pulsed Nd：YAG (1064 nm) laser treatment of telangiectatic leg veins：a randomized controlled trial. Br J Dermatol. 2013；169(2)：365-73.

[74] Parlar B，Blazek C，Cazzaniga S，Naldi L，et al. Treatment of lower extremity telangiectasias in women by foam sclerotherapy vs. Nd：YAG laser：a prospec-tive，comparative，randomized，open-label trial. J Eur Acad Dermatol Venereol. 2015 Mar；29(3)：549-54.

[75] Meesters AA，Pitassi LH，Campos V，Wolkerstorfer A，Dierickx CC. Transcutaneous laser treatment of leg veins. Lasers Med Sci. 2014 Mar；29(2)：481-92.

[76] Hsu VM，Aldahan AS，Tsatalis JP，et al. Efficacy of Nd：YAG laser therapy for the treatment of verrucae：a literature review. Lasers Med Sci. 2017 Jul；32(5)：1207-11.

[77] Veitch D，Kravvas G，Al-Niaimi F. Pulsed Dye Laser therapy in the treatment of warts：a review of the literature. Dermatol Surg. 2017 Apr；43(4)：485-93.

[78] Gheisari M，Iranmanesh B，Nobari NN，Amani M. Comparison of long-pulsed Nd：YAG laser with cryotherapy in treatment of acral warts. Lasers Med Sci. 2019 Mar；34(2)：397-403.

[79] Mlacker S，Shah VV，Aldahan AS，et al. Laser and light-based treatments of venous lakes：a literature review. Lasers Med Sci. 2016；31(7)：1511-9.

[80] Vazquez-Martinez O，Eichelmann K，GarciaMelendez M，et al. Pulsed Dye Laser for early treatment of scars after dermatological surgery. J Drugs Dermatol. 2015 Nov；14(11)：1209-12.

[81] Manuskiatti W，Wanitphakdeedecha R，Fitzpatrick RE. Effect of pulse width of a 595-nm flashlamp-pumped pulsed dye laser on the treatment response of keloidal and hypertrophic sternotomy scars. Dermatol Surg. 2007 Feb；33(2)：152-61.

[82] Stephanides S，Rai S，August P，Ferguson J，Madan V. Treatment of refractory keloids with pulsed dye laser alone and with rotational pulsed dye laser and intralesional corticosteroids：a retrospective case series. Laser Ther. 2011；20(4)：279-86.

[83] Erceg A，de Jong EM，van de Kerkhof PC，Seyger MM. The efficacy of pulsed dye laser treatment for inflammatory skin diseases：a systematic review. J Am Acad Dermatol. 2013 Oct；69(4)：609-15.

[84] Brightman LA，Geronemus RG，Reddy KK. Laser treatment of port-wine stains. Clin Cosmet Investig Dermatol. 2015 Jan；8：27-33.

[85] Grunebaum LD，Bartlett K. Complications of vascular laser treatment. Aesthetic Dermatol [Internet]. 2014；1：121-42.

第 3 章

色素性病变的激光与光治疗

Sanjeev Aurangabadkar

一、概述

色素性病变在皮肤科诊疗中很常见,给皮肤科医师带来巨大的挑战。虽然一些色素沉着性皮肤病,如炎症后色素沉着(PIH)、黄褐斑等,局部外用药物治疗是最佳治疗方法,但疗效不可预测,且通常不令人满意。而其他色素性疾病如太田痣等则对外用药物无效。

有色皮肤的老化与白种人不同,更容易发生色素改变,如日光性黑子、色素性脂溢性角化病和黑色丘疹性皮病(DPN)。这些病症需要皮肤外科干预,因为局部外用治疗没有效果。

过去的十年见证了技术的进步,更有效更新的激光设备被开发出来,即使是肤色较深的人也有良好的安全性。Q 开关(QS)激光器(Q 开关=能量开关),在超短时间内(5~100 ns)产生非常高的峰值功率,是治疗色素性皮损/疾病的主要激光。皮秒激光(锁模激光)是该领域的新设备,在治疗色素性疾病方面显示出很大的潜力。

二、历史

1963—1967 年,Goldman 首次使用 694 nm 红宝石激光治疗人类的色素性病变和文身。首先开发的 QS 激光器是红宝石激光,其次是掺钕钇铝石榴石(Nd:YAG)激光和翠绿宝石激光。1987—1991 年,Polla 等、Dover 等、Hruza 等的研究表明,QS 激光治疗后,含黑色素的细胞发生了高度选择性的细胞损伤[1-4]。

三、激光基础和设备

黑色素吸收波长范围为 290~1200 nm。波长越长,吸收越少,穿透越深(见图 1.34)。QS 激光器产生纳秒范围的超短脉冲激光,作用于皮肤中的黑色素和墨水颗粒,分别去除或淡化良性色素性病变和文身[1-4]。

穿透 2~3 mm 到真皮层的波长适合作用于更深层的皮肤色素沉着,如太田痣。波长为 1064 nm 的 QS Nd:YAG 激光充分满足这一要求。当光束通过磷酸钛钾(KTP)晶体时,频率增加一倍,波长减半(532 nm)。较短的波长穿透深度较浅,因此对去除表皮色素(如雀斑)更有效。红宝石激光(694 nm)穿透不到 1 mm 的皮肤,用于治疗浅表皮损,如雀斑或咖啡斑(café-au-lait macules,CALM)。然而,由于其对黑色素的高亲和力和色素减退的可能风险,QS 红宝石激光用于深肤色患者时应格外小心。QS 翠绿宝石激光(755 nm)比红宝石激光穿透更深,其波长更长,使它适合去除表皮和真皮色素性皮损和某些文身。

除了 QS 激光,长脉冲(ms)激光,如 810 nm 半导体激光、755 nm 长脉冲翠绿宝石、长脉冲染料（595 nm）激光等也可用于治疗某些色素性病变。强脉冲光（IPL）是多色光源，使用截止滤光片阻断较短波长，从而产生宽谱的 IPL。这些设备使用 530 nm 以上的波长，可以用于治疗浅表的色素性病变，如雀斑、雀斑样痣，但不推荐用于真皮皮损或去除文身[1-4]。

基于点阵式光热分解作用原理（fractional photothermolysis）的剥脱和非剥脱性点阵激光都已用于治疗色素性皮损。它们主要通过微损伤柱（MAC）或微表皮坏死带（MEND）经表皮清除色素。这些激光是非选择性的，意味着它们不是专门针对黑色素的，而是通过气化或凝固组织，从而实现真皮重塑[5]。1927 nm 铥激光也被用于某些色素性病变，如黄褐斑。

其他激光如溴化铜，针对黄褐斑的血管成分显示出初步有希望的结果。皮秒激光脉冲持续时间在 10^{-12}s 之内，是新一代超短脉冲激光，越来越多地用于色素性病变和文身。

四、QS 激光器的作用原理

1. Q 开关或能量开关的定义 Q 开关是一种通过调制腔内损耗从激光器获得高能脉冲的方法（见第 1 章）。它是一种通过调制腔内损耗从激光器中获得高能短脉冲的技术，即所谓的激光谐振腔品质因数 Q（Q factor of the laser resonator）。该技术主要应用于固态激光器产生高能量和高峰值功率的纳秒脉冲。这些巨脉冲作用于皮肤可以观察到见于 Q 开关激光的独特的激光-组织相互作用[7]。

Q 开关激光器的工作原理是选择性光热作用，还会产生额外的光声效应，产生使靶组织爆裂的冲击波[3]。非常高的能量，达到 300MW，在非常短的时间内（5～100ns）释放，将导致快速热扩散。这会产生冲击波，将黑素小体和墨水颗粒等靶组织击碎[4]。碎片被组织巨噬细胞经由淋巴管或局部淋巴结清除。有些碎片可经表皮排出。为了具有选择性，激光的脉冲持续时间应与靶组织的热弛豫时间（TRT）相匹配。表皮的热弛豫时间 TRT 估计为 1～10 ms，文身墨水颗粒的 TRT 估计为 0.1～10 ns，尽管最新的推算显示其热弛豫时间在 10～100 ps。文身墨水颗粒的大小为 10～100 nm，通常位于深达 1.1～2.9 mm 的真皮内。激光组织相互作用产生细胞内气泡和液泡，即刻即有亮白作用。由于光声效应，在术中可听见爆裂声。

虽然 Q 开关激光被认为是色素性病变的"金标准"，亚纳秒激光器（译者注：亚纳秒是指脉宽小于纳秒级别），如皮秒激光已应用于临床。皮秒的脉宽为 10^{-12} s。脉冲宽度减少超过 10 倍，可以更好地靶向作用于 TRT 在亚纳秒范围内的微小的黑素小体和文身墨水颗粒[8]。

市场上有波长为 1064 nm、532 nm、755 nm、585 nm、660 nm 等的纳秒和亚纳秒激光器。

同一台设备不太可能提供这么多波长，但大多数新上市的 QS 激光和皮秒激光提供多种波长。此外，一些新的激光设备可提供纳秒和亚纳秒两种波长的选择。

2. 适应证 激光治疗色素性病变的患者选择是很重要的。根据色素在皮肤中沉积的深度，可以对色素性病变进行分类。伍德（Wood）灯可以帮助测定色素沉积的深度。皮肤镜有助于鉴别良性、恶性病变和癌前病变，也可以提供关于色素性病变形态的有价值的信息。当临床诊断有疑问时，应进行皮肤活检。表 3.1 列出了可以用激光治疗的色素性皮肤病[1-3]。

图 3.1～图 3.7 所示为可激光治疗的部分色素性病变。

3. 禁忌证[10-12] 不是所有的色素性病变都应该用激光治疗。以下列出了相对或绝对的禁忌证。

表 3.1 可应用激光治疗的色素性病变[9]

- 表皮病变:咖啡斑、日光性黑子、斑痣、色素性脂溢性角化病、黑色丘疹性皮病(DPN)
- 真皮病变:太田痣、蓝痣、Hori 痣(获得性双侧太田痣样斑)、后天性皮肤黑变病,如色素性扁平苔藓(LPP)
- 表皮-真皮病变:炎症后色素沉着、眶周色素沉着、口周色素沉着、良性获得性黑色素细胞痣、黄褐斑和贝克痣、里尔黑变病、Civate 皮肤异色病

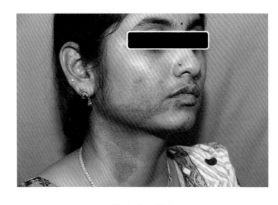

图 3.3 斑痣

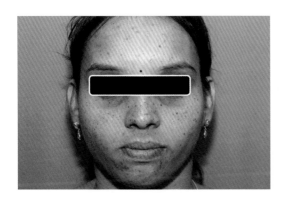

图 3.1 雀斑—面中型

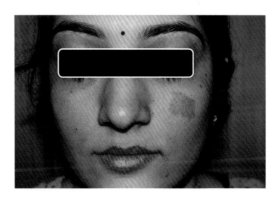

图 3.4 咖啡斑

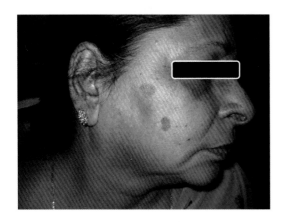

图 3.2 面部日光性黑子

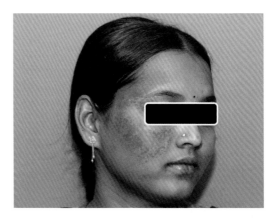

图 3.5 太田痣

(1)绝对禁忌证
- 发育不良痣(有异型性的色素性病变)或黑色素瘤。

- 光化性皮肤病和内科疾病。
- 治疗区活跃的皮肤感染,如唇部疱疹、葡萄球菌感染。

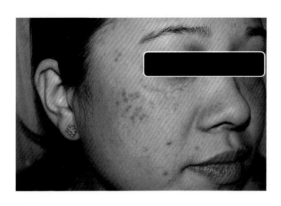

图3.6 Hori痣;获得性双侧太田痣样斑(译者注:Hori痣又称颧部褐青色痣)

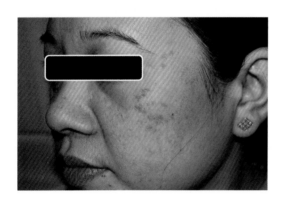

图3.7 Hori痣

- 不稳定的白癜风和银屑病有在治疗区域出现同形反应的风险。
- 妊娠。
- 出血倾向或疾病。

引起光敏性的药物,如用于光动力疗法(PDT)的光敏剂、米诺环素、多西环素、胺碘酮和圣约翰草。(Q开关激光已经成功地用于治疗米诺环素和胺碘酮引起的色素沉着)

(2)相对禁忌证:在下列情况下,必须谨慎使用激光,并应根据每位患者的情况和医师的经验使用。

• 瘢痕疙瘩倾向。

• 6个月内口服过异维A酸(详见下文)。

• 单纯性疱疹史/治疗区内复发风险增加的疱疹史,在术前应认真考虑这种风险。如果医师决定进行激光治疗,应向患者解释手术的风险和益处,并应获得患者的知情同意,且只能在服用了一个疗程阿昔洛韦后进行操作。

• 免疫抑制患者,未得到控制的糖尿病。

五、患者选择与面诊

色素性病变激光治疗的患者选择应基于全面的当前和过去的病史、药物、过敏、既往治疗,以及对先前激光治疗的反应[9]。

为患者提供书面的知情同意书并详细解释,必须拍摄一系列治疗前和治疗后照片[11-13]。

六、术前准备

1. **防晒** 晒黑的皮肤应避免激光治疗。紫外线(UV)照射产生的表皮黑色素可能会干扰激光治疗,增加瘢痕形成、色素减退或色素沉着的风险[9,11,13-16]。为了检查是否晒黑,明智的做法是将潜在治疗部位的颜色与未暴露的皮肤部位(如臀部或腋窝)的颜色进行比较。如果皮肤已经晒黑,治疗应该推迟到肤色恢复后。使用能覆盖UVA的广谱防晒霜至关重要。防晒衣和褪色素乳膏对改善晒黑很有用。深肤色和晒黑的患者术前可使用含氢醌的化合物(2%~4%)或其他皮肤美白剂,以减少炎症后色素沉着的风险[9]。

2. **口服维A酸** 建议口服维A酸治疗的患者在停药6~12个月内不应进行色素性病变和文身的激光治疗,因为瘢痕疙瘩形成的风险增加[11-15]。支持这一建议的证据尚缺乏,特别是对于表皮病变。然而,在治疗最近服用过异维A酸的患者时应谨慎。

3. **光斑测试** 强烈建议做光斑测试,以确定患者的治疗参数,因为皮肤类型和肤色并不总是能够很好地预测治疗反应。这也符合医疗法规。在光斑测试后4~8周对患者进行评估[9,11,13-16]。

4. **保护眼睛** Q开关激光产生超短脉

宽,导致显著的组织飞溅。QS 激光束可引起永久性视网膜损伤和视力丧失[1,2]。预防措施包括防护服、护目镜、面罩和激光警告标记(一般为锥形),每次治疗都应使用。在使用特定激光时,有必要使用光学涂层眼镜或护目镜来保护眼睛。在激光治疗期间,所有在场的人员也必须戴上适当的眼睛保护装置。镜片应能屏蔽使用的波长,镜片的光密度(OD)应至少为 4。治疗眶周病变时,必须使用激光保护眼罩(一般为金属材质)。在眼睑部位治疗时,应放置金属角膜眼罩以保护眼球(表 3.2)。

表 3.2 激光治疗前检查清单

- 正确的适应证
- 面诊
- 排除禁忌证
- 防晒和术前事项

知情和书面同意

术前拍照

光斑测试

- 眼睛保护

5. 麻醉 Q 开关激光治疗通常不需要麻醉。不过,如果需要大面积治疗,应使用局部麻醉药,如 EMLA 或类似药物,应在术前 1～2 h 在遮挡下使用[17,18]。

6. 治疗区域的毛发 最好在激光治疗前剃除毛发或修剪毛发,以防止表皮热损伤。由于毛干中存在黑色素,Q 开关激光可使治疗区域的毛发变白,但由于渗透深度有限,未能达到毛囊隆突,因而对毛发生长没有影响。

七、激光治疗

根据适应证和患者皮肤类型选择合适的激光参数。一般来说,对于肤色较深的人,建议使用保守的参数(更长的波长、更长的脉宽、更低的能量和更大的光斑)。

1. 能量密度 最好从能观察到治疗反应

的最低能量开始。如果反应不理想,可能需要增加能量。如果表皮反应明显,则应降低能量[9,11,12,16,19-22]。使用的能量因设备而异(不同设备之间不可比),需要记住制造商的建议。这可以根据患者情况进一步调整。

2. 光斑大小 对于表皮病变,应选择足以容纳需治疗皮损的光斑大小。在治疗表皮病变时,特别是在肤色较深的患者,重要的是要避免治疗周围无皮损的区域以避免出现色素异常改变。对于真皮病变,应选择在激光照射下立即变白的光斑大小。更大的光斑穿透更深,组织飞溅更少[9-11]。

3. 治疗终点 适当的治疗终点对于确保最佳疗效至关重要。使用 QS 激光,治疗终点是皮损立即变白,如图 3.8 和图 3.9 所示。随后出现红斑和水肿,并在数小时内消退,如图 3.10 和图 3.11 所示。IPL 治疗的终点反应是红斑。高能量可能造成针尖样出血和水疱。

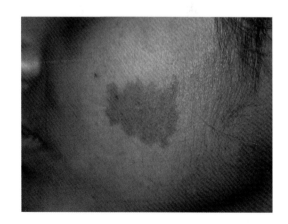

图 3.8 左侧脸颊上的咖啡斑

- 重复频率:大面积治疗时,选择较高频率,即 5～10 Hz。这也取决于从业者的经验。对于较小的散在皮损,2～3 Hz 的频率更易操控[9]。

4. 激光技术 选择正确大小的光斑和能量密度(J/cm^2)后,进行激光治疗时,手具

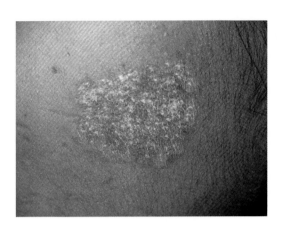

图 3.9 咖啡斑经 532 nm QS Nd:YAG 激光照射后的即刻表现,皮损立即变白

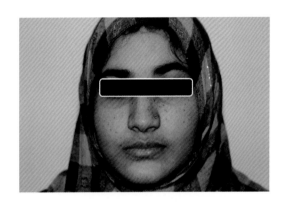

图 3.10 面中部雀斑—激光治疗前

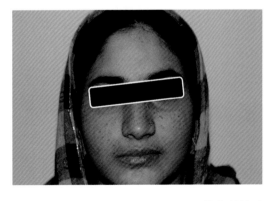

图 3.11 雀斑经 532 nm QS Nd:YAG 激光照射后即刻出现红斑和水肿

应垂直于皮损,整个区域以最小的重叠覆盖(最多 10%)。QS 激光治疗会使皮损立即变白。如果使用非常高的能量和小光斑,可能会出现点状出血。一遍治疗需覆盖整个皮损。当爆破含有黑色素或墨水颗粒的细胞时,每个光斑的照射都会发出爆裂声。激光脉冲应彼此接近,并使重叠最小。在激光脉冲前后使用冰袋或风冷(如 Zimmer)冷却该区域,以避免热量的蓄积,并防止周边组织损伤。

5. 治疗次数 这主要取决于适应证,对于大多数表皮病变,如日光性黑子,1~2 次治疗就足够。真皮皮损则需要 6~10 次,甚至更多的疗程。业余文身可能需要少于 6 次的治疗,而多色的专业文身可能需要超过 20 次的治疗,即使这样也不可能完全清除。

6. 治疗间隔时间 治疗应每隔 6~8 周进行 1 次。治疗太田痣建议间隔 3~6 个月。在治疗间隔期间,巨噬细胞和淋巴细胞会持续清除色素。因此,治疗的最佳间隔时间需要根据个人情况来确定[9,11,12,16,19-22]。

八、色素性病变的治疗

治疗取决于病变的类型,如表皮病变、真皮病变、文身及表皮与真皮混合病变。表 3.3 总结了不同的适应证及其治疗参数。

(一)表皮病变

表皮病变对 QS 激光治疗反应良好。所用波长包括 532 nm QS Nd:YAG,755 nm QS 翠绿宝石,1064 nm QS Nd:YAG。清除大多数皮损平均需要 1~6 次。复发通常出现在几个月至几年后,要建议患者坚持防晒。可以再次使用 QS 激光治疗,没有任何额外的风险。应使用包含表皮皮损在内大小的光斑,治疗一遍(重叠最小)。QS 532 nm 激光在深色皮肤类型中使用时要小心,推荐进行光斑测试。

1. 咖啡斑(CALM) 浅至棕褐色的平坦的色素沉着性病变。大小为 2~20 cm,与

表 3.3　不同适应证及其激光治疗总结

色素的层次	疾病	应用的波长	治疗次数	注意事项	建议
表皮	雀斑和雀斑样痣	QS 532 nm,1064 nm,755 nm,660 nm QS IPL	1～3	防晒以预防复发	QS 激光是首选
	咖啡斑	QS 532 nm(用于浅肤色者)	多次	1 年内 50% 复发	谨慎使用,常只能部分、不完全的清除
	斑痣	532 nm	多次	可较好地清除交界痣和复合痣,但咖啡斑难以清除	谨慎使用,常只能部分、不完全的清除
	DPN 和脂溢性角化病	剥脱性激光,QS 激光,长脉冲激光	1～3		
真皮	太田痣	QS 1064 nm,755 nm	多次	尽管有复发的报道,但不常见	QS 1064 nm 是深色皮肤类型的首选波长
	Hori 痣	QS 1064 nm,755 nm	多次		QS 激光是首选
	蓝痣	QS 1064 nm,755 nm	多次		QS 激光是首选
	后天性皮肤黑变病	QS 1064 nm	多次(平均 5～6 次)	间隔 4～6 周	在确保疾病稳定后再行激光治疗,同时要去除诱发因素
表皮、真皮混合性	贝克痣	长脉冲激光、QS 激光、IPL,剥脱性激光	多次	尝试了多种激光,但疗效不满意	谨慎操作,建议光斑测试
	黄褐斑	点阵式光热分解作用, IPL, QS 激光(低能量),LED;如果怀疑有血管成分,使用 585 nm	多次	对激光的反应不可预测,首选药物治疗	用于顽固性病例,必须做光斑测试
	痣细胞痣	QS 532 nm,755 nm,1064 nm QS	1～3	治疗前必须对皮损进行皮肤镜检查	QS 激光有效,但治疗方法仍有争议
	炎症后色素沉着	532 nm,1064 nm	多次	对激光的反应不可预测	激光治疗价值有限,建议光斑测试

周围正常皮肤界限分明。咖啡斑很难治疗,通常需要数月至数年的多次治疗。激光治疗可达到部分或不完全清除的效果,复发常见,高达 50% 的患者在清除后一年内复发。首选的波长是 532 nm,特别是浅肤色者。色素改变的风险在肤色较深者中较高,特别是斑点状色素沉着[23-25]。

图 3.12 为治疗前右上唇和脸颊的咖啡斑,而图 3.13 显示了 4 次 1064 nm 和 532 nm QS Nd:YAG 激光治疗后的咖啡斑,皮

损明显变淡。

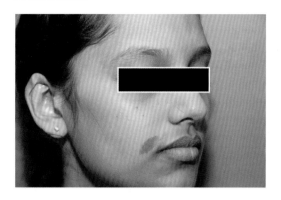

图 3.12　右侧面颊和上唇咖啡斑在同一次治疗中联合使用 1064 nm 和 532 nm QS Nd:YAG 治疗前

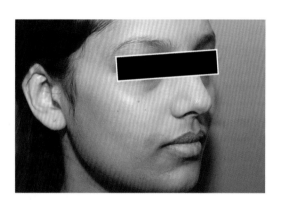

图 3.13　经 4 次 QS 激光治疗后的咖啡斑明显变淡

　　2. 雀斑样痣/日光性黑子　雀斑样痣（又称黑子）是一种小的、圆形或椭圆形的色素沉着斑，可出现在任何皮肤表面，包括黏膜。它们的直径通常只有数毫米。用 532 nm QS Nd:YAG 激光治疗 1～3 次，通常可以完全去除皮损。对于肤色较深的患者，也可以使用 1064 nm QS Nd:YAG 激光。治疗 Peutz-Jeghers 综合征的黏膜表面的黑子可以产生与皮肤表面黑子同样好的疗效。用 Q 开关激光治疗比用液氮、35% 三氯乙酸和甘醇酸剥脱等其他方法更有效[23,26-32]。

　　图 3.14 和图 3.15 为一位老年女性鼻部的日光性黑子，单次 532 nm QS Nd:YAG 激

光治疗前后。

　　图 3.16 和图 3.17 为使用 1064 nm QS Nd:YAG 激光治疗 5 次前后的节段性雀斑样痣病例。

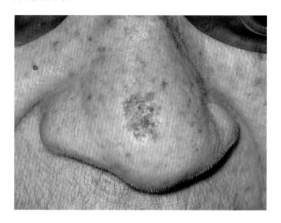

图 3.14　鼻部日光性黑子

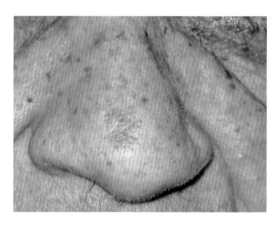

图 3.15　532 nm QS Nd:YAG 激光治疗后，鼻部的日光性黑子大部分被清除了

　　3. 雀斑　发生在光暴露部位皮肤上的棕色小斑点，在阳光照射下颜色会加深。组织学显示表皮正常，没有表皮突的延伸或分支。黑素细胞的数量是正常的，色素增多局限于基底层。黑素细胞更大、更活跃，黑素小体也更大。它们对 532 nm QS 激光的治疗反应很好，大部分皮损经 1～2 次治疗就能清除[23,27,33]。尽管一次治疗即可清除大部分皮损，雀斑仍可能会复发，因而可能需要维持治

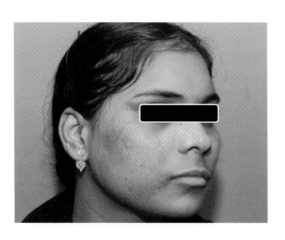

图 3.16　节段性雀斑样痣

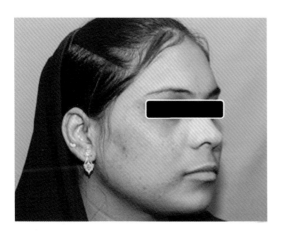

图 3.17　QS Nd:YAG 532 nm 激光治疗 5 次后的节
段性雀斑样痣

激光治疗前后的斑痣。

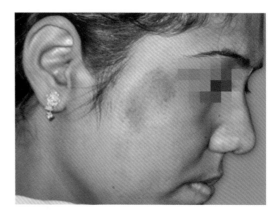

图 3.18　治疗前斑痣

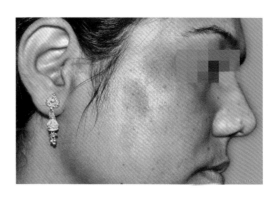

图 3.19　532 nm QS Nd:YAG 激光治疗 3 次后的
斑痣

疗。在面诊时应强调需要充分的防晒。

4. 斑痣　在咖啡斑的背景上可见较暗的斑点或凸起的色素沉着斑。组织学显示，随着黑素细胞的增加，表皮突起延长和色素沉着。皮损内可能有痣细胞巢。较暗的斑点可能是交界痣或复合痣。由于斑痣有两种色素成分，整个皮损对激光治疗的反应可能不一致。532 nm QS Nd:YAG 激光治疗色深的斑片（交界痣或复合痣）往往比色浅的咖啡斑效果更好。据报道，使用 Q 开关长脉冲激光和 IPL 可部分或完全清除咖啡斑[34-37]。图 3.18 和图 3.19 为 532 nm QS Nd:YAG

5. 黑色丘疹性皮病和色素性脂溢性角化病　这些病变有明显的表皮增生，黑素细胞数量正常或轻度增加，角质形成细胞黑色素增多。皮损可以很容易使用剥脱性设备来治疗，如超脉冲二氧化碳激光、铒激光、射频和电干燥。以黑色素为靶色基的 QS 激光和长脉冲激光也可以用于治疗这些病变。激光光斑的大小应限制在刚好小于皮损的大小。首选剥脱性激光治疗，因为其效果良好且持续[38-40]。

（二）真皮病变

真皮黑变病大致可分为两类，即先天性或获得性。太田痣、伊藤痣、蓝痣、蒙古斑等是天生的，但太田痣可以在长大后出现。

Hori痣(获得性双侧太田痣样斑)、真皮黄褐斑、扁平苔藓等通常是后天的。组织学上,这些皮损内的黑色素颗粒在真皮、噬黑素细胞或痣细胞中。激光治疗真皮病变的色基包括黑素小体和墨水颗粒中的黑色素,以及位于细胞外基质或噬黑素细胞中的其他色素。更长的波长,如 1064 nm Nd:YAG,可以穿透更深,作用于这些黑色素,而对覆盖的表皮损伤最小。对这些真皮病变需要多次治疗才能达到最佳清除,疗程至少间隔6~8周。完全清除后复发不常见。

1. 太田痣(naevus of Ota) 一种获得性蓝灰色持续性斑片样病变,发生于三叉神经第一、第二分支支配的面部区域[6,17,18,38-52]。常伴有同侧眼部色素沉着。组织学检查显示双极长细的真皮黑素细胞大量散布在真皮上部。表皮通常正常,但可看到基底层局灶性色素沉着。太田痣对 QS 激光治疗反应良好。波长较长的 1064 nm 的 QS Nd:YAG 激光是用于治疗太田痣应用最广的激光,特别是深色皮肤类型。1064nm 较长的波长和较大的光斑穿透更深,很适合治疗这种皮肤病。需要多次治疗(通常 6~10 次),治疗间隔至少 2~6 个月。炎症后色素沉着(PIH)和色素减退是深色皮肤患者常见的问题,做好术前和术后护理是必要的,以减少这些不良反应。炎症后色素沉着通常在数周内消退,不留瘢痕[41-55]。

图 3.20 和图 3.21 为 10 次 1064 nm QS Nd:YAG 激光治疗前后左脸颊太田痣。

图 3.22 和图 3.23 为另一例 V 型皮肤患者 QS Nd:YAG 激光治疗前后的太田痣。

2. 伊藤痣 肩胛或上臂受锁骨后皮神经和臂外侧皮神经支配区域的灰蓝色斑状色素沉着。病变对 1064 nm QS Nd:YAG 激光反应良好[9]。

3. Hori痣(获得性双侧太田痣样斑) 获得性双侧太田痣样斑或 Hori 痣与太田痣类似。发病年龄晚、双侧发生和无黏膜受累

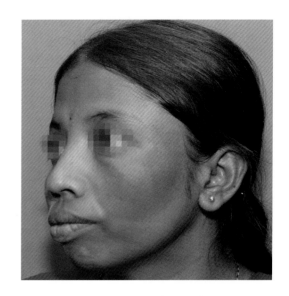

图 3.20　左脸颊太田痣

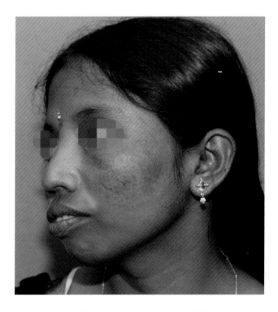

图 3.21　8 次 1064 nm QS 激光治疗后的太田痣

是 Hori 痣与双侧太田痣和黄褐斑的鉴别特征。可以使用较长波长的 QS 激光治疗[56-59]。平均需要 5~6 次治疗才能获得较好的疗效,间隔 4~6 月。

图 3.24 和图 3.25 为 QS Nd:YAG 激光治疗前后的 Hori 痣病例。

4. 蓝痣 其特征是真皮深处存在黑素

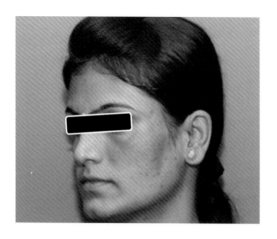

图 3.22　激光治疗前太田痣

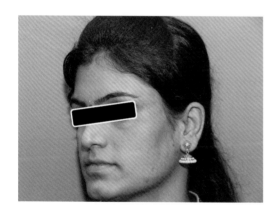

图 3.23　1064 nm QS Nd:YAG 激光治疗后的太田痣

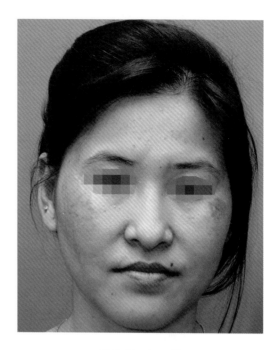

图 3.24　Hori 痣

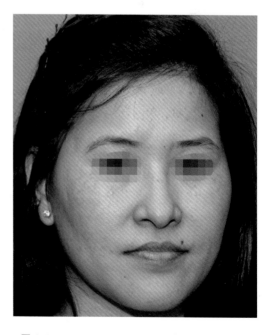

图 3.25　1064nm QS Nd:YAG 激光 5 次治疗后

细胞,表现为蓝黑色是覆盖在上面的组织产生的丁达尔(Tyndall)现象。像太田痣和伊藤痣一样,蓝痣对 1064 nm QS Nd:YAG 激光治疗反应良好。延伸到皮下脂肪的病变更难治疗。疑似蓝痣时应切除做组织学检查。

（三）表皮和真皮混合性色素疾病

1. 黄褐斑　一种后天的,通常对称分布的双侧面部色素沉着斑。组织学上,黄褐斑可分为表皮型、真皮型或混合型。伍德灯有助于临床评估黄褐斑的类型。伍德灯检查时,表皮型黄褐斑色素加深,而真皮型黄褐斑不会出现色素加深[61]。在表皮型黄褐斑中,基底层和基底上层可见黑色素沉积,黑素细胞中含有高度黑素化的黑素小体。在真皮型黄褐斑中,真皮浅层和深层可见噬黑素细胞,并伴有表皮色素沉着(译者注:此种类型应为混合型)[62]。

黄褐斑用药物治疗效果最好。防晒、短期使用三联霜、氢醌和非氢醌化合物是治疗的基石。激光在治疗黄褐斑中作用有限[6]。激光可导致黑素小体的热破坏以及通过皮表重建促进色素代谢。虽然有使用QS激光、点阵激光、强脉冲光和联合多种激光治疗黄褐斑的成功报道,治疗反应是不可预测的,且经常复发。炎症后色素沉着多见于肤色较深的患者。由于这些原因,激光通常不被推荐用于治疗深肤色患者的黄褐斑。激光可有选择地用于顽固病例,在适当的问诊后,由医师酌情决定。在治疗前应先进行光斑测试[63-68]。

近年来出现了亚细胞选择性光热作用(subcellular selective photothermolysis)的概念。通过使用低能量的QS激光,只作用于细胞器,如黑素小体,从而破坏细胞内细胞器并防止破坏黑素细胞。这也有助于降低炎症后色素沉着和色素减退等并发症的风险[69,70]。每周一次使用低能量QS Nd:YAG激光治疗(多达10次)已被成功地用于治疗黄褐斑。

传统的QS Nd:YAG激光治疗是基于选择性光热作用原理,破坏含有色素的细胞[3]。随后会发生炎症,并可导致色素沉着和复发。高峰值功率、超短脉冲持续时间(5 ns)、平顶光束只破坏靶细胞中的黑色素而使细胞存活,这可以用前面提出的亚细胞选择性光热作用原理来解释[71]。由于使用低能量且没有细胞死亡,炎症和加热被控制在最低限度,从而减少复发。

不少研究报告使用低能量QS Nd:YAG激光治疗(laser toning,激光净肤)每周治疗1次,共8～10次,部分取得了成功。尽管有效,但文献报道了频繁多次QS Nd:YAG激光治疗后发生斑驳样色素减退的风险。因此,治疗时需谨慎,需要向患者解释这种风险。修改过的激光净肤采用低能量和8～10mm大光斑,每2周治疗1次,而不是每周治疗,共6～8次,因为它降低了色素减退的风险而更具优势。报道显示,停止治疗后的复发率高达81%[72]。

氨甲环酸是一种赖氨酸类似物,是治疗黄褐斑的新药,有效剂量为250mg,每天2次,疗程至少4～8周[73]。氨甲环酸主要通过纤溶酶原激活物-纤溶酶系统来预防紫外线辐射引起的色素沉着。氨甲环酸通过干扰纤溶酶原的结构和阻止纤溶酶原与角质形成细胞赖氨酸结合位点的结合来防止紫外线诱导的色素沉着。进而使游离花生四烯酸减少,导致前列腺素产生能力降低,从而降低黑素细胞酪氨酸酶活性和黑素生成。这反过来有助于减少黄褐斑。氨甲环酸可与激光和光治疗联合应用,如强脉冲光或QS Nd:YAG激光。

表3.4列出了目前关于黄褐斑激光治疗的文献证据。图3.26和图3.27为低能量1064 nm QS Nd:YAG激光治疗前后的黄褐斑(每周治疗1次,共10次),有明显的改善。

表3.4 近年来激光治疗黄褐斑的研究总结[72,74]

期刊	题目与作者	结论	注意点
Lasers Med Sci. 2016 Jul 23[103]	Eficacy and safety of fractional Q-switched 1064-nm neodymium-doped yttrium aluminum garnet laser in the treatment of melasma in Chinese patients. Yue B, Yang Q, Xu J, Lu Z	点阵模式(Pixel)QS Nd:YAG 1064 nm激光治疗黄褐斑安全有效。复发率相对低于大光斑低能量QS Nd:YAG激光	较低的复发率可能是由于使用点阵微束的较小热损伤

（续　表）

期刊	题目与作者	结论	注意点
J Cosmet Dermatol. 2016 Jun 28[69]	Long-term results in low-fluence 1064-nm Q-Switched Nd：YAG laser for melasma：Is it effective? Gokalp H，Akkaya AD，Oram Y	从长期结果来看，1064 nm QS Nd：YAG 激光治疗黄褐斑的复发率很高	复发情况与具体患者及相关资料因素有关
Ann Dermatol. 2016 Jun；28[70]	Treatment of Melasma with the Photoacoustic Twin Pulse Mode of Low-Fluence 1064 nm Q-Switched Nd：YAG Laser. Kim JY，Choi M，Nam CH，Kim JS，Kim MH，Park BC，Hong SP	接受 5 次激光治疗后，约 60％ 的受试者有明显的改善。使用 PTP 模式重复进行几次激光净肤治疗是治疗面部黄褐斑的一种安全有效的方法	PTP 模式将一个脉冲分为两个脉冲，脉冲间隔时间为 100 μs。能量被分成一半，而不是单个高峰值能量脉冲
Skin Therapy Lett. 2016 Jan[104]	Melasma and Post Inlammatory Hyperpigmentation：Management Update and Expert Opinion. Sofen B，Prado G，Emer J	将局部治疗与化学剥脱、IPL、非剥脱性点阵激光或射频、色素激光（微秒、皮秒、Q 开关）和微针等方法相结合，可提高疗效。通过适当的治疗，黄褐斑可以得到控制、改善和维持	将药物与手术（procedure，泛指各种医疗操作）相结合可增强黄褐斑的疗效
Dermatol Surg. 2016 Apr[72]	Clinical and Histopathologic Assessment of Facial Melasma After Low-Fluence Q-Switched Neodymium-Doped Yttrium Aluminium Garnet Laser. Hofbauer Parra CA，Careta MF，Valente NY，de Sanches Osório NE，Torezan LA	结果证实了低能量 QS Nd：YAG 激光治疗黄褐斑的安全性和有效性；然而，高复发率表明激光作为单一疗法的长期效果不佳	高复发率使得激光净肤不能作为一线治疗
Ann Dermatol. 2015 Jun[107]	Changes in Melanin and Melanocytes in Mottled Hypopigmentation after Low-Fluence 1064-nm Q-Switched Nd：YAG Laser Treatment for MelasmaYong Hyun Jang，Ji-Youn Park，Young Joon Park，and Hee Young Kang	总之，激光净肤诱导的色素减少的特征是黑素小体色素几乎被破坏，而黑素细胞的数量不变，这些细胞的功能似乎被下调而不能产生完全成熟的黑素小体。因此，需要以恢复黑素细胞功能为目标的早期干预	这项研究支持亚细胞选择性光热作用原理，表明激光净肤后黑素细胞功能被下调而细胞没有被破坏

（续　表）

期刊	题目与作者	结论	注意点
Indian J Dermatol 2017[105]	Sarkar R, Aurangabadkar S, Salim T, Das A, Shah S, Majid I, et al. Lasers in melasma: A review with consensus recommendations by Indian pigmentary expert group. Indian J Dermatol 2017;62:477-82	作者建议将激光作为黄褐斑的三线治疗	
Indian J Dermatol Venereol Leprol 2019[106]	Aurangabadkar SJ. Optimizing Q-switched lasers for melasma and acquired dermal melanoses. Indian J Dermatol Venereol Leprol 2019;85:10-7	作者建议对黄褐斑进行改良后的激光净肤，每两周进行 1 次，连续 8～10 次，使用 1064 nm 的 10 mm 大光斑	这项研究是关于 Ⅳ～Ⅴ 型皮肤

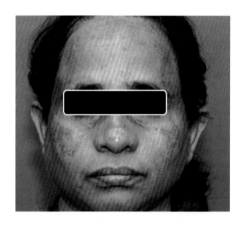

图 3.26　1064 nm QS Nd:YAG 激光治疗前黄褐斑

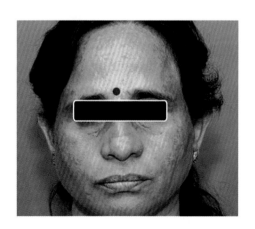

图 3.27　低能量 1064 nm QS Nd:YAG 激光治疗后的黄褐斑（每周 1 次，共 10 次）

2. 贝克（Becker）痣　一种发生在青少年和青年人的错构瘤性色素性有毛病变。该病很难治疗，也很难取得一致的疗效。皮损需要多次激光治疗。长脉冲激光用于脱毛，QS 激光用于退色素，而点阵激光用于皮肤增厚的皮损。然而，退色素的效果不肯定，建议使用不同的色素特异性激光进行光斑测试来确定最适合具体患者皮损的激光（或激光组合）。需要强调的是，激光治疗贝克痣的疗效并不理想，并且是不可预测的[75-77]。

3. 痣细胞痣　黑素细胞痣（melanocytic naevi）可为先天性或后天性。后天性痣进一步细分为交界痣、复合痣和皮内痣。如果患者有黑色素瘤或非典型痣综合征病史（或有家族史），则不应使用激光治疗。在激光治疗前，医师应确信痣是良性的。任何市售的 QS 激光都可以用来治疗痣。532 nm 倍频 Nd:YAG 适合浅表交界痣。不过，更长脉冲的色素特异性激光（脉冲持续时间长达 3 ms），也可用于治疗痣。复合痣和皮内痣最好用剥脱性激光、射频或手术去除。治疗交界痣时，效果因人而异。

浅表病变可使之变淡或部分清除，但可复发。532nm、694nm 和 755nm 的 QS 激光比 1064nm 波长更有效,因为黑色素被这些波长吸收得更好,而后者(1064nm)在深色皮肤类型中更安全。平均需要 1~3 个疗程来清除色素。深色皮肤的人出现色素异常和萎缩性瘢痕的风险更高。由于这些原因,激光治疗应谨慎应用,建议先进行光斑测试[78-84]。

4. 先天性黑色素细胞痣(congenital melanocytic naevi,CMN) 通常颜色很深,体积大,深达真皮,很难治疗,需要不同方法联合治疗,如切除,移植(译者注:指皮瓣移植)和激光。据报道,QS 激光联合长脉冲激光是有效的,可部分清除皮损,治疗反应是不可预测的。通常需要 3~5 次治疗。应定期对患者进行随访,检查是否复发。未着色的痣细胞巢可能持续进展,导致复发。高功率脉冲二氧化碳 10 600 nm 激光、Er:YAG 2940 nm 激光、正常模式红宝石和 Q 开关红宝石 694 nm 激光、Q 开关翠绿宝石 755 nm 激光均已用于治疗 CMN[85]。

CMN 可分为小痣、中等痣和大痣。小痣的最大直径<1.5 cm,中等痣的直径在 1.5~19.9 cm,而大痣的直径在 20 cm 以上。

巨痣周围通常有多个较小的卫星痣。小痣也可以定义为可以切除和 I 期缝合的 CMN。医学上的处理主要是防晒和使用防晒霜。当有美容需求或对大痣预防形成黑素瘤时可进行手术切除。连续切除,组织扩张,皮瓣和移植技术用于大的病变。激光治疗大痣尚有争议,因为残余的深部痣细胞可能会复发,而深在的或浅层的大痣都有可能恶变。新生儿和婴儿也可刮除 CMN,但仍有复发风险。对于巨大的 CMN,据报道到 60 岁时患黑色素瘤的风险达 5%~7%[86]。

图 3.28 和图 3.29 为 QS Nd:YAG 激光治疗前后的 CMN。

5. 炎症后色素沉着(postinlammatory hyperpigmentation,PIH) 最常见于有色皮

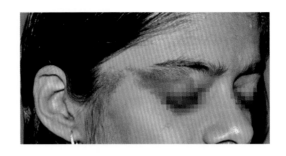

图 3.28 上眼睑及颞部的先天性黑素细胞痣

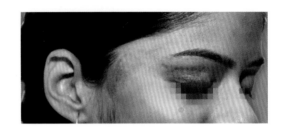

图 3.29 经 6 次 QS 532 nm 和 1064 nm 激光治疗后的先天性黑色素细胞痣

肤,包括表皮色素沉着和真皮色素沉着。虽然 QS 激光和强脉冲光可以作用于表皮色素沉着,但真皮色素沉着难以治疗,色素沉着甚至可能恶化。因此,激光治疗 PIH 的价值有限[87]。

里尔(Riehl)黑变病的特点是弥漫性灰色至黑色的色素沉着,治疗充满挑战。Kwon 等在一项初步研究中使用三联疗法(低能量的 QS Nd:YAG,氢醌乳膏和口服氨甲环酸)治疗 8 例里尔黑变病,发现 10~18 个疗程后有显著改善[74]。

色素性扁平苔藓(LPP)以蓝灰色色素沉着斑片为特征,常分布于面部、颈部、躯干上部和上臂。其组织学特征为界面皮炎、色素失禁和真皮内噬黑素细胞。色素沉着可能是持久性的,对药物治疗抵抗。一旦疾病停止活动,QS Nd:YAG 激光可以解决残留的色素沉着。QS Nd:YAG 石激光以 4~6 周的时间间隔,使用大光斑和中等能量(因使用的激光不同而不同变化)进行多次(平均 5 次)

治疗,取得了极好的疗效。在 10 例患者中(未完成的数据,本章作者的经验),使用该方案观察到非常好的清除,如图 3.30～图 3.33所示。

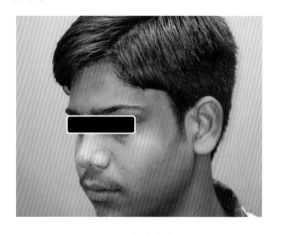

图 3.30　激光治疗前的 LPP

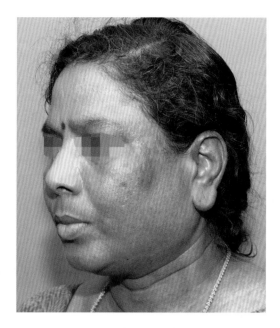

图 3.32　激光治疗前的 LPP

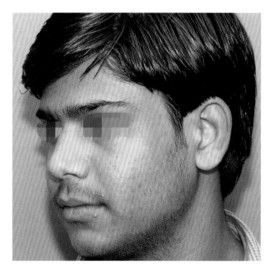

图 3.31　1064nm QS Nd:YAG 激光治疗 5 次后的 LPP

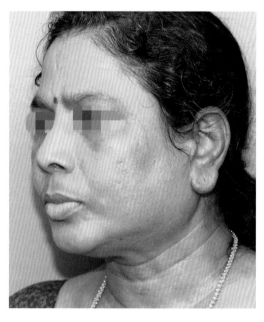

图 3.33　1064nm QS Nd:YAG 激光治疗 5 次后的 LPP

　　框图 3.1 提供了激光治疗色素性病变和文身的临床路径。
　　表 3.5 总结了激光治疗色素性病变的方法。

　　表 3.6 根据对 QS 激光的治疗反应对各种色素性病变进行了分类。

框图 3.1 激光治疗色素性病变和文身的临床路径

雀斑、雀斑样痣和日光性黑子	咖啡斑和斑痣	太田痣和伊藤/Hori 痣	黄褐斑——药物治疗—防晒,三联霜,化学剥脱术,口服氨甲环酸
↓	↓	↓	↓
532 nm QS Nd:YAG/IPL（仅用于肤色浅者）	532 nm QS Nd:YAG（仅用于肤色浅者）	1064 nm QS Nd:YAG 激光（所有皮肤类型）	1064 nm QS Nd:YAG
1064 nm QSNd:YAG 激光（所有皮肤类型）↓	1064nm QS Nd:YAG（所有皮肤类型）		低能量激光净肤（所有皮肤类型）
如果没有 532 nm QS 激光,剥脱性激光如 CO_2 或铒激光也可用于雀斑			点阵激光（非剥脱性 1540 和 1550 Er:Glass 激光）/（剥脱性 2940nmEr:YAG 激光）连续激光（剥脱性超脉冲 10600nm CO_2 激光,之后应用 755nm 翠绿宝石激光）

表 3.5 激光治疗色素性病变的方法

- 在开始激光治疗之前和整个治疗过程中,要穿上防晒服,使用防晒系数为 SPF50 和 UVA ＋＋＋＋的广谱防晒霜
- 在激光治疗开始前至少 2～3 周,用脱色剂（如氢醌、曲酸等）进行适当预处理
- 进行测试性治疗/光斑测试以选择合适的能量
- 为患者和适应证订制个体化的治疗参数
- 使用平帽光束模式的激光,大光斑等
- 治疗时避免重复及过多的光斑重叠
- 使用连续风冷（Zimmer）冷却治疗部位—非强制性
- 术后冰袋敷几分钟,涂抹润肤剂、类固醇抗生素软膏 3～5 d（如有出现水疱或结痂的可能）

表 3.6 根据对 QS 激光的治疗反应对各种色素性病变的分类

反应极好:532 nm/IPL——雀斑、雀斑样痣、唇部黑斑

很好:1064 nm——太田痣、Hori 痣、交界痣

不定:咖啡斑、斑痣、蒙古斑、节段性雀斑样痣、PIH

较差:黄褐斑、贝克痣

九、术后指导

- 建议在治疗前和整个治疗期间使用能够全面覆盖 UVA/UVB 波段的广谱防晒霜。
- 激光治疗后,治疗部位立即出现破皮和炎症。敷冰袋至灼热感消退,然后敷一层凡士林晶冻或莫匹罗星等外用

抗生素,并用纱布覆盖。指导患者用大量的水清洁皮损部位,并每天涂抹软膏两次,直到皮损愈合。愈合需要5~10d。

- 治疗大的皮损时可能需要抗炎药。应指导患者避免日晒及避免在治疗部位化妆。治疗间隔为6~8周。
- 指导患者在术后1周内使用抗生素软膏或凡士林软膏。建议深肤色患者采取严格的防晒措施。
- 术后可以使用脱色剂,但只能在结痂消退后使用。

十、并发症及其处理

可能会出现并发症,特别是深色皮肤类型[59,88-94]。这些并发症可能是轻微的和短暂的,也可能是严重的和持久的。并发症的风险随着更激进的治疗、预处理不当、多次治疗、选择不合适的激光,以及不切实际的患者而增加。需要考虑的并发症如下。

- 炎症后色素沉着随着时间的推移和脱色剂(如氢醌)的使用而消退。
- 炎症后色素减退可能持续数周至数月,可能难以治疗。图 3.34 和图

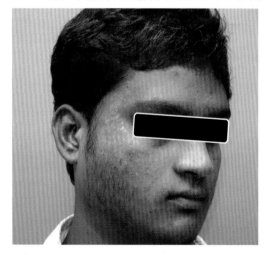

图 3.34 使用小光斑(4 mm)的 1064nm QS Nd:YAG 治疗>10 次后的色素减退

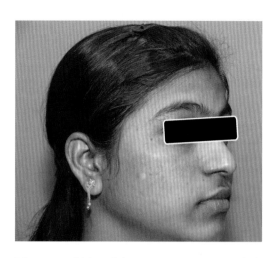

图 3.35 1 例太田痣经 1064nm QS Nd:YAG 激光治疗后出现色素减退

3.35 显示了 QS Nd:YAG 激光使用小光斑和过度重叠后的炎症后色素减退。光疗(靶向或准分子激光/光)用于治疗色素减退。

- 肤质变化和瘢痕,如果使用非常高的能量,可能会产生瘢痕。高能量可能导致烧伤,如果继发感染,可能导致瘢痕形成。
- 热损伤和灼伤。
- 可能发生感染,虽然不常见。治疗结束后应使用抗生素软膏和非黏性敷料。应指导患者进行适当的局部创面护理。

激光治疗色素性病变的技巧

- 确认诊断(如果无法确诊,进行活检)。
- 避免治疗晒黑的皮肤。
- 选择合适的 QS 激光并进行光斑测试。
- 表皮病变,如雀斑使用 532 nm QS Nd:YAG。
- 真皮病变,如太田痣使用 1064 nm QS Nd:YAG。
- 4~8 周后评估光斑测试结果。
- 如有必要,每隔 8 周再进行一次光斑测试,并且只有在看到明显改善后,才能进行全面治疗。

1. 文身　激光是去除文身的首选方式和目前的金标准[95]。纳秒 Q 开关激光器（532 和 1064 nm 的 Nd：YAG，翠绿宝石 755 nm 和红宝石 694 nm）仍然是主流，也可应用皮秒激光[96]。

文身根据色料的放置方式和使用的设备分为业余文身和专业文身[11]。业余文身是用碳基墨水做的。业余文身的密度比专业文身要小。业余文身很容易使用 Q 开关激光去除[9]。1064nm 是首选波长，因为它作用于真皮内的黑色墨水，而且穿透够深。一般来说，与专业文身相比，去除业余文身需要的次数更少[9]。

专业的文身更复杂，可以有多种颜色。使用的颜料包括有机（偶氮染料）或无机化合物（镉、汞、钴、铜、朱砂、氧化铁、TiO_2、碳墨等）[11]。专业文身比业余文身更密集和复杂，因而通常需要多次治疗（>20 次），即使这样也可能无法完全清除。

文身可以分为以下几种。

- 业余（装饰）。
- 专业（装饰）。
- 美容。
- 创伤、火药和火器文身。
- 医源性，如放射治疗。

QS 激光去除文身方案如下。

- 签署知情同意书。
- 治疗前拍照。
- 光斑测试——随访 6～8 周。
- 无须麻醉——大皮损可涂抹 EMLA 乳膏。
- 术前使用防晒霜和脱色剂。
- 平均 6 个疗程（2～20）。
- 每次治疗间隔 6～8 周。
- 业余文身比专业文身需要更少的疗程。
- 拍摄系列照片以观察改善情况。
- 术后使用防晒霜和外用抗生素。

影响去除文身所需治疗次数的因素

特征	易治疗	难治疗
文身类型	业余，外伤	专业，美容
颜色	黑色	多种颜色
时间	旧的	新的
程度	已有褪色	颜色深
分层	否	是
皮肤类型	较白	较黑
瘢痕	否	是
位置	近端	远端

激光治疗有色皮肤文身的技巧

- 避免治疗晒黑的患者。
- 在激光治疗前使用防晒霜和皮肤美白剂。
- 选择合适的 QS 激光和波长，并做光斑测试。
- 红色文身，使用 532 nm QS Nd：YAG。
- 深蓝色和黑色文身，使用 1064 nm QS Nd：YAG。
- 绿色文身，使用 694 nm QS 红宝石或 755 QS 翠绿宝石激光。
- 4～8 周后评估测试光斑。
- 如果测试光斑皮损得以清除，继续治疗剩余区域。
- 如果加重或形成瘢痕，停止进一步治疗。

Q 开关激光对深蓝色、黑色和绿色文身非常有效，而红色和黄色文身更难以治疗，这些颜色的吸收光谱位于 500～600 nm 光谱（绿光）中。532nm QS Nd：YAG 激光可用来治疗红色墨水，但在深色皮肤类型患者中难以使用高能量，出现不良反应的风险较高[15]。QS 660 nm 也可用于黄色/红色。用这些激光治疗，出现色素异常的风险很高。含氧化铁的颜料在激光照射下会变暗。因此，需要进行光斑测试[97]。一些专业的文身虽然经过多次治疗，仍可能无法完全清除，且可能留下图案的残影。

Kirby-Desai 量表：被建议用于估计基于以下因素所需的大致疗程数[98]。

- Fitzpatrick 皮肤类型。

- 部位。
- 颜色。
- 墨水使用量。
- 瘢痕和组织损伤。
- 墨水的层次。

这 6 个因素中的每一个都有一个数值分数,这些分数的总和可估计去除文身所需的大约疗程数。

图 3.36～图 3.39 为使用 1064nm QS Nd:YAG 激光去除文身的前后对比。

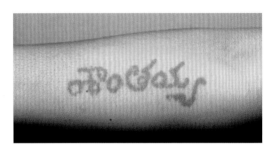

图 3.36　前臂文身

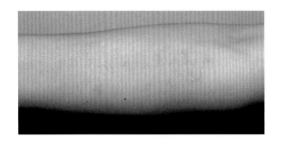

图 3.37　QS Nd:YAG 激光清除了文身

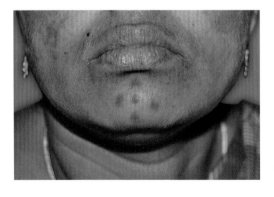

图 3.38　下巴和脸颊的业余文身

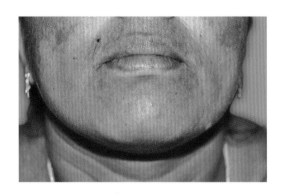

图 3.39　单次 QS Nd:YAG 激光清除了文身

2. 皮秒激光　目前 QS 激光器的脉冲宽度为纳秒(10^{-9} s)。如果脉冲宽度进一步变窄,激光束的峰值能量将变得非常高。皮秒激光的脉冲宽度为 10^{-12} s。这使得文身的加热速度更快,碎片更细[99]。淋巴清除这些细颗粒更容易,从而更快地清除文身。脉宽在 450～750ps 的皮秒激光器于 2013 年初投入商业应用。目前,至少有 3 种皮秒设备,波长分别为 755 nm 和 1064 nm,脉冲持续时间为 450～750ps。

Au 等分析了使用皮秒翠绿宝石激光和 CO_2 点阵激光剥脱联合治疗文身后大疱形成的发生率[100]。在他们的研究中,32% 单独使用皮秒激光治疗的患者出现水疱,而联合治疗的患者没有出现水疱。研究显示,在治疗文身时,在皮秒翠绿宝石激光中加入 CO_2 剥脱,大疱的形成有统计学意义上的显著减少。

Brauer 等最近的研究证实了 755 nm 皮秒激光治疗蓝色和绿色文身的疗效[101]。文身仅经 1 次或 2 次治疗就清除了 75%。Saedi 等也报道了类似的疗效。不过,他们也报道了少数患者在 3 个月随访时出现了色素减退和色素沉着等并发症[102]。尽管皮秒激光在白色皮肤中是有效和安全的,但在有色皮肤中的安全性仍有待进一步评价。

3. 案例分析

例 1　咖啡斑：激光治疗咖啡斑颇具挑战。组织学上，以存在巨大的黑素小体为特征。虽然这些皮损在 QS Nd：YAG 激光治疗后颜色变浅，但经常复发，复发率高达 50%。对于Ⅰ～Ⅲ型皮肤，可使用 532nm 的短波长，而在肤色较深的皮肤类型中，色素沉着的风险非常高，需谨慎操作，以避免 PIH。对于Ⅳ～Ⅵ型皮肤，最好使用 1064nm。根据作者的经验，1064 nm 和 532 nm 在同一次治疗中联合应用效果较好。通常需要多次治疗来改善。使用的参数为 1064 nm，6 mm 光斑，3.4 J 及 532 nm，4 mm 光斑，0.8 J。

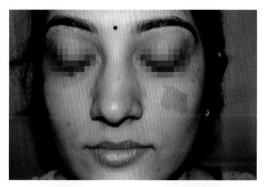

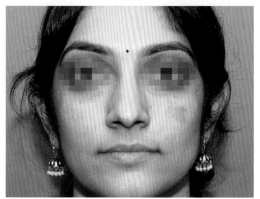

例 2　太田痣伴瘢痕：该例年轻女性患者右脸颊有太田痣，曾接受手术去除该痣，但由于部分切除，手术后留下了线性瘢痕。本病例采用点阵 CO_2 激光联合 QS Nd：YAG 激光（1064 nm）治疗，以改善瘢痕，清除色素。点阵 CO_2 参数为 120 μm 的深度，密度为 100，30 W 功率，以及每微光束 30mJ 的能量，随后使用 1064 nm QS Nd：YAG，5 mm 光斑，5J 和 2～5 ns 脉宽。

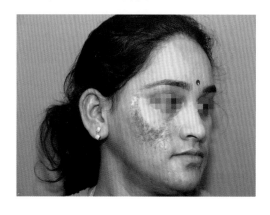

例 3　文身上形成增生性瘢痕：1 例 25 岁的女性患者左手背有一个文身。患者之前使用 QS Nd：YAG 激光治疗后（在另一家医院）出现了水疱后，形成了增生性瘢痕。由于皮损只得到部分清除，且出现了瘢痕和色素沉着，该病例最好的选择是使用 CO_2 点阵激光，随后联合使用 QS Nd：YAG 激光（在同一次治疗中）。实际上，联合治疗可用来改善瘢痕，清除残存的色素。也可在激光治疗后立即外用曲安奈德经皮给药来减少增生性瘢痕。

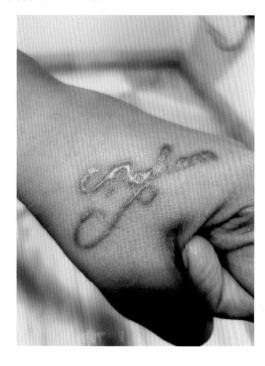

十一、结论

目前去除色素性病变的金标准仍然是QS Nd∶YAG 激光,这类激光具有多波长、准长脉冲模式和大光斑,使其成为治疗色素性病变的首选激光。虽然皮秒激光也有各种波长和光斑可供选择,但早期的研究结果表明目前还不能取代 QS Nd∶YAG 激光(译者注:截至目前,已有大量证据证明皮秒激光在去除文身方面优于纳秒的 Q 开关激光)。与QS 激光相比,皮秒激光非常昂贵,因此尚未广泛应用。最新的激光净肤技术及其改进有一定的前景,对治疗方案的微调将确保取得更好的效果。

致谢

感谢 Venkat Mysore 博士,ACS(I) Textbook of cutaneous and aesthetic surgery 的编辑,Jaypee Brothers 出版社,印度。

(李晓宁 丛 林 **译** 杨蓉娅 **审校**)

参 考 文 献

[1] Barlow RJ, Hruza GJ. Lasers and light tissue interactions. In: Goldberg DJ, Dover JS, Alam M, editors. Procedures in cosmetic dermatology: laser and lights. 1st ed. Philadelphia: Elsevier; 2005. p. 1-11.

[2] OiShea DC, Callen WR, Rhodes WT. Introduction to lasers and their applications. Indian J Dermatol Venereol Leprol. Menlo Park, CA: Addison-Wesley, 1978.

[3] Anderson RR, Parrish JA. Selective photothermolysis: precise microsurgery by selective absorption of pulsed radiation. Science. 1983; 220:524-7.

[4] Polla LL, Margolis RJ, Dover JS, et al. Melanosomes are a primary target of Q-switches ruby laser irradiation in guinea pig skin. J Invest Dermatol. 1987;89:281-6.

[5] Goel A, Krupashankar DS, Aurangabadkar S, et al. Fractional lasers in dermatology-current status and recommendations. Indian J Dermatol Venereol Leprol. 2011;77:369-79.

[6] Lee HI, Lim YY, Kim BJ, et al. Clinicopathologic efficacy of copper bromide plus/yellow laser (578 nm with 511 nm) for treatment of melasma in Asian patients. Dermatol Surg. 2010;36:885-93.

[7] McClung FJ, Hellwarth RW. Giant optical pulsations from ruby. J Appl Phys. 1962;33:828.

[8] Ross V, Naseef G, Lin G, et al. Comparison of responses of tattoos to picosecond and nanosecond Q-switched neodymium: YAG lasers. Arch Dermatol. 1998;134(2):167-71.

[9] Aurangabadkar S, Mysore V. Standard guidelines of care: lasers for tattoos and pigmented lesions. Indian J Dermatol Venereol Leprol. 2009;75:111-26.

[10] Kilmer SL. Laser eradication of pigmented lesions and tattoos. Dermatol Clin. 2002; 20: 37-53.

[11] Goldberg DJ. Pigmented lesions, tattoos, and disorders of hypopigmentation. In: Goldberg DJ, editor. Laser dermatology pearls and problems. 1st ed. Massachusetts: Blackwell; 2008. p. 71-114.

[12] Kilmer SL, Garden JM. Laser treatment of pigmented lesions and tattoos. Semin Cutan Med Surg. 2000;19:232-44.

[13] Schmults CD, Wheeland RG. Pigmented lesions and tattoos. In: Goldberg DJ, Dover JS, Alam M, editors. Procedures in cosmetic dermatology: laser and lights. 1st ed. Philadelphia: Elsevier; 2005. p. 41-66.

[14] Kilmer SL. Laser treatment of tattoos. Dermatol Clin. 1997;15:409-17.

[15] Grevelink JM, Duke D, van Leeuwen RL, et al. Laser treatment of tattoos in darkly pigmented patients: efficacy and side effects. J Am Acad Dermatol. 1996;34:653-6.

[16] Adrian RM, Griffin L. Laser tattoo removal. Clin Plast Surg. 2000;27:181-92.

[17] Koay J, Orengo I. Application of local anesthetics in dermatologic surgery. Dermatol Surg. 2002;28:143-8.

[18] Drake LA, Dinehart SM, Goltz RW. Guidelines

of care for local and regional anesthesia in cutaneous surgery. Guidelines/Outcomes Committee; American Academy of Dermatology. J Am Acad Dermatol. 1995;33:504-9.

[19] Kilmer SL, Farinelli WF, Tearney G, et al. Use of a larger spot size for the treatment of tattoos increases clinical efficacy and decreases potential side effects. Lasers Surg Med. 1994; 6:S51.

[20] Chan HH, Lam LK, Wong DS, et al. Naevus of Ota; new classification based on the response to laser treatment. Lasers Surg Med. 2001;28: 267-72.

[21] Ueda S, Isoda M, Imayama S. Response of naevus of Ota to Q-switched ruby laser reatment according to lesion color. Br J Dermatol. 2000; 142:77-83.

[22] Kilmer SL, Lee MS, Grevelink JM, et al. The Q-switched Nd: YAG laser (1064 nm) effectively treats tattoos. A controlled, dose-response study. Arch Dermatol. 1993; 129: 971-8.

[23] Kilmer SL, Wheeland RJ, Goldberg DJ, et al. Treatment of epidermal pigmented lesions with the frequency-doubled Q-switched Nd: YAG laser. A controlled, single-impact, dose-response, multicenter trial. Arch Dermatol. 1994;130:1515-9.

[24] Levy JL, Mordon S, Pizzi-Anselme M. Treatment of individual cafe au lait macules with the Q-switched Nd: YAG; a clinicopathologic correlation. J Cutan Laser Ther. 1999; 1: 217-23.

[25] Grossman MC, Anderson RR, Farinelli W, et al. Treatment of cafe au lait macules with lasers. A clinicopathologic correlation. Arch Dermatol. 1995;131:1416-20.

[26] Jiang SB, Levine V, Ashinoff R. The treatment of solar lentigines with the Diode (Diolite 532 nm) and the Q-switched ruby laser; a comparative study. Laser Surg Med Suppl. 2000; 12:55.

[27] Wang CC, Sue YM, Yang CH, et al. A comparison of Q-switched alexandrite laser and intense pulse light for the treatment of freckles and lentigines in Asian persons; a randomized, physician-blinded, split-face comparative trial. J Am Acad Dermatol. 2006; 54:

804-10.

[28] Todd MM, Rallis TM, Gerwels JW, et al. A comparison of 3 lasers and liquid nitrogen in the treatment of solar lentigines; a randomized, controlled, comparative trial. Arch Dermatol. 2000;136:841-6.

[29] Li YT, Yang KC. Comparison of frequency-doubled Q-switched Nd: YAG laser and 35% trichloroacetic acid for the treatment of face lentigines. Dermatol Surg. 1999;25:202-4.

[30] Bjerring P, Christiansen K. Intense pulsed light source for treatment of small melanocytic naevi and solar lentigines. J Cutan Laser Ther. 2000;2:177-81.

[31] Kono T, Manstein D, Chan HH, et al. Q-switched ruby versus long-pulsed dye laser delivered with compression for treatment of facial lentigines in Asians. Lasers Surg Med. 2006;38:94-7.

[32] Chan HH, Fung WK, Ying SY, et al. An in vivo trial comparing the use of different types of 532 nm Nd: YAG lasers in the treatment of facial lentigines in oriental patients. Dermatol Surg. 2000;26:743-9.

[33] Jang KA, Chung EC, Choi JH. Successful removal of freckles in Asian skin with a Q-switched alexandrite laser. Dermatol Surg. 2000;26:231-4.

[34] Grevelink JM, Gonzalez S, Bonoan R, et al. Treatment of naevus spilus with the Q-switched Ruby laser. Dermatol Surg. 1997;23: 365-9.

[35] Gold MH, Foster TD, Bell MW. Naevus spilus successfully treated with an intense pulsed light source. Dermatol Surg. 1999;25;254-5.

[36] Moreno-Arias GA, Bulla F, Vilata-Corell JJ, et al. Treatment of widespread segmental naevus spilus by Q-switched alexandrite laser (755 nm, 100 nsec). Dermatol Surg. 2001; 27: 841-3.

[37] Abecassis S, Spatz A, Cazeneuve C, et al. Melanoma within naevus spilus; 5 cases. Ann Dermatol Venereol. 2006;133:323-8.

[38] Fitzpatrick RE, Goldman MP, Ruiz-Esparza, et al. Clinical advantage of the CO_2 laser superpulsed mode. Treatment of verucca vulgaris, seborrheic keratoses, lentigines, and actinic chelitis. J Dermatol Surg Oncol. 1994; 20:

449-56.

[39] Khatri KA. Ablation of cutaneous lesions using erbium: YAG laser. J Cosmet Laser Ther. 2003;5:150-3.

[40] Mehrabi D, Brodell RT. Use of the alexandrite laser for the treatment of seborrheic keratoses. Dermatol Surg. 2002;28:437-9.

[41] Chan HH, Leung RS, Ying SY, et al. A retrospective analysis of complications in the treatment of naevus of Ota with the Q-switched Alexandrite and Q-switched Nd: YAG lasers. Dermatol Surg. 2000;26:1000-6.

[42] Chan HH, King WW, Chan ES, et al. In vivo trial comparing patients' tolerance of Q-switched Alexandrite (QS Alex) and Q-switched neodymium: yttriumaluminum-garnet (QS Nd: YAG) lasers in the treatment of naevus of Ota. Lasers Surg Med. 1999;24:24-8.

[43] Chan HH, Ying SY, Ho WS, et al. An in vivo trial comparing the clinical efficacy and complications of Q-switched 755 nm alexandrite and Q-switched 1064 nm Nd: YAG lasers in the treatment of naevus of Ota. Dermatol Surg. 2000;26:919-22.

[44] Kono T, Nozaki M, Chan HH, et al. A retrospective study looking at the long-term complications of Q-switched ruby laser in the treatment of naevus of Ota. Lasers Surg Med. 2001;29:156-9.

[45] Kilmer SL, Anderson RR. Clinical uses of Q-switched ruby and Q-switched Nd: YAG (1064 nm and 532 nm) lasers for treatment of tattoos. J Dermatol Surg Oncol. 1993;19:330-8.

[46] Goldberg DJ, Nychay SG. Q-switched ruby laser treatment of naevus of Ota. J Dermatol Surg Oncol. 1992;18:817-21.

[47] Watanabe S, Takahashi H. Treatment of naevus of Ota with the Q-switched ruby laser. N Engl J Med. 1994;331:1745-50.

[48] Geronemus RG. Q-switched ruby laser therapy of naevus of Ota. Arch Dermatol. 1992;128:1618-22.

[49] Alster TS, Williams CM. Treatment of naevus of Ota by the Q-switched Alexandrite laser. Dermatol Surg. 1995;21:592-6.

[50] Turnbull JR, Assaf C, Zouboulis C, et al. Bilateral naevus of Ota: a rare manifestation in a Caucasian. J Eur Acad Dermatol Venereol. 2004;18:353-5.

[51] Kopf AW, Bart RS. Malignant blue (Ota's?) naevus. J Dermatol Surg Oncol. 1982;8:442-5.

[52] Patel BC, Egan CA, Lucius RW, et al. Cutaneous malignant melanoma and oculodermal melanocytosis (naevus of Ota): report of a case and review of the literature. J Am Acad Dermatol. 1998;38:862-5.

[53] Lowe NJ, Wieder JM, Sawcer D, et al. Naevus of Ota: treatment with high energy fluences of the Q-switched ruby laser. J Am Acad Dermatol. 1993;29:997-1001.

[54] Chan HH, Lam LK, Wong DS, et al. Role of skin cooling in improving patient tolerability of Q-switched alexandrite (QS Alex) laser in naevus of Ota treatment. Lasers Surg Med. 2003;32:148-51.

[55] Aurangabadkar S. QYAG5 Q-switched Nd: YAG laser treatment of naevus of Ota: an Indian study of 50 patients. J Cutan Aesthet Surg. 2008;1:80-4.

[56] Kunachak S, Leelaudomlipi P. Q-switched Nd: YAG laser treatment for acquired bilateral naevus of otalike maculae: a long-term follow-up. Lasers Surg Med. 2000;26:376-9.

[57] Polnikorn N, Tanrattanakorn S, Goldberg DJ. Treatment of Hori's naevus with the Q-switched Nd: YAG laser. Dermatol Surg. 2000;26:477-80.

[58] Lee B, Kim YC, Kang WH, et al. Comparison of characteristics of acquired bilateral naevus of Otalike macules and naevus of Ota according to therapeutic outcome. J Korean Med Sci. 2004;19:554-9.

[59] Lam AY, Wong DS, Lam LK, et al. A retrospective study on the efficacy and complications of Q-switched alexandrite laser in the treatment of acquired bilateral naevus of Otalike macules. Dermatol Surg. 2001;27:937-41.

[60] Milgraum SS, Cohen ME, Auletta MJ. Treatment of blue naevi with the Q-switched ruby laser. J Am Acad Dermatol. 1995;32:307-10.

[61] Katsambas A, Antoniou C. Melasma. Classification and treatment. J Eur Acad Dermatol

Venereol. 1995;4:217-23.

[62] Kang WH, Yoon KH, Lee ES, et al. Melasma: Histopathological characteristics in 56 Korean patients. Br J Dermatol. 2002;146:228-37.

[63] Nouri K, Bowes L, Chartier T, et al. Combination treatment of melasma with pulsed CO_2 laser followed by Q-switched alexandrite laser: a pilot study. Dermatol Surg. 1999;25:494-7.

[64] Wang CC, Hui CY, Sue YM, et al. Intense pulse light for the treatment of refractory melasma in Asian persons. Dermatol Surg. 2004;30:1196-200.

[65] Manaloto RM, Alster T. Erbium: YAG laser resurfacing for refractory melasma. Dermatol Surg. 1999;25:121-3.

[66] Rokhsar CK, Fitzpatrick RE. The treatment of melasma with fractional photothermolysis: a pilot study. Dermatol Surg. 2005;31:1645-50.

[67] Polnikorn N. Treatment of refractory dermal melasma with the MedLite C6 Q-switched Nd:YAG laser: two case reports. J Cosmet Laser Ther. 2008;10:167-73.

[68] Jeong SY, Chang SE, Bak H, et al. New melasma treatment by collimated low fluence Q-switched Nd:YAG laser. Korean J Dermatol. 2008;46:1163-70.

[69] Gokalp H, Akkaya AD, Oram Y. Long-term results in low-fluence 1064-nm Q-Switched Nd:YAG laser for melasma: Is it effective? J Cosmet Dermatol. 2016;15(4):420-6.

[70] Kim JY, Choi M, Nam CH, et al. Treatment of melasma with the photoacoustic twin pulse mode of low-fluence 1,064 nm Q-switched Nd:YAG laser. Ann Dermatol. 2016;28(3):290-6.

[71] Mun JY, Jeong SY, Kim JH, et al. A low fluence Q-switched Nd:YAG laser modifies the 3D structure of melanocyte and ultrastructure of melanosome by subcellular-selective photothermolysis. J Electron Microsc. 2011;60(1):11-8.

[72] Hofbauer Parra CA, Careta MF, Valente NY, et al. Clinical and histopathologic assessment of facial melasma after low-fluence Q-switched neodymium-doped yttrium aluminium garnet laser. Dermatol Surg. 2016;42(4):507-12.

[73] Dashore S, Mishra K. Tranexamic acid in melasma: why and how? Indian J Drugs Dermatol. 2017;3:61-3.

[74] Kwon HH, Ohn J, Suh DH, et al. A pilot study for triple combination therapy with a low-fluence 1064 nm Q-switched Nd:YAG laser, hydroquinone cream and oral tranexamic acid for recalcitrant Riehl's Melanosis. J Dermatolog Treat. 2016;27:1-5.

[75] Nanni CA, Alster T. Treatment of a Becker's naevus using 694-nm long-pulsed ruby laser. Dermatol Surg. 1998;24:1032-4.

[76] Trelles MA, Allones I, Moreno-Arias GA, et al. Becker's naevus: a comparative study between erbium: YAG and Q-switched neodimiyum:YAG; clinical and histopathological findings. Br J Dermatol. 2005;152:308-13.

[77] Kopera D, Hohenleutner U, Landthaler M. Qualityswitched ruby laser treatment of solar lentigines and Becker's naevus: a histopathological and immunohistochemical study. Dermatology. 1997;194:338-43.

[78] Goldberg DJ, Stampien T. Q-switched ruby laser treatment of congenital naevi. Arch Dermatol. 1995;131:621-3.

[79] Grevelink JM, van Leeuwen RL, Anderson RR, et al. Clinical and histological responses of congenital melanocytic naevi after single treatment with Q-switched lasers. Arch Dermatol. 1997;133:349-53.

[80] Rosenbach A, Williams CM, Alster TS. Comparison of the Q-switched alexandrite (755 nm) and Q-switched Nd:YAG (1064 nm) lasers in the treatment of benign melanocytic naevi. Dermatol Surg. 1997;23:239-44.

[81] Waldorf HA, Kauvar AN, Geronemus RG. Treatment of small and medium congenital naevi with Q-switched ruby laser. Arch Dermatol. 1996;132:301-4.

[82] Ueda S, Imayama S. Normal-mode ruby laser for treating congenital naevi. Arch Dermatol. 1997;133:355-9.

[83] Kono T, Ercocen AR, Chan HH, et al. Effectiveness of the normal-mode ruby laser and the combined (normal-mode plus Q-switched) ruby laser in the treatment of congenital melanocytic naevi: a comparative study. Ann Plast Surg. 2002;49:476-85.

[84] Kono T, Ercocen AR, Nozaki M. Treatment of congenital melanocytic naevi using the com-

bined（normal-mode plus Q-switched）ruby laser in Asians：clinical response in relation to histological type. Ann Plast Surg. 2005；54：494-501.

［85］ Michel JL. Laser therapy of giant congenital melanocytic nevi. Eur J Dermatol. 2003；13（1）：57-64.

［86］ Bett BJ. Large or multiple congenital melanocytic nevi：occurrence of cutaneous melanoma in 1008 persons. J Am Acad Dermatol. 2005；52(5)：793-7.

［87］ Taylor CR，Anderson RR. Ineffective treatment of refractory melasma and postinflammatory hyperpigmentation by Q-switched ruby laser. J Dermatol Surg Oncol. 1994；20：592-7.

［88］ Rheingold LM，Fater MC，Courtiss EH. Compartment syndrome of the upper extremity following cutaneous laser surgery. Plast Recontr Surg. 1997；99：1418-20.

［89］ Bhardwaj SS，Brodell RT，Taylor JS. Red tattoo reactions. Contact Dermatitis. 2003；48：236-7.

［90］ Ashinoff R，Levine VJ，Soter NA. Allergic reactions to tattoo pigment after laser treatment. Dermatol Surg. 1995；21：291-4.

［91］ England RW，Vogel P，Hagan L. Immediate cutaneous hypersensitivity after treatment of tattoo with Nd：YAG laser：a case report and review of the literature. Ann Allergy Asthma Immunol. 2002；89：215-7.

［92］ Kyanko ME，Pontasch MJ，Brodell RT. Red tattoo reactions：treatment with the carbon dioxide laser. J Dermatol Surg Oncol. 1989；15：652-6.

［93］ De Argila D，Chaves A，Moreno JC. Erbium：Yag laser therapy of lichenoid red tattoo reactions. J Eur Acad Dermatol Venereol. 2004；18：332-3.

［94］ Jimenez G，Weiss E，Spencer JM. Multiple color changes following laser therapy of cosmetic tattoos. Dermatol Surg. 2002；28：177-9.

［95］ Shah SD，Aurangabadkar SJ. Newer trends in laser tattoo removal. J Cutan Aesthet Surg. 2015；8：25-9.

［96］ Aurangabadkar SJ. Shifting paradigm in laser tattoo removal. J Cutan Aesthet Surg. 2015；8：3-4.

［97］ Anderson RR，Geronemus R，Kilmer SL，et al.

Cosmetic tattoo ink darkening. A complication of Q-switched and pulsed-laser treatment. Arch Dermatol. 1993；129；1010-4.

［98］ Kirby W，Desai A，Desai T，et al. The Kirby-Desai scale：a proposed scale to assess tattoo-removal treatments. J Clin Aesthet Dermatol. 2009；2：32-7.

［99］ Ross V，Naseef G，Lin G，et al. Comparison of responses of tattoos to picosecond and nanosec-ond Q-switched neodymium：YAG lasers. Arch Dermatol. 1998；134(2)：167-71.

［100］ Au S，Liolios AM，Goldman MP. Analysis of incidence of bulla formation after tattoo treatment using the combination of the picosecond Alexandrite laser and fractionated CO_2 ablation. Dermatol Surg. 2015；41(2)：242-5.

［101］ Brauer JA，Reddy KK，Anolik R，et al. Successful and rapid treatment of blue and green tattoo pigment with a novel picosecond laser. Arch Dermatol. 2012；148(7)；820-3.

［102］ Saedi N，Metelitsa A，Petrell K，et al. Treatment of tattoos with a picosecond alexandrite laser：a prospective trial. Arch Dermatol. 2012；148：1360-3.

［103］ Yue B，Yang Q，Xu J，Lu Z. Efficacy and safety of fractional Q-switched 1064-nm neodymium-doped yttrium aluminum garnet laser in the treatment of melasma in Chinese patients. Lasers Med Sci. 2016；31（8）：1657-63.

［104］ Sofen B，Prado G，Emer J. Melasma and post inflammatory hyperpigmentation：management update and expert opinion. Skin Therapy Lett. 2016；21(1)：1-7.

［105］ Sarkar R，Aurangabadkar S，Salim T，et al. Lasers in melasma：a review with consensus recommendations by Indian pigmentary expert group. Indian J Dermatol. 2017；62：477-82.

［106］ Aurangabadkar SJ. Optimizing Q-switched lasers for melasma and acquired dermal melanoses. Indian J Dermatol Venereol Leprol. 2019；85：10-7.

［107］ Jang YH，Park J-Y，Park YJ，et al. Changes in melanin and melanocytes in mottled hypopigmentation after low-fluence 1,064-nm Q-switched Nd：YAG laser treatment for melasma. Ann Dermatol. 2015；27(3)；340-2.

第4章

脱毛激光

Samantha Hills and Daron Seukeran

一、概述

在许多国家的文化中，在特定部位出现过多或可见的毛发会被认为是疾病的表现，至少会看上去没有吸引力。到 2025 年，全球脱毛市场预计将增长到 15 亿美元[1]，面部和身体部位脱毛的需求没有减弱的迹象。

激光和光辅助脱毛是越来越多的希望达到永久脱毛者的首选疗法。1997 年，美国食品药品监督管理局（FDA）批准了第一种用于美容脱毛的激光，此后，它被广泛应用于临床，并被认为是一种安全有效的脱毛方法。尽管如此，2009 年的一份 Cochrane 系统评价得出的结论是，缺乏高质量的研究意味着数据不足以支持激光和 IPL 的长期脱毛疗效[2]。

尽管最初被推广为达到所有皮肤类型永久性脱毛的一种手段，但许多临床医师已经修正了这一说法，现在持有更客观的期望。根据毛发的颜色、质地和部位，以及患者的皮肤类型和荷尔蒙状态等因素，现在普遍认为完全（永久性）脱毛是不可能实现的。不过，毛发在术后 12 个月内没有生长常被看作是"永久性脱毛"，经激光脱毛后再次长出的毛发通常颜色更浅、更细，数量更少。

红宝石激光是 1960 年首先面市的激光器。早期研究着眼于使用激光去除文身，直到 1996 年 Grossman 等才发现，红宝石激光可成功用于美容目的的长期脱毛。从那时起，长脉冲翠绿宝石、半导体和 Nd：YAG 激光都被用于脱毛。在 20 世纪 90 年代末，第一个强脉冲光（intense pulsed light，IPL）设备被引入市场。此后，大量 IPL 设备进入市场，这些强光源（intense light sources，ILS）也被广泛用于脱毛。

（一）作用方式

大多数激光和光利用选择性光热作用原理，它描述了光如何传递到皮肤，从而选择性地破坏某些生物靶标，同时避免损伤周围组织。为了达到长期脱毛，毛囊细胞必须受到不可逆转的损伤。在毛囊受损后，负责毛发生长的细胞被破坏，从而实现长期脱毛的目的。这种对毛囊的损害可以通过激光或光来实现，因为色基黑色素会吸收光，黑色素存在于毛干和皮肤中。

为了实现这种作用，必须在与目标的热弛豫时间（TRT）或冷却时间相匹配的时间段内发射光。毛发的 TRT 为 $10\sim100$ ms，激光脱毛因而应使用长脉冲激光，而不是调 Q 激光。特定脉冲持续时间（几十毫秒）的光，直接射向皮肤，并被毛干中的黑色素吸收，产生热量（光热反应）。热量传导至周围的毛囊，毛发实际上是向毛囊传递热量的"中介"。因此，毛发必须始终存在于毛囊中，以便脱毛激光发挥作用。毛发已经被拔除、以蜡疗或其他方式做过脱毛的毛囊不适合再进行激光脱毛。如果加热效果足够,基质和毛囊隆突部位负责再生的毛囊细胞会受到破坏,从而抑制毛发再生,实现长期脱毛。

激光脱毛原理总结如下。

1. 光被发干中的黑色素选择性吸收。

2. 光使毛发迅速加热,并将热量传导至毛囊和附近的细胞。

3. 负责毛发再生的细胞被加热并受损,毛发被完全破坏或转变为更细、颜色更浅的毛发。

4. 当周围的毛发进入生长期(anagen phase)时,新的毛发生长。

5. 继续治疗重新长出的毛发,毛发再生的比例会随着治疗次数的增加而降低。

当谈及光电技术脱毛的机制时,对波长的选择至关重要。为了用激光或光有效地去除毛发,必须将发干中的黑色素作为靶色基。缺乏黑色素的毛发(灰色或白发)吸收光和产生热量的能力有限,很难用激光或光去除。根据选择性光热作用原理,为了作用于毛发中的色素,需要使用能够被黑色素选择性吸收的波长。理想的波长应该容易被黑色素吸收,但不能被其他色基如水或血液很好地吸收。

常用的脱毛激光都使用"黑色素光学窗口(optical window for melanin)"内的波长,该波长为650~1200 nm。该范围内的波长很容易被黑色素吸收,而避免了血液的主要吸收峰,将血管损伤的可能性降至最低,并避免了较长的红外波长(该波长会使组织中的水加热)。

为了在不损害周围组织的情况下去除毛发,激光和IPL脱毛依赖于毛干中黑色素对光的吸收,而不是皮肤中黑色素的吸收。由于黑色素通常存在于表皮内、表皮和真皮之间的连接处、真皮内,以及毛发内,因而脱毛过程会相当复杂。重要的是,毛发的颜色要比皮肤深,才能被优先吸收。深色毛发和白皙皮肤的人通常会获得最好的疗效。当毛囊

达到足以被破坏的温度,而表皮保持在损伤阈值温度以下时,治疗是有效的。在治疗前、治疗中和治疗后给皮肤降温可以减少表皮损伤。如果皮肤温度超过45℃,可能会发生热损伤[3],冷却表皮使得激光脱毛时可以使用较高的能量,而不增加并发症的风险。常用的冷却方法有冰袋、冷凝胶、风冷、接触冷却或低温喷雾。

(二)毛发结构

毛囊(毛球、毛乳头和周围结缔组织)在出生前就发育了,一旦死亡就无法再生。据估计,成年人的毛囊总数至少有500万个(其中头皮有100万个)。毛发由角蛋白组成,由真皮乳头供血滋养,毛发上皮与表皮相连。毛干由毛球内的基质细胞生长,在竖毛肌的交界处,毛囊上皮干细胞位于毛囊隆突部。

末端毛发的横截面包括如下。

1. 毛小皮,最外层,薄而无色。

2. 皮质,在毛干中占最大比例的中间层。

3. 髓质,毛干的中心部分,含有色素。

毛发可以分为终毛和毳毛两种主要类型。

• 终毛:浓密、较长,因有黑色素而呈深色。

• 毳毛:细、短,通常无色素。

一般来说,终毛会带来美容问题,而纤细的毳毛通常不易看到。毳毛可以因性激素(如青春期)或机械刺激毛发(如拔毛时产生的刺激)而转变为终毛。因此,不建议自行拔毛、挽面(threading,是用线绞动的一种脱毛方法)和蜜蜡脱毛。

(三)毛发生长周期

每根毛发都有生长周期——事实上,它有生长、休止和脱落的周期。并非我们身体上的所有毛发都在同一时间处于同一阶段。毛发生长的三个阶段是生长期、退行期和休止期。

1. 生长期(anagen)，毛发处于活跃生长和黑色素合成阶段。在此阶段，位于隆突部的黑素细胞干细胞开始产生黑素小体，使毛干出现颜色[4]。此外，生长期毛发附着在真皮乳头，最深处在真皮内。

2. 退行期(catagen)，毛发停止生长，但继续从真皮乳头获得营养。

3. 休止期(telogen)，毛发完全停止生长的阶段，毛发从真皮乳头分离并收缩到原始深度的 1/3。毛发随后脱落，这个过程在生长期早期再次开始。

激光或光辅助脱毛最重要的阶段是毛发生长期，因为毛发与真皮乳头相连，并由真皮乳头滋养，真皮乳头离皮肤表面相对较近。在生长阶段，毛囊中的黑色素也相对丰富。因此，光电治疗可以更容易地在发干、真皮乳头和毛囊中积聚足够的能量，以造成永久性损伤，这将延迟或阻止毛发再生。因为需要在毛发生长初期进行治疗，因而需要多次治疗才能成功破坏逐渐长出来的毛发。

生长期的持续时间因年龄、季节、部位、性别和遗传倾向的不同而有很大差异，毛发的生长期可长达 6 年，80%～90%的毛发处于生长期。对于大多数身体部位来说，退行期是相对稳定的，约为 3 周，而休止期通常持续约 3 个月。处于退行期或休止期的毛发对光电治疗的反应较弱。腿部或背部在任何时候都只有约 20%的毛发处于生长期，这就是为什么需要一段时间才能看出长期的效果，因为大多数毛发并没有活跃地生长。

此外，毛发周期受多种激素的影响；雌激素、睾酮、肾上腺糖皮质激素、催乳素和生长激素的影响。睾酮及其活性代谢物二氢睾酮(出现在多囊卵巢等疾病中)作用最强。大多数寻求脱毛的人身体健康，但是一些遗传性综合征也可导致毛发过多，应了解这些情况。

二、用于脱毛的激光与光源

用于脱毛的光源的关键特性如下。

- 波长。
- 能量。
- 脉宽。

(一)波长

加热毛囊的方法依赖于色基黑色素对光的吸收。通常有 5 种不同的激光/光源用于脱毛。它们都在毫秒范围内发出"长脉冲"以产生光热效应。

1. 红宝石激光器(694 nm)。

2. 翠绿宝石激光器(755 nm)。

3. 半导体激光器(不同波长，通常 810 nm 或 920 nm)。

4. Nd∶YAG 激光器(1064 nm)。

5. IPL 或 ILS 光源(过滤后的宽谱光，通常为 620～1200 nm)。

波长较短的激光对黑色素的吸收增强，它们对更细、更浅的毛发效果更佳。然而，对黑色素的高亲和力意味着这些较短的波长更容易与皮肤内的色素相互作用，因而不适合有色皮肤的治疗。

(二)能量密度

能量密度(流量，fluence)，也称为 energy density，是在给定区域内传递的能量的量度，并以焦耳每平方厘米(J/cm^2)为单位。为了达到破坏毛囊的目的，能量必须足以达到足够高的温度来破坏毛囊干细胞。当能量固定时，可使用较小的光斑来增加能量，但这将影响治疗时间和有效穿透深度。

造成毛囊损伤所需的能量源于临床试验，往往会因各种因素而有很大差异。皮肤类型和毛发颜色是决定合适能量(安全且有效)的主要因素。但是，不同设备的参数会有所不同。一般来说，波长较长(与黑色素亲和力降低)的激光设备需要更高的能量才能获得与波长较短的设备相同的临床效果。

(三)脉宽

脉冲持续时间(又称为脉宽)表示光脉冲的作用时间。根据选择性光热作用原理，激光的脉冲持续时间应与目标的热弛豫时间相匹配。热弛豫时间是指靶组织通过热扩散将50%热能弥散至周围组织需要花费的时间。对于毛发来说，TRT 是 40～100 ms[5]，因此，使用此数量级脉冲持续时间的激光/光源可以有效地加热毛囊，同时表皮将热量传导到周围的组织。

较粗的毛发具有更长的 TRT，因而需要用更长的脉冲持续时间进行有效治疗。细的毛发需要更短的脉冲，以便在毛囊内达到较高的峰值温度。在其他条件不变的情况下，降低脉冲持续时间会使治疗更有效（作用更强），而增加脉冲持续时间会降低峰值功率，可安全地用于有色皮肤的脱毛。

三、用于脱毛的激光与光

(一)红宝石激光

694 nm 的红宝石激光是第一种用于脱毛的选择性激光。作为较短波长的激光，黑色素吸收较多，使毛囊得到有效加热，但也会加热皮肤内的黑色素。多项研究表明，该波长的不良反应发生率增加，如表皮灼伤或色素异常[6,7]。因此，红宝石激光仅适用于 Fitzpatrick Ⅰ型和Ⅱ型皮肤。

长脉冲红宝石激光的技术难题（低效的激光导致激光腔内的工作温度高）意味着高重复率和高能量难以可靠地实现，这限制了其临床应用。

(二)翠绿宝石激光

755nm 翠绿宝石激光通常是浅色皮肤类型脱毛的首选。黑色素吸收率高，意味着它甚至可以有效地处理纤细和白皙的毛发（尽管发干中始终会有黑色素，但金色或白色的毛发使用激光或光脱毛无效）。翠绿宝石激光可实现短脉宽，提高疗效。不过，不适合治疗 Fitzpatrick Ⅴ型和Ⅵ型皮肤，在治疗Ⅳ型皮肤时应格外小心。

(三)半导体激光

半导体激光越来越受欢迎，因为能够用于多种皮肤类型（Ⅰ～Ⅴ型）。它们也是第一种可以滑动及"无痛"脱毛的激光，通过激光手具直接传输到皮肤上。一些半导体激光难以在短脉宽内传递足够的能量，这可能会影响脱除细毛的疗效。

(四)掺钕钇铝石榴石(Nd:YAG)激光

长脉冲 Nd:YAG 激光在常用的脱毛激光中波长最长（1064 nm），表皮黑色素对其吸收减少。与其他脱毛激光相比，表皮黑色素吸收的减少使皮肤加热更少。因此，表皮损伤的风险较低，Nd:YAG 激光被认为是对有色皮肤最安全的激光，特别是用于治疗Ⅵ型皮肤。皮肤黑色素吸收的减少使得激光穿透更深，激光能量很容易到达毛球和隆突部位，造成毛囊的坏死，达到持久的毛发减少。但是，增加的穿透力使这种激光脱毛比其他激光设备更疼痛，且对细而浅的毛发的脱毛效果有限。

(五)强脉冲光

强光光源（ILS）通常被称为强脉冲光（IPL），可能是目前市面上最常见的光辅助脱毛方法。它相对简单，价格较激光低，并且能够使用针对其他色基的滤光片，使得强脉冲光具有多重作用，也用于治疗浅表血管损伤和玫瑰痤疮、雀斑样痣和光损伤皮肤（详见第 9 章）。

ILS 通常由氙气闪光灯组成，氙气闪光灯的波长范围为紫外线到近红外。因此，其输出需要某种形式的过滤，对于脱毛，通常使用截止滤光片去除 650 nm 以下的波长。其发射波长范围为 650～1200 nm。这段波长很容易被黑色素吸收，并避免了血液的主要吸收峰，从而减少了血管损伤的可能性。疗效主要取决于脉宽和可达到的峰值功率，不同的设备有各种各样的脉冲波形。这意味着，与常见的脱毛激光相比，IPL 的技术特征和价格往往有更多的变化，导致疗效的差异。

不同脱毛设备的比较见表 4.1。

表 4.1 用于脱毛的激光与光设备的简要比较

光源	优势	劣势
红宝石激光(694 nm)	在常用脱毛激光器中被黑色素吸收的最多,可有效去除细发和色素含量较少的毛发	由于表皮起疱或色素异常的风险高,不适合深色皮肤类型。由于激光频率和光斑大小的固有限制,治疗时间较慢
翠绿宝石激光(755 nm)	由于黑色素吸收水平高,被认为是激光脱毛的"金标准"。对Ⅰ~Ⅲ型皮肤有效。短脉宽意味着可以获得高峰值功率。有低能量、高频率版本,用于"无痛治疗"	不适合治疗Ⅴ型和Ⅵ型皮肤(治疗Ⅳ型皮肤需格外小心)
半导体激光(多波长,通常为810 或 920 nm)	通常是紧凑的台式设备。可以有效治疗多种皮肤类型。二极管阵列可产生较大的光斑,以便快速脱毛。有低能量、高频率版本,用于"无痛治疗"	很难实现极短的脉宽,这会限制最大功率。此波长对黑色素吸收减少,会降低脱除纤细或白皙毛发的疗效
Nd:YAG 激光(1064 nm)	有限的表皮黑色素吸收意味着它是用于治疗Ⅳ~Ⅵ型皮肤和晒黑的皮肤的最安全的激光	通常需要比其他脱毛设备次数更多的治疗。穿透深会使治疗舒适性很差。此波长对黑色素吸收减少会降低脱除纤细或白皙毛发的疗效
强脉冲光/ILS(多波长,通常为 600~1200 nm)	治疗面积大,机器的多功能性(通过使用滤波片提供嫩肤/血管治疗)使之有多种功效。比大多数激光器更便宜	各种强脉冲光设备之间的差异很大。与激光相比,强脉冲光的脱毛效果较差

四、治疗前的准备和注意事项

在治疗前,应对每位患者详细面诊,获得知情同意,并进行光斑测试。面诊期间,医师应记录完整的病史,并详细解释治疗方法。一般来说,通常情况下,应注意以下事项。

(一)禁忌证

- 最近暴露在紫外线下或黝黑的皮肤(原本肤色或晒黑,包括晒黑注射)。
- 皮肤色素沉着问题,如黄褐斑(在治疗区域内或附近)。
- 瘢痕疙瘩史。
- 妊娠和哺乳。
- 严重的皮肤光敏或光敏性疾病,如卟啉症。
- 最近 12 个月内出现过癫痫。

- 皮肤癌或其他恶性疾病。
- 任何活动性炎症性皮肤病,如湿疹、银屑病、治疗区域内的单纯疱疹。
- 在治疗疾病,如糖尿病、结缔组织病(如红斑狼疮)及放疗或化疗。
- 不切实际期望的患者,或不能遵循术后指导的患者。
- 不要治疗文身、半永久性化妆或痣。
- 在过去 1 个月内使用过圣约翰草、米诺环素或胺碘酮。
- 在过去 6 个月内使用过异维 A 酸或用于光动力疗法的任何药物。
- 在过去 2 周内,在待治疗区域使用过外用维 A 酸,如维 A 酸(全反式维 A 酸)、异维 A 酸、阿达帕林。
- 在过去 1 个月内大剂量全身使用(口

服或注射)过类固醇激素。

- 在过去1周内(在治疗区域内或附近)局部使用过类固醇激素。

在获得病史后,还必须进行以下工作。

- 评估需要治疗的情况,如毛发的粗细和颜色。如果有潜在的内分泌紊乱,而导致毛发生长的原因没有得到治疗,维持治疗是必要的。
- 向患者展示预期疗效的案例,回答患者关于治疗的任何问题,确保患者对疗效有现实的期望。
- 解释疗效与患者的皮肤和毛发颜色有关,疗效因人而异。浅色皮肤的深色毛发疗效最好,而白色、金色和红色毛发几乎没什么效果。
- 确保患者知晓脱毛需要多次治疗,因为毛发是周期性生长的,只有在生长期才能得到有效治疗。告知患者脱毛的其他方法,包括蜡疗、剃须、挽面和脱毛膏,在激光/IPL脱毛之前,必须剃掉毛发。
- 向患者解释治疗过程,告知疼痛管理和术后护理,应详细说明治疗可能产生的不良反应。
- 解释强脉冲光/激光辐射的危害及始终佩戴合适护目镜的必要性。
- 仔细记录患者对日晒的反应,并使用Fitzpatrick量表确定皮肤类型。
- 估算治疗总费用,并告知支付方法。
- 对患者治疗部位进行拍照,留作记录。
- 回答患者的任何问题并记录患者的意见。应向每位患者提供治疗的书面信息。
- 请患者阅读知情同意书,签名并注明日期(确认其明白知情同意书的内容)。

(二)知情同意

在进行任何检查、光斑测试或治疗之前,都必须向每位患者提供激光或ILS治疗的知情同意书。在决定是否同意之前,患者需要

就益处、风险、替代治疗、预期效果和费用等获得足够的信息。如果没有为患者提供做出合理决定所需的足够信息,或者无法以他们能理解的语言提供信息,则他们的同意可能无效。如果患者适合治疗,可进行光斑测试。在治疗前,必须在患处或尽可能靠近患处来进行光斑测试。

(三)光斑测试

一旦确定了适合的患者,建议在开始治疗之前为患者完成光斑测试。光斑测试的目的是为患者的皮肤、毛发类型和皮损类型确定最有效的治疗参数,并判断皮肤对治疗的反应。光斑测试应始终在小范围内、在治疗区域内或附近进行,如果随后要治疗其他身体部位,在新的治疗区域也要进行光斑测试。

选择最低的建议参数,要考虑到皮肤类型、身体部位,以及该区域毛发的密度和厚度。观察皮肤反应和患者对治疗的耐受性,如果未观察到适当的皮肤反应,则可以调高参数设置,但请记住,光斑测试的反应并不总是很明显。毛囊红斑和水肿的出现,以及毛发烧焦的气味是治疗参数设置合适的指征。大多数脱毛治疗后不会出现非常明显的红斑,如出现可能是过度治疗的迹象。通常,测试时只发射少量光斑。应完整记录观察到患者的皮肤和反应、签名、日期和预约治疗。

在开始治疗之前,应该提前进行光斑测试,可能短至24 h,但通常是约7 d,特别是对于深肤色皮肤类型。后续的治疗间隔通常为4~8周。

(四)典型皮肤反应及治疗终点

1. 患者需了解治疗后可能出现的反应

- 治疗区域发红和(或)触痛。
- 瘙痒、轻微刺激或肿胀的毛囊,通常在48 h内消退(图4.1)。
- 毛发在约2周脱落。
- 毛发再生时会比治疗前更细、颜色更浅。
- 一旦长出来明显的毛发,可再次进行脱毛。

- 偶尔会发生毛囊炎和（或）组胺反应，可通过加强个人卫生（新剃刀、新毛巾和面巾）来预防，以及使用抗感染/抗菌和镇静皮肤的产品。

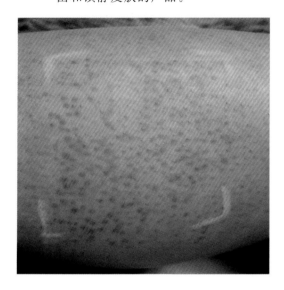

图4.1 用低能量、高重复频率的翠绿宝石激光治疗后出现明显的毛囊性红斑

2. 脱毛激光医疗适应证

- 多毛症。
- 多囊卵巢综合征。
- 截肢者的假肢。
- 减少体味。
- 藏毛窦。
- 反常性痤疮。
- 穿掘性头皮毛囊炎。
- 小棘毛壅病。
- 假性毛囊炎。
- 带毛发口内皮瓣。
- 变性激光脱毛和生殖器性别确认手术。
- 造口周围多毛。
- 进行毛发修复手术以重新设计女性的发际线。

（1）多毛症：通常被定义为雄激素依赖分布的毛发过多，如女性的胡须区、下腹部。在不同人群中，多毛症的患病率为5%～32%。

多毛症会给人带来痛苦和烦恼，对社会心理和生活质量都有负面影响[8]。

重要的是要认识到患者对多毛症严重程度的看法可能与医师、护士和其他人群有很大不同。一项研究表明，用翠绿宝石激光治疗后，多毛症相关的残疾生活质量指数（DLQI）得分显著降低。同一项研究还表明，激光脱毛使社交和人际交往活动增加[8]。

对于腋窝、腿部、比基尼线的毛发，许多女性会选择激光脱毛。其他的方法，如脱毛膏和电解液越来越不受欢迎。脱毛膏通常会引起刺激反应；拔毛会导致毛囊炎和炎症后色素沉着；蜡疗也会导致类似的问题。电解法是一种有效的方法，可达到永久性毛发减少，但过程缓慢而痛苦，结果和不良反应依赖于操作者的水平。

基于此，激光脱毛已经成为一种受欢迎的脱毛方法，尽管原来关于永久性脱毛的报道现在已经被修改为退行期延长和毛发生长延迟（图4.2）。然而，许多人，尤其是患有面部多毛症的女性，认为有几个月的缓解期比每天刮除或拔除毛发更容易接受。

非雄激素依赖性的毛发生长在前臂或背部被称为多毛症。多毛症患者需要进行全面评估，以排除可治愈的雄激素过多的病因，包括某些肿瘤。多毛症的其他原因包括药物诱导的毛发生长、先天性毛发和移植供体部位的毛发生长[9]。

也有越来越多的男性在胸部和背部等部位进行激光脱毛。对于男性，尤其是30岁以下的男性来说，躯干脱毛变得越来越普遍。19%的男性表示，他们觉得自己应该去除躯干上的毛发[10]。

（2）多囊卵巢综合征（PCOS）：一种累及4%～8%育龄妇女的疾病。典型表现包括多囊卵巢、月经紊乱和雄激素过多。高达70%的患有高雄激素症的女性存在多毛症。使用口服避孕药和雄激素受体阻滞药来减少多毛，但效果因人而异[11]。

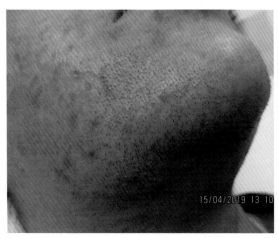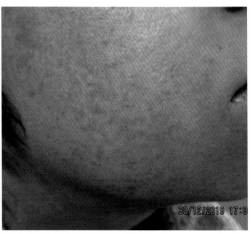

图 4.2 女性患者使用长脉冲 Nd:YAG 激光(20～30 J/cm^2、12 mm 光斑、3 ms 脉宽)脱毛 9 次的治疗前后对比

由于药物治疗效果有限,激光脱毛成为更佳的选择。与特发性多毛症相比,多囊卵巢综合征患者需要更多的疗程和重复疗程来减少毛发。

(3)截肢者的假肢:创伤性截肢患者残肢-假肢界面的毛发生长可导致毛囊炎。这会导致明显的刺激和缩短假肢的使用时间。激光脱毛可减少毛囊炎,改善症状,由于改善了戴假体的舒适度,可显著改善生活质量(图 4.3)[12]。研究表明,翠绿宝石激光治疗膝下截肢残端后,毛发密度和病情严重程度明显降低[13]。

(4)在腋窝使用激光脱毛以减少体味:身体异味,尤其是腋臭,是令人不快的。对很多人来说,减少或消除体味是个人日常护理的重要组成部分。在过去的十年里,出于卫生和审美的原因,去除腋毛变得越来越普遍[14]。

(5)毛囊性疾病:许多以毛囊性病理改变为原发性功能障碍的皮肤病已经使用激光脱毛治疗。这些疾病包括慢性炎症性疾病,如藏毛窦病(PSD)、化脓性汗腺炎(HS)、穿掘性毛囊炎和假性毛囊炎(PFB)。这些疾病被认为是由毛囊单位的阻塞、破裂和炎症引起的[15]。激光引起的毛囊损伤和毛发去除使

这些疾病得到显著改善,这在当前药物治疗效果有限且复发频繁的情况下很有帮助。

(6)藏毛窦(PNS):臀部产后裂隙上的囊肿或脓肿,通常含有毛发和皮肤碎片(图 4.4)。

先天性兔唇的 PNS 是痛苦的,会导致严重的残疾。手术完全切除窦道是标准的治疗方法,但复发风险很高。据报道,由于骶尾部毛发过多,激光脱毛作为手术的一种辅助疗法是有价值的[16-24]。

PNS 的常规治疗包括使用脱毛膏,但由于该部位的毛发反复生长,采用这种疗法常常复发。然而,使用激光脱毛 5～6 次后,复发减少了[25,26]。半导体、Nd:YAG 和翠绿宝石激光器及 IPL 已在不同研究中用于这一适应证,所有这些设备都显示出令人振奋的疗效[27]。

Jain 等治疗了 3 例 PNS 患者,但病情复发[28]。对 5 例 PNS 患者分别采用 CO_2 激光和 1064 nm Nd:YAG 激光联合治疗,目的是用 CO_2 激光去顶,用长脉冲 Nd:YAG 激光破坏毛囊,随访 3 年。在所有患者中以 2～3 个月的间隔重复长脉冲 Nd:YAG 激光治疗 4～5 次。在此期间,未观察到复发。

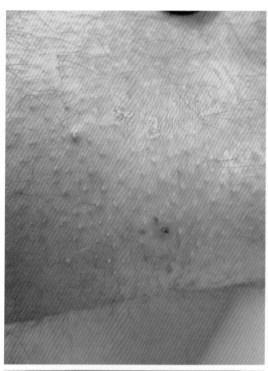
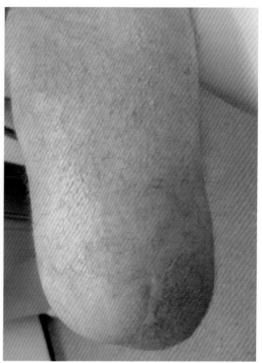
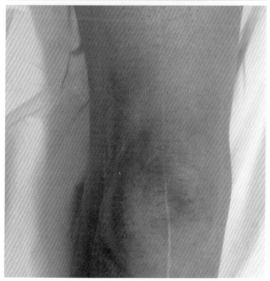

图 4.3　出现毛囊炎的小腿截肢者,经 4 次翠绿宝石激光脱毛后(755 nm、18 mm 光斑,3 ms 脉宽,16～20 J/cm²),毛囊炎有明显改善

如果少于 4 个疗程,复发率会很高。一项平均 2.7 次的研究显示,在 4.4 年的随访期内复发率为 13.3%[23]。PSD 患者进行激光脱毛通常耐受性好,没有大的并发症。一

项长期随访研究显示,在激光脱毛 5～7 年后,86.6% 的患者没有复发[13]。

(7)化脓性汗腺炎(HS):HS 是一种慢性致残性疾病,通常会累及腋窝、乳房下和腹

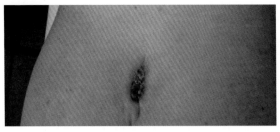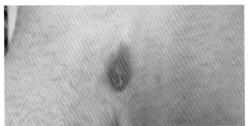

图 4.4　男性藏毛窦患者使用翠绿宝石激光(755 nm、18 mm 光斑,3 ms 脉宽,16～20 J/cm²)治疗 7 次的前后对比

股沟,该病特点是即使经过药物和外科手术治疗,病情反复加重、复发和进展。越来越多的证据表明这是一种原发性毛囊疾病,激光脱毛因而具有治疗价值。有报道称,使用半导体和 Nd:YAG 激光及 IPL 进行脱毛后,HS 得到了显著改善[29-31]。

长脉冲 Nd:YAG 激光比其他激光有更深的组织穿透能力,因此,被认为是治疗这种疾病的首选激光。对 20 例 HS 患者在治疗前后按照规定的时间间隔获取活检标本进行组织病理学观察,发现组织病理表现与长脉冲 1064 nm Nd:YAG 激光治疗后临床改善程度一致。患者接受了两次治疗。激光参数为 25～50 J/cm²,10 mm 光斑,脉宽 20～35 ms。所有炎性皮损在第 1 次治疗时采用双脉冲叠加(注:即扫 2 遍),在第 2 次治疗时采用三脉冲叠加(注:即扫 3 遍)。1 个月后,炎症减少,并发现毛干断裂。2 个月后,研究人员发现瘢痕形成、纤维化和轻微炎症。根据用于 HS 的病变面积和严重程度指数评分,在第 2 次治疗 2 个月后,治疗区域有 32% 的显著改善[32]。

(8)须部假性毛囊炎(PFB):是一种常见的慢性疾病,主要发生在非洲裔人群中,毛发紧密卷曲,向内伸入皮肤。剃须是易患因素,因为它会导致胡须短而锋利,重新进入皮肤。激光脱毛已被证明有助于减少毛干的数量和(或)厚度。长期 PFB 经激光脱毛后改善超过 50%[33-35]。在 PFB,使用 Nd:YAG 激光

脱毛被报道为减少毛发和随后的丘疹形成的安全有效的治疗选择。治疗后 90 d,深色皮肤(Ⅳ～Ⅵ型)的丘疹计数在激光治疗区域与对照组相比显著减少[36]。另一项研究显示,使用 3 次 Nd:YAG 激光治疗后,PFB 皮损平均减少了 56%[37]。1064 nm 的低能量(12 J/cm²)激光治疗(每 5 周治疗 1 次),对其他治疗无反应的颈部 PFB 起到了暂时性显著改善作用[38]。

(9)穿掘性蜂窝织炎:一种头皮炎症性疾病,其特征为头皮结节、窦道形成和瘢痕性脱发。1 例严重的顽固性穿掘性头皮蜂窝织炎患者,单用 4 次半导体激光治疗后,在 6 个月的随访中没有复发[39]。此外,一些患者在开始激光治疗后 1 年,在治疗部位出现了终毛的生长[40]。

(10)脱发性毛囊炎(FD):头皮的另一种炎症性疾病,其特征为毛囊丘疹和脓疱。它经常导致瘢痕性脱发。长脉冲 Nd:YAG 激光被用于几个 FD 病例,并取得了良好的疗效[41-43]。

(11)小棘毛壅症:一种由无症状的粉刺样病变组成的疾病(面部扩张的毛囊内含有角蛋白和数根毳毛)。激光治疗有助于去除导致毛囊堵塞的毛发。据报道,翠绿宝石激光是有效的[44,45],一项研究显示,90% 的治疗病例没有复发[46]。

(12)带毛发的皮瓣和移植物:手术重建后,带有毛发的皮瓣和移植物会使不合适的

部位生长毛发。激光脱毛已被用于基底细胞癌切除、乳腺癌重建和其他需要皮肤移植的创伤性损伤[47,48]。

(13)带毛发的口内皮瓣:恶性疾病手术后,用于重建头颈部位缺陷的各种皮瓣都包含毛囊,这些毛囊可能会导致多余的毛发生长。这会导致刺激、唾液积聚和食物潴留。有几种激光器被用来处理这个问题,但最常见的是长脉冲翠绿宝石激光器[49]。还使用了长脉冲 Nd:YAG 激光器。Shields 等证实,这些激光可提供安全有效的治疗,并改善恶性肿瘤切除后口内皮瓣修复术后患者的生活质量[50]。

在这种情况下,进行激光脱毛是非常困难的,因为在狭窄的口咽内能见度低,激光手具体积大。翠绿宝石激光用于喉咽切除术后重建喉咽部的患者中,症状得到显著改善,该患者使用一个 7 mm 手具,带有 90 度侧面发射光纤附件,穿过支撑喉镜的内腔[51]。

(14)变性人激光脱毛和生殖器性别确认手术:变性人群体通常希望脱毛,而激光提供了实现这一目标的有效方法(图 4.5)。生殖器性别确认手术(GAS)包括重建生殖器以匹配患者的性别。使用含毛发的皮瓣可导致术后阴道内瘘及尿道内毛发生长及相关并发症[52,53]。在生殖器性别确认手术之前,电解被用于脱毛,但激光脱毛被证明是更好的方法[54,55]。在手术前,最好在最后一次脱毛后等待 3 个月,以确认不会出现毛发再生[56]。

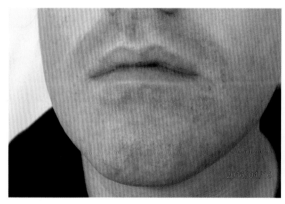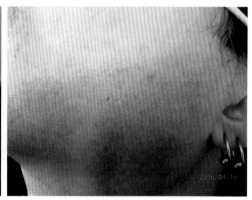

图 4.5　男变女患者

8 次电解治疗后,使用 755 nm 翠绿宝石激光,进行超过 30 次的治疗(20～30 J/cm², 12 mm 光斑)。

(15)造口周围毛发生长:回肠造口术后的造口周围毛发生长会导致造口装置难以黏附到皮肤。激光脱毛可有效脱毛,改善造口器粘连,降低创伤和感染风险[57,58]。

(16)女性毛发移植重新设计前额发际线:由于枕部供体毛发较厚,导致女性毛发移植矫正发际线可能外观不自然。激光脱毛已被用作女性毛发移植后修正发际线的非手术方法。Park 等[59]的研究显示,87.5%的患者有所改善,毛发直径明显缩小。

五、激光脱毛治疗的并发症及防治方法

脱毛的典型终点反应通常仅限于轻度红斑、毛囊周围肿胀和毛发烧灼的气味。激光和光辅助脱毛通常风险较低,并发症通常是短暂的,永久的后遗症非常罕见。临床实践经验和合理的预防措施可最大限度地减少并发症。对患者来说,最重要的是使用最适合自己皮肤类型的激光治疗。

在问诊过程中，明确治疗的可能风险非常重要。

（一）灼烧、起疱、瘢痕形成

如果参数设置不合适（能量密度过高，不同皮肤类型的波长选择不正确等），冷却不充分或皮肤晒黑，则皮肤可能会发生热损伤，表现为明显的红斑、灼伤甚至起疱（图4.6和图4.7）。

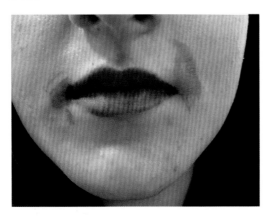

图 4.6　过度重叠、卸妆不彻底导致的皮肤不良反应（本图由 Vishal Madan 博士惠赠）

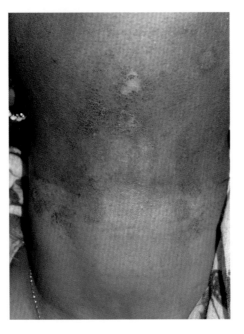

图 4.7　过度重叠、卸妆不彻底导致的皮肤不良反应（本图由 Vishal Madan 博士惠赠）

重要的是，治疗后形成的任何水疱或灼伤不得挤压、挤破或摩擦，并且保持局部清洁干燥。一旦水疱消退，皮肤可能会干燥脱皮。不要去角质，让皮肤自然脱落。防晒必不可少，一旦皮肤愈合，每天都要涂抹高倍数的防晒霜，坚持12个月，以减少色素沉着的风险。

一般来说，IPL/激光灼伤是浅表的，不会有任何问题，但是如果怀疑感染，则需立即进行治疗，以最大限度地减少瘢痕或永久性色素沉着的风险。

（二）色素性改变

色素减退和色素沉着可能在灼伤后出现，也可能在治疗后出现（图4.8～图4.10）。治疗前后避免日晒可减少发生色素性改变的风险。永久性色素改变罕见，更常见于深色皮肤。

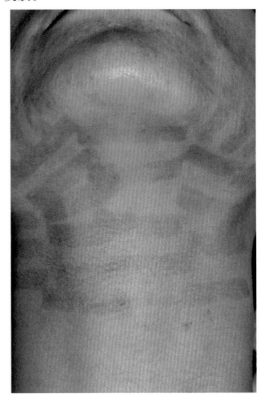

图 4.8　IPL 治疗后的暂时性色素沉着，可能是由于皮肤黝黑或皮肤类型的设置不适当（本图由 Vishal Madan 博士惠赠）

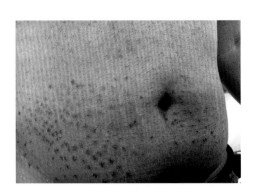

图 4.9　由于能量过高,治疗后皮肤反应明显
(本图由 Vishal Madan 博士惠赠)

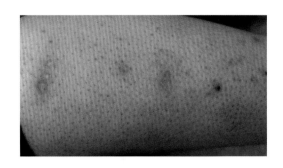

图 4.10　激光治疗后 Ⅱ 型皮肤的色素减退(本图
由 Vishal Madan 博士惠赠)

黄褐斑的存在增加了炎症后色素沉着的风险。对于黄褐斑的患者,应谨慎进行面部脱毛,建议在治疗前使用脱色剂。色素沉着的治疗应从每天使用防晒霜开始。含有氢醌和维 A 酸的局部用药可加速改善色沉。

(三)反常性多毛症

激光脱毛的一种罕见但令人痛苦的不良反应是在治疗部位或附近的毛发生长增加(图 4.11)。这被称为"反常性毛发生长",累及 0.6%～10% 接受治疗的患者[60]。

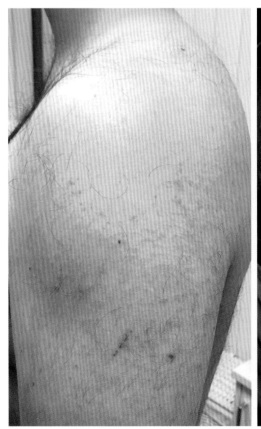

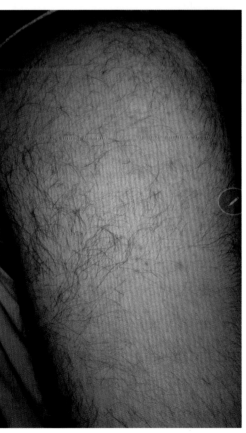

图 4.11　翠绿宝石激光 5 次治疗前后肩部反常性毛发生长

在所有类型的激光和IPL中都有反常性毛发生长的报道[61],其病因尚不清楚。人们提出了许多机制,包括亚治疗性热损伤影响毛囊周期,从而诱导终毛生长;而其他研究表明,热诱导的炎症反应在治疗区域附近的未治疗区诱发休眠毛囊的激活[62]。另一种假设是,激光脱毛只是使毛发生长周期同步,从而使毛发整体看起来更密[63]。

这种情况确实在地中海、中东和亚洲血统(皮肤类型Ⅲ～Ⅴ[64])的患者中更为普遍,一项研究报道称,这在有潜在激素异常疾病的患者中更为常见,如多囊卵巢综合征和相关的卵巢高雄激素血症[65]。它通常发生在处理女性颈部和下颌线的纤细的毳毛时,但也有发生在男性的报道,通常在背部和肩部,虽然目前还不清楚这种倾向是否仅仅是因为这些部位在男性中比其他部位更常被治疗。

毛发生长的增加可以通过进一步的激光/IPL来治疗,使用更高的能量。Wiley等[66]建议积极冷却邻近(未治疗)区域,以防止亚治疗性光刺激毛囊。他们还建议对治疗区域进行两遍治疗,尽管建议谨慎使用这种方法,尤其是在治疗深色皮肤类型时。

(四)其他不常见不良反应

据报道,在使用IPL[67]和其他激光[68]治疗后出现毛发变白。当使用的能量不足以损伤生发毛囊,但足以永久或暂时损伤黑素细胞时,就会出现这种情况。它似乎更常见于已经长有白发或灰色毛发的患者。

治疗后可能会出现毛囊炎,这可能是治疗前刮除该部位毛发的结果,也可能是由于毛干灼伤,引起毛囊管口水肿,阻塞毛囊管。

(五)不良反应的常见原因

1. 对晒黑的或最近暴露在紫外线下的皮肤进行治疗 最常见的皮肤不良反应可能是由于对晒黑的皮肤进行激光治疗。最近暴露在紫外线或自晒黑产品下的皮肤不应进行治疗,并且在治疗后4周内也应避免日晒。一些激光,如Nd:YAG或无痛激光,在治疗晒黑的皮肤时不易出问题。尽管如此,必须使用较低的能量,建议尽可能避免晒黑,即使是深色皮肤可以使用的设备。

近年来,一些美黑补充剂已经上市,如美黑注射、美黑素、美黑口服补充剂和美黑鼻喷雾剂。其中许多都是未经许可和未经测试的,它们很可能会增加表皮损伤的风险,但我们不知道它们的作用会持续多久。一些坊间证据表明,尤其是注射美黑的作用可以持续很久。因此,使用美黑剂是激光脱毛的禁忌证。

2. 不恰当的波长选择 当使用较短波长时,不良反应发生率会更高,尤其是在深色皮肤上。红宝石和翠绿宝石激光尤其不适合深色皮肤者使用。

3. 治疗未刮的毛发 当毛发没有被充分剃掉时会发生反应。虽然毛发从毛囊中突出1 mm左右对于观察是有用的,但是如果长于1 mm,被毛干吸收会导致毛发的皱缩和随后的表皮损伤。

4. 治疗过薄的皮肤 在治疗骨性凸起部位或过薄的皮肤时,应降低治疗参数,例如,在治疗颈部和领口、小腿上方或老年患者时。

5. 治疗浓密的粗毛 当治疗非常集中的目标(如阴毛或男性面部毛发)时,需要相应调整参数。

6. 冷却不充分 大多数脱毛设备都需要某种形式的冷却。有些是设备内置的,如接触冷却手具或低温冷却,其他则建议使用单独的设备,如强制空气冷却,甚至只是冰袋。过度的冷却会降低功效,但通常建议使用冷却措施,特别是在治疗深色皮肤时。

六、最新进展

1. 无痛脱毛 很多人决定不继续激光脱毛的一个因素是治疗带来的不适,尤其对于那些毛发浓密或肤色较深的人。虽然有各种降温方法来保护表皮,减轻不适,但传统的单次治疗方法,一次脉冲即可产生高能量,从而导致皮肤内的高温峰值。对于浓密黑发的人来说,这会使治疗感到不适,甚至无法忍受。

近年来,为了提供有效的"无痛"治疗方法,引入了另一种技术,称为"滑动"或"高重复频率"方法。这些设备使用接触式冷却手具,与传统方法相比,能量更低,但重复率却很高。光不是在治疗区域进行盖章式单次发射,而是通过在皮肤上滑动手具进行一系列连续的圆形或直线运动,目的是在同一区域多遍数治疗。以这种方式在给定大小区域(通常为 100 cm²)扫多遍,可使毛囊重要部位逐渐加热,从而破坏毛囊,且不舒感减轻,不良反应发生率极低[69,70]。这些治疗通常使用 800~810 nm 波长的半导体激光器,但最近市场上也推出了具有类似技术的翠绿宝石和 Nd:YAG 激光器[69]。

总之,在无痛模式下可能需要多遍数的治疗,许多制造商建议在最后对残留的细毛进行治疗时改用标准参数。不过,研究表明其效果与传统激光相当,不良反应更少,患者满意度高[71]。

2. 家用设备 目前有许多激光/光源可供家庭使用。家用设备通常使用半导体或 IPL 技术,且能量低于专业设备。它们通常使用内置的接触传感器来停止系统发射,除非它接触到皮肤,从而保护眼的安全,可避免使用安全眼镜[72]。然而,很难确保家用脱毛设备作用于适当皮肤类型的人,或没有经常晒黑皮肤的人。缺乏培训的用户意味着存在可能误判皮肤类型并因此使用不合适参数的风险,这可能会导致功效降低或不良反应。

一些研究报道显示,使用基于光的家用设备可以减少毛发[73,74],然而,一些证据表明,使用低能量损伤毛囊后,只能使毛发进入休止期或退行期,从而推迟再生,而达不到永久性的毛发减少[75]。

3. 案例分析

例 1 一例 29 岁女性,Fitzpatrick Ⅴ 型皮肤,上唇有粗毛,以前是通过挽线(threading)处理的。用 Lumina 公司的 IPL 设备 4 次治疗的前后对比。能量密度 14~18 J/cm²。注意,残余的毛发要细得多。见下图。

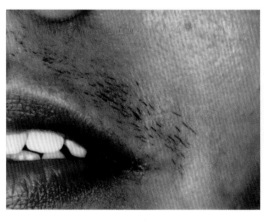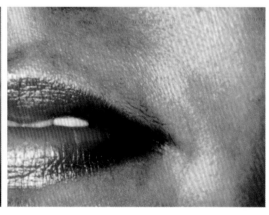

例 2 一例 36 岁的男性要求脱毛,他的背部有浓密的毛发。用 Lumina 公司的 IPL 进行 4 次治疗的前后对比。Ⅱ型皮肤,能量密度 20~26 J/cm²。注意,像这种情况,需要确定手臂上终止治疗的位置。在本例中,上臂隔一次治疗一次,以避免毛发生长的突然变化。由于背部毛发生长周期长,治疗间隔应不少于 8 周。见下图。

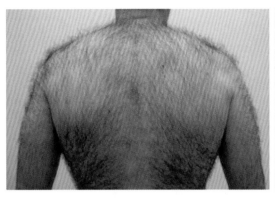

例 3　一例 32 岁男性面部脱毛,使用 Lumina 公司的 IPL 进行 6 次治疗的前后对比。Ⅱ 型皮肤,能量密度 20～26 J/cm²。见下图。

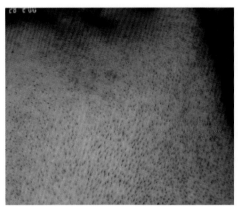
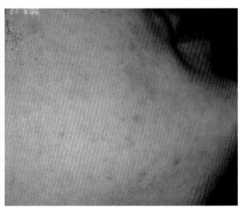

例 4　一例 27 岁女性进行了小腿脱毛。她曾经用过蜜蜡脱毛,却导致了难看的内生毛发。用 Lumina 公司的 IPL 进行 9 次治疗的前后对比。Ⅳ 型皮肤,能量密度 16～20 J/cm²,4～5 个脉冲,脉冲延时 40～50 ms。注意内生毛发和肤色的改善。见下图。

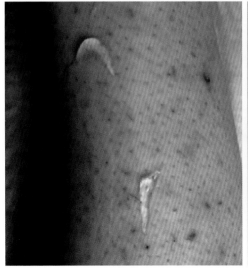
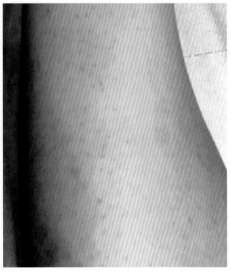

例 5　一例 36 岁女性正在寻找一种更有效、更持久的方法来保持她的比基尼线。她以前曾尝试过剃刮和蜜蜡脱毛,只对在蜜蜡脱毛或剃刮后的比基尼线感到满意。如果剃刮,毛发第二天就会重新长出来,这会让脱毛部位发痒和不舒服。她发现,蜜蜡脱毛的效果更持久,但过程既耗时又痛苦。几周后,她会对结果感到满意,但随后就会因为毛发内生而感到痛苦。所以她的目标是找到一种更持久的方法来维持她的比基尼线,既不会导致毛发向内生长,也不会因剃刮而出现皮疹。

患者接受翠绿宝石激光治疗,12 mm 光斑,从 20 J 开始,脉宽为 3 ms。患者注意到 6 次治疗后毛发生长减少了 75%,内生毛发完全消失。见下图。

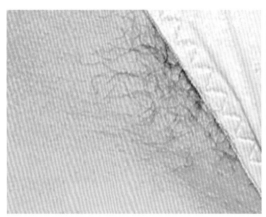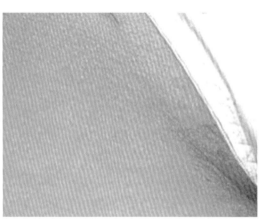

（丛　林　**译**,周展超　**审校**）

参 考 文 献

[1]　Global Laser Hair Removal Market Report, https://www. marketwatch. com/press-release/at-170-cagr-laser-hair-removal-market-size-set-to-register-15468-million-usd-by-the-end-of-2025-2019-05-08.

[2]　Haedersdal M, Wulf HC. Evidence-based review of hair removal using lasers and light sources. J Eur Acad Dermatol Venereol. 2006; 20(1):9-20.

[3]　Zandi H, Lui H. Long-term removal of unwanted hair using light. Derm Clinics. 2013; 31:179.

[4]　Slominski A, et al. Hair Foolical Pigmentation. J Invest Dermatol. 2005;124(1):13-21.

[5]　Caerwyn Ash et al. Mathematical modeling of the optimum pulse structure for safe and effective photo epilation using broadband pulsed light, Journal of applied clinical medical physics, volume 13, number 5,2012.

[6]　Lanigan SW. Incidence of side effects after laser hair removal. J Am Acad Dermatol. 2003; 49:882-6.

[7]　Lim SP, Lannigan S. A review of the adverse effects of laser hair removal. Lasers Med Sci. 2006;21;121-5.

[8]　Alizadeh N, Aryoubi S, Naghipour R,et al. Can laser treatment improve quality of life of hirsute women. Int J Womans Health. n. d.;2017 (9):777-80.

[9]　Lanigan S. Lasers in dermatology. London: Springer;2000. p. 87.

[10]　Mintel. 2014. "The only way is smooth:half of Britains men feel the pressure to remove or groom their body hair." www. mitel. com. Accessed April 2015, 2015. www. mintel. com/press-centre/beauty-and-personal-care/the-only-way-is-smooth-half-of-britains-men-feel-the-pressure-to-remove-or-groom-their-body-hair.

[11]　Toosy S, Sodi R, Pappachan M. Lean polycys-

tic ovary syndrome. J Diabetes Metabolic Disorders (Springer Nature). 2018;17:371.

[12] Miletta NR,KIm S,Lezanski-Guida A,et al. Improving health related quality of life in wounded warriors: the promising benefits of laser hair removal to the residual limg-prosthetic ineterface. Dermatol Surg. 2016; 42 (10):1182-7.

[13] Koch D,Pratsou P,Szczecinska W,Lanigan S, Abdullah A. The diverse application of laser hair removal therapy: a tertiary laser unit's experience with less common indications and a literature over-view. Lasers Med Sci. 2015; 30:453-67.

[14] Lanzalaco A,Vanoosthuyze K,Stark C. A comparative clinical Study of diferent hair removal procedures and their impact on asillary odor reduction in men. J Cosmet Dermatol. 2016;15:58-65.

[15] Chicarilli ZN. Follicular occlusion triad:hidradenitis suppurativa,acne conglobata,and dissecting cellulitis of the scalp. Ann Plast Surg. 1987;18:230-4.

[16] Schulze SM,Patel N,Hertzog D,Fares LG. 2nd Treatment of pilonidal disease with laser epilation. Am Surg. 2006;72:534-7.

[17] Conroy FJ,Kandamany N,Mahaffey PJ. Laser depilation and hygiene: preventing recurrent pilonidal sinus disease. J Plast Reconstr Aesthet Surg. 2008;61:1069-72.

[18] Benedetto AV,Lewis AT. Pilonidal sinus disease treated by depilation using an 800nm diode laser and review of the literature. Dermatol Surg. 2005;31:587-91.

[19] Lavelle M,Jafri Z,Town G. Recurrent pilonidal sinus treated with epilation using a ruby laser. J Cosmet Laser Ther. 2002;4:45-7.

[20] Downs AM,Palmer J. Laser hair removal for recurrent pilonidal sinus disease. J Cosmet Laser Ther. 2002;4:91.

[21] Odili J,Gault D. Laser depilation of the natal cleft-an aid to healing the pilonidal sinus. Ann R Coll Surg Engl. 2002;84:29-32.

[22] Landa N,Aller O,Landa-Gundin N,Torrontegui J,Azpiazu JL. Successful treatment of recurrent pilonidal sinus with laser epilation. Dermatol Surg. 2005;31:726-8.

[23] Lukish JR,Kindelan T,Marmon LM,Penning-

ton M,Norwood C. Laser epilation is a safe and effective therapy for teenagers with pilonidal disease. J Pediatr Surg. 2009; 44: 282-5.

[24] Lukish JR,Kindelan T,Marmon LM,Pennington M, Norwood C. Laser epilation is a safe and effective therapy for teenagers with pilonidal disease. J Pediatr Surg. 2009; 44: 282-5.

[25] Ghnnam WM,Hafez DM. Laser hair removal as adjunct to surgery for pilonidal sinus: our initial experience. J Cutan Aesthet Surg. 2011; 4:192-5.

[26] Ganjoo A. Laser hair reduction for pilonidal sinus-My experience. J Cutan Aesthet Surg. 2011;4:196.

[27] Aleem S,Majid I. Unconventional uses of laser hair removal:a review. J Cutan Aesthet Surg. 2019;12(1):8-16.

[28] Jain V,Jain A. Use of lasers for the management of refractory cases of hidradenitis suppurativa and pilonidal sinus. Cutan Aesthet Surg. 2012;5(3):190-2.

[29] Tierney E,Mahmoud BH,Srivastava D,Ozog D,Kouba DJ. Treatment of surgical scars with nonab-lative fractional laser versus pulsed dye laser: a randomized controlled trial. Dermatol Surg. 2009;35:1172-80.

[30] Highton L,Chan WY,Khwaja N,Laitung JK. Treatment of hidradenitis suppurativa with intense pulsed light: a prospective study. Plast Reconstr Surg. 2011;128:459-65.

[31] Downs A. Smoothbeam laser treatment may help improve hidradenitis suppurativa but not hailey-hailey disease. J Cosmet Laser Ther. 2004;6:163-4.

[32] Xu LY,Wright DR,Mahmoud BH,Ozog DM, Mehregan DA, Hamzavi IH. Histopathologic study of hidradenitis suppurativa following long-pulsed 1064-nm nd: YAG laser treatment. Arch Dermatol. 2011;147:21-8.

[33] Yamauchi PS,Kelly AP,Lask GP. Treatment of pseudofolliculitis barbae with the diode laser. J Cutan Laser Ther. 1999;1:109-11.

[34] Leheta TM. Comparative evaluation of long pulse Alexandrite laser and intense pulsed light systems for pseudofolliculitis barbae treatment with one year of follow up. Indian J

Dermatol. 2009;54:364-8.

[35] Smith EP,Winstanley D,Ross EV. Modified superlong pulse 810nm diode laser in the treatment of pseudofolliculitis barbae in skin types Ⅴ and Ⅵ. Dermatol Surg. 2005;31:297-301.

[36] Ross EV,Cooke LM,Overstreet KA,Buttolph GD,Blair MA. Treatment of pseudofolliculitis barbae in very dark skin with a long pulse nd: YAG laser. J Natl Med Assoc. 2002; 94: 888-93.

[37] Rogers CJ,Glaser DA. Treatment of pseudo-folliculitis barbae using the Q-switched nd: YAG laser with topical carbon suspension. Dermatol Surg. 2000;26:737-42.

[38] Schulze R,Meehan KJ,Lopez A,Sweeney K, Winstanley D,Apruzzese W,et al. Low-fluence 1, 064-nm laser hair reduction for pseudofolliculitis barbae in skin types Ⅳ,Ⅴ, and Ⅵ. Dermatol Surg. 2009;35:98-107.

[39] Boyd AS,Binhlam JQ. Use of an 800-nm pulseddiode laser in the treatment of recalcitrant dissecting cellulitis of the scalp. Arch Dermatol. 2002;138:1291-3.

[40] Krasner BD,Hamzavi FH,Murakawa GJ, Hamzavi IH. Dissecting cellulitis treated with the long-pulsed Nd:YAG Laser. Dermatol Surg. 2006;32:1039-44.

[41] Parlette EC,Kroeger N,Ross EV. Nd:YAG laser treatment of recalcitrant folliculitis decalvans. Dermatol Surg. 2004;30:1152-4.

[42] Meesters AA,Van der Veen JP,Wolkerstorfer A. Long-term remission of folliculitis decalvans after treatment with the long-pulsed nd: YAG laser. J Dermatolog Treat. 2014;25:167-8.

[43] Harowitz MR. Treatment of folliculitis decalvans with Nd:YAG laser. Surgical Cosmetic Dermatol. 2013;5:170-2.

[44] Toosi S,Ehsani AH,Noormohammadpoor P, Esmaili N, Mirshams-Shahshahani M, Moineddin F. Treatment of trichostasis spinulosa with a 755-nm long-pulsed alexandrite laser. J Eur Acad Dermatol Venereol. 2010;24: 470-3.

[45] Badawi A,Kashmar M. Treatment of trichostasis spinulosa with 0. 5-millisecond pulsed 755-nm Alexandrite laser. Lasers Med Sci.

2011;26:825-9.

[46] Chavan DK,Chavan DD,Nikam BP,Kale MS, Jamale VP,Chavan SD. Efficacy of 800 nm diode laser to treat trichostasis spinulosa in Asian patients. Int J Trichol. 2018;10:21-3.

[47] Moreno-Arias GA, Vilalta-Solsona A, Serra-Renom JM,Benito-Ruiz J,Ferrando J. Intense pulsed light for hairy grafts and flaps. Dermatol Surg. 2002;28:402-4.

[48] Thomson KF,Sommer S,Sheehan-Dare RA. Terminal hair growth after full thickness skin graft:treatment with normal mode ruby laser. Lasers Surg Med. 2001;28:156-8.

[49] Shim TN, Abdullah A, Lanigan S, Avery C. Hairy intraoral flap-an unusual indication for laser epilation. as series of 5 cases and review of the literature. Br J Oral Maxillofac Surg. 2011;49(7):50-2.

[50] Shields BE,Moya MS,Bayon R,et al. A hairy siutation:laser hair removal after oral construction. Ann Otol Rhino Laryngol. 2018;127 (3):205-8.

[51] Toft K,Keller GS,Blackwell KE. Ectopic hair growth after flap reconstruction of the head and neck. Arch Facial Plast Surg. 2000;2:148-50.

[52] Selvaggi G,Bellringer J. Gender reassignment surgery:an overview. Nat Rev Urol. 2011;8: 274-82.

[53] Bowman C,Goldberg JM. Care of the patient undergoing sex reassignment surgery. Int J Transgend. 2006;9:135-65.

[54] Haedersdal M,Gøtzsche PC. Laser and photo-epilation for unwanted hair growth. Cochrane Database Syst Rev. 2006;CD004684.

[55] Görgü M,Aslan G,Aköz T,Erdoǧan B. Comparison of alexandrite laser and electrolysis for hair removal. Dermatol Surg. 2000;26:37-41.

[56] Zhang WR,Garrett GL,Arron ST,Garcia MM. Laser hair removal for genital gender affirming surgery. Transl Androl Urol. 2016;5: 381-7.

[57] Royston SL,Cole RP,Wright PA. Peristomal hair removal with an alexandrite laser. Colorectal Dis. 2013;15:1043-4.

[58] Preston PW,Williams G,Abdullah A. Laser hair removal for peristomal skin. Clin Exp Dermatol. 2006;31:458.

［59］ Park HS，Kim JY，Choe YS，Han W，An JS，Seo KK. Alternative method for creating fine hairs with hair removal laser in hair transplantation for hairline correction. Ann Dermatol. 2015；27；21-5.

［60］ Desai S，Mahmoud BH，Bhatia AC，Hamzavi IH. Paradoxical hypertrichosis after laser therapy：a review. Dermatol Surg. 2010；36；291-8.

［61］ Moreno-Arias GA，Castelo-Branco C，Ferrando J. Side-effects after IPL photodepilation. Dermatol Surg. 2002；28(12)；1131-4.

［62］ Town G，Bjerring P. Is paradoxical hair growth caused by low-level radiant exposure by home-use laser and intense pulsed light devices？ J Cosmet Laser Ther. 2016；18(6)；355-62.

［63］ Lolis MS，Marmur ES. Paradoxical effects of hair removal systems；a review. J Cosmet Dermatol. 2006；5；274-46.

［64］ Alajlan A，et al. Paradoxical hypertrichosis after laser epilation. J Am Acad Dermatol. 2005；53；85-8.

［65］ Moreno-Arias GA，Castel-Branco C，Ferrando J. Paradoxical effect after IPL photoepilation. Dermatol Surg. 2002；28；1013-6.

［66］ Willey A，Torrontegui J，Azpiazu J，et al. Hair stimulation following laser and intense pulsed light photoepilation；review of 543 cases and ways to manage it. Lasers Surg Med. 2007；39；297-301.

［67］ Radmanesh M，Azar-Beig M，Abtahian A，Naderi AH. Burning，paradoxical hypertrichosis，leukotrichia and folliculitis are four major complications of intense pulsed light hair removal therapy. J Dermatolog Treat. 2008；19(6)；360-3.

［68］ Hélou J，Soutou B，Jamous R，Tomb R. Novel adverse effects of laser-assisted axillary hair removal. Annales de Dermatologie et de Venereologie. 2009；136(6-7)；495-500.

［69］ Removal of unwanted hair：efficacy，tolerability，and safety of long-pulsed 755-nm alexandrite laser equipped with a sapphire handpiece. Lasers Med Sci. 2018.

［70］ Braun M. Comparison of high-fluence，single-pass diode laser to low-fluence，multiple-pass diode laser for aser hair reduction with 18 months of follow up. J Drugs Dermatol. 2011；10；62-5.

［71］ Barolet D. Low fluence-high repetition rate diode laser hair removal 12-month evaluation：reducing pain and risks while keeping clinical efficacy. Lasers Surg Med. 44；227-81.

［72］ Town G，Ash C. Are home-use intense pulsed light（IPL）devices safe？ Lasers Med Sci. 2010.

［73］ Alster TS，Tanzi EL. Effect of a novel，low-energy pulsed light device for home-use hair removal. Dermatol Surg. 2009；35；483-9.

［74］ Emerson R，Town G. Hair removal with a novel，low fluence，home-use intense pulsed light device：preliminary Results. J Cosmet Laser Ther. 2009；11(2)；98-105.

［75］ Roosen G，Westgate G，Philpott M，Berretty P，Nuijs T，Bjerring P. Temporary hair removal by low fluence photoepilation：histological study on biopsies and cultured human hair follicles. Lasers Surg Med. 2008；40；520-8.

第5章

剥脱性激光

Vishal Madan

一、概述

术语"剥脱"(ablation)是指通过气化、磨削或其他腐蚀过程从物体表面去除物质。对皮肤而言,激光的剥脱可以通过加热表皮和真皮中大量的水分来实现。实现激光剥脱的最早激光设备是连续波二氧化碳(CO_2)激光器,其靶色基是水。贝尔实验室的 Kumar Patel 于 1964 年发明了 CO_2 激光器,这是最早的气体激光器之一[1]。由于其靶色基水均匀地存在于软组织中,可以说是组织选择性的,并不符合选择性光热作用原理。但 CO_2 激光对水的吸收使其成为一种理想的剥脱和切割激光器,至今仍是最基础、用途最广的外科激光设备之一。

传统的连续波 CO_2 激光的主要缺点之一是非选择性组织损伤,导致瘢痕和色素沉着。对精确的组织剥脱和可预期结果的需求促使了扫描仪辅助的(scanner assisted)CO_2 激光器,以及后来的 Er∶YAG 激光器的发明[2]。尽管出现了这些技术且效果得到证实,但求美者还是因为担心较长时间的休工期而排斥使用。

从 21 世纪第一个十年中期开始,点阵激光技术得到了极大的普及。最初的点阵技术用于非剥脱性激光,很快就被用于剥脱性激光。点阵技术减少了休工期,降低了不良反应,但疗效也打了折扣。

二、剥脱性激光设备

1. 二氧化碳激光 CO_2 激光发射波长为 10 600 nm 的远红外激光。该波长很容易被水吸收。通过调整参数,CO_2 激光可对皮肤产生不同的生物效应。通过聚焦光束增加功率密度来切割皮肤,通过散焦光束降低功率密度来凝固组织。与手术相比,CO_2 激光的优点是可使组织凝固达到止血效果,从而形成一个相对无血的区域。这在血管较多的鼻赘切除、切除化脓性汗腺炎的结节和窦道时尤其有用。

除了直接可见的剥脱、切割和气化作用外,还有一些不可见的作用使得 CO_2 激光能够达到多种长期临床疗效[1]。当激光束照射到皮肤上时,会产生光热反应,使温度升高到 100℃ 以上,造成表皮和真皮剥脱。随着温度梯度的降低,可以看到凝固(>60℃)、蛋白降解(>55℃)、变性(40℃)和细胞光生物活化等效应。

这些生物学效应对于胶原重塑和新胶原形成必不可少,这使得 CO_2 激光治疗光老化后可以看到理想的终点反应。另一方面,过多的残余热损伤(residual thermal damage, RTD)会导致瘢痕形成和长时间红斑等不良反应。而 300 μm 以内的剥脱,残余热损伤不会形成瘢痕。

RTD 是最早用于皮肤科的连续波 CO_2

激光器的主要缺点。然而,如果激光束在 1 ms(皮肤的热弛豫时间)内以极短的高峰值功率脉冲发射,且脉冲间隔很长,残余热损伤会减少,因而瘢痕形成的风险也较小。这种光束可以通过使用扫描仪和振荡反射镜来实现,它们可产生超脉冲和高能量脉冲。这些波形的脉冲宽度和峰值功率不同,高能量脉冲模式在非常短的脉宽内产生非常高的峰值功率,从而达到精确的剥脱,而 RTD 最小[1,3]。

尽管超脉冲和高能量脉冲减少了 RTD,但大多数患者仍然不能接受 CO_2 激光治疗后的较长休工期。

2. Er:YAG 激光器　其波长为 2940 nm,它对水的吸收远大于波长为 10 600nm 的 CO_2 激光(其吸收系数为 12 000 cm^{-1},而 CO_2 激光为 800 cm^{-1})。因此,Er:YAG 激光的 RDT 的深度在 50 μm 以内,而超脉冲 CO_2 激光的 RDT 深度为 150 μm[2]。

Er:YAG 激光术后的创面再上皮化比 CO_2 激光早。两项对比研究表明,在脉冲能量和治疗遍数相同的情况下,Er:YAG 激光治疗比 CO_2 激光治疗更表浅,愈合更快,治疗后红斑更少,同时效果相对较差,不能完全止血。通过增加 Er:YAG 激光治疗遍数(≥5),可以达到标准的 CO_2 激光皮表重建(laser resurfacing)的深度和效果。

CO_2 激光和 Er:YAG 激光之间的区别见表 5.1。

表 5.1　CO_2 激光和 Er:YAG 激光之间的区别

特征	CO_2	Er:YAG
亲水性	x	16 x
单次治疗	20～60 μm	5～15 μm
RTD	150 μm	15 μm
凝血	是	否
治疗	慢	快
并发症	多	少

3. Er:YSGG 激光器　波长为 2790 nm 的 Er:YSGG(铒:钇钪镓石榴石)激光器对水的吸收系数介于 Er:YAG 激光和 CO_2 激光之间。因此,Er:YSGG 激光具有理想波长,可以平衡表皮层的气化和真皮层的残余热量。也就是说,Er:YSGG 激光兼具 CO_2 激光和 Er:YAG 激光的优点[3]。尽管如此,该波长激光的应用并不多,在皮肤科临床中使用该波长的激光设备也不多。

三、剥脱性激光技术和适应证

(一)适应证

剥脱性激光可用于皮表重建(凝固)或切割。此外,高能量的超脉冲 CO_2 激光可用于良性皮肤病变的去除。适应证见表 5.2。

表 5.2　剥脱性激光在皮肤科的适应证

皮表重建模式	超脉冲模式	切割模式
表皮色素痣	多发性脂囊瘤	化脓性汗腺炎
日光性角化病	皮脂腺增生	神经纤维瘤
痤疮瘢痕	胶样粟丘疹	耳垂瘢痕疙瘩
脂溢性角化病	粉刺	
Bowen 病	黑色丘疹性皮病	
光化性唇炎	汗管瘤	
鼻赘	血管纤维瘤	
面部皱纹	粟丘疹	
毛囊角化病	血管淋巴样增生	
家族性良性天疱疮	汗囊瘤	

（续　表）

皮表重建模式	超脉冲模式	切割模式
神经纤维瘤		
疣		
文眼线		
浆细胞性龟头炎		
干燥性龟头炎		
局限性淋巴管瘤		
局限性汗孔角化症		
结节性淀粉样变性		
睑黄疣		
汗管瘤		
面部肉芽肿		
毛发上皮瘤		
增殖型天疱疮		
转移的黑色素瘤		
浅表基底细胞癌		

（二）治疗前准备

在进行任何激光治疗前，详细询问病史和全面的皮肤科检查是必要的先决条件。尤其是全层激光剥脱治疗（fully ablative laser treatments），应确保患者了解治疗的潜在风险。向患者展示治疗后的即刻照片有助于他们决定是否能够应对激光治疗的愈合期和停工期。有单纯疱疹病史的患者应在治疗当天开始口服阿昔洛韦等抗疱疹药，连服 5～7 d。治疗前 4 周和治疗后 3～4 个月应严格防晒，以预防色素沉着。近期口服异维 A 酸的患者应避免激光磨削至少 6 个月。

1. 知情同意书　剥脱性激光有形成瘢痕、色素沉着和长时间红斑的高风险。这些风险应在知情同意书中及治疗前向患者说明清楚。

2. 麻醉注意事项　CO_2 和 Er：YAG 激光进行磨削时需要局部/浸润或全身麻醉。如果可能，应使用神经阻滞充分麻醉，这样就不会因局部浸润麻醉而使治疗部位变形。这些技术有助于痤疮瘢痕和鼻赘的治疗。

当治疗表浅又小的皮损时，如粟丘疹，表面麻醉就足够了。

3. 治疗前准备　在治疗前，充分麻醉后，使用生理盐水清洁皮肤，并轻柔擦干。

4. 激光防护措施　在激光治疗前，操作者应确保为患者和在场工作人员提供足够的眼保护。在眼周操作时，应格外小心，并使用金属角膜防护罩以防止角膜灼伤。如果操作太靠近气管内导管，有可能造成气道灼伤。最好用湿盐水纱布包裹暴露在外的气管内导管。

剥脱性激光治疗会导致皮屑在空气中飘浮，飘浮的皮屑中已发现含有活性病毒DNA，可能会造成呼吸道感染和潜在的致癌风险。在任何时候，都应使用特制的激光过滤面罩和吸烟机以提供足够的防护。

（三）剥脱性激光治疗后的护理

剥脱性激光治疗会导致浅层灼伤。这类渗出性创面最好在治疗后 24～48 h 用吸水性好的敷料覆盖。之后可以使用温和的润肤剂,如凡士林或芦荟胶来避免伤口形成干燥的结痂。应告知患者每天用温肥皂水清洗伤口一次,不要用手抠痂皮。对于较小及浅表的创面,治疗后可以暴露创面。

(四)剥脱性激光的治疗

剥脱性激光可用于皮表重建(凝固)或切割。此外,高能量、超脉冲模式的 CO_2 激光可用于祛除小的良性皮肤病变。

1. 皮表重建模式适应证(CO_2 激光的脉冲模式)

(1)痤疮瘢痕:CO_2 激光和 Er:YAG 激光均可用于改善痤疮瘢痕。并不是所有的痤疮瘢痕都可以用激光治疗,通常需要联合多种手段才能达到预期疗效。包括剥脱性、非剥脱性、点阵激光、射频、皮下分离、环钻切除、化学剥脱和真皮填充[4,5]。选择适合激光皮表重建疗法的患者颇具挑战,有经验的操作医师会根据瘢痕的严重程度选择适合者进行激光治疗。活动性痤疮的患者应该先控制痤疮,再使用激光治疗瘢痕。

皮肤光反应分型Ⅰ~Ⅲ型者的群集性厢车型瘢痕和宽冰锥样瘢痕最适合用剥脱性激光磨削(ablative laser resurfacing)(图 5.1)。即便如此,深肤色患者也可以接受治疗,但要注意预防术后色素沉着。这种治疗对增生性瘢痕的疗效也不错(图 5.2)。

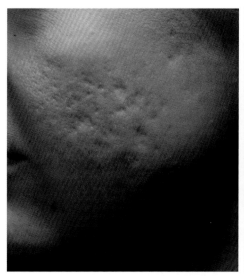
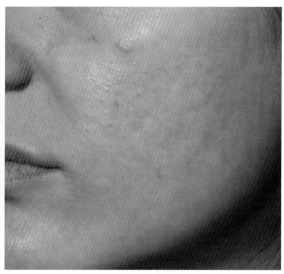

图 5.1　Ⅱ型皮肤患者厢车型痤疮瘢痕 CO_2 激光皮表重建前后

应小心选择有代表性的部位进行光斑测试,特别是在治疗深色皮肤类型时。应在至少 4 周后进行评估,以确认是否能达到预期的效果。

激光皮表重建治疗痤疮瘢痕的方法是将单个瘢痕的边缘"磨平"。如 CO_2 激光,采用 3~4 mm 光斑,扫 1~2 遍(1~2 passes),12 W 功率,相当于 5.5~6 J/cm^2 的能量。

每遍治疗前应注意先擦去上次激光治疗后形成的炭化。瘢痕边缘"磨平"后,再对整个瘢痕区进行激光重建。瘢痕边缘应使用较低的能量(羽化),这样可使整个治疗区的能量均匀,没有明显的分界线。

建议以最低的剥脱能量开始治疗,并告知患者可能需多次治疗才能达到预期效果。每次治疗应间隔 3~6 个月。

(2)嫩肤/除皱:CO_2 激光和 Er:YAG 激光都是改善老化皮肤的极佳设备。剥脱性激光可以单独进行皮表重建,也可以与非激光疗法(如真皮填充)联合应用以达到嫩肤效

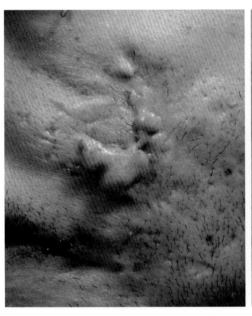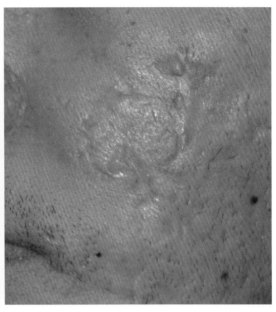

图 5.2　增生性痤疮瘢痕,经 CO_2 激光全层剥脱重建后的效果

果。虽然传统的 CO_2 激光全层剥脱重建被认为是金标准,但由于休工期长,包括持续性红斑等并发症使其并不那么受欢迎。剥脱性激光用于面部年轻化的另一个优势是,还可治疗光老化皮肤中常见的浅表色素沉着[6](图 5.3)。

治疗遍数(passes)取决于皱纹和光老化的严重程度。应避免脉冲叠加和激进性治疗,尤其在眼睑周围和口周区域。Er:YAG 激光用于去除口周皱纹时比 CO_2 激光更有优势,因为治疗后色素脱失的风险比 CO_2 激光低[2]。在治疗下颌缘时要特别小心,因为这个部位形成增生性瘢痕的风险很高。

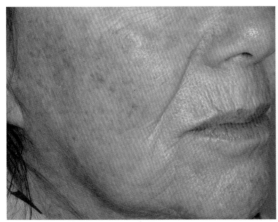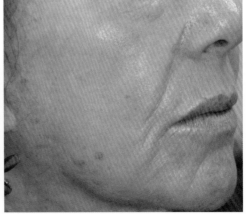

图 5.3　CO_2 激光全层剥脱重建治疗光老化(注意日光性黑子和口周皱纹的改善)

（3）鼻赘：CO_2 激光已经成为中、重度鼻赘的首选疗法[7]。先进行筛前神经和眶下神经鼻外支的局部麻醉。而后，在平扫模式下使用高功率 CO_2 激光广泛切除增生的组织（图 5.4 和图 5.5）。剩余组织用连续模式"切除"，然而去除过多的组织可能会导致瘢痕形成。根据要剥脱的增生组织的厚度，激光功率从 15W 到 30W 不等。应注意避免治疗过度，特别是鼻翼和鼻背。这些部位形成瘢痕的风险很高。判断治疗安全区的一个好方法是挤压组织，确认有皮脂腺分泌物被挤出。需要有完整的皮脂腺才能实现再上皮化

而不形成瘢痕。治疗区通常没有血管，治疗较大的血管可能会出血，可以通过激光或电灼来止血。

（4）脂溢性角化病（图 5.6）：使用剥脱性激光可以很容易地去除粘在皮肤表面的皮损[8,9]。与其他破坏性技术（如冷冻疗法）相比，剥脱性激光的优势在于激光的精确性，避免了对正常皮肤的伤害，而且可以一次治疗多个皮损。激光治疗也降低了色素减退的风险。大多数脂溢性角化病只需 1～2 遍低能量激光剥脱治疗，并擦除角化物即可去除。

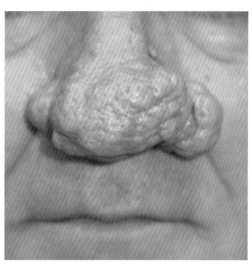
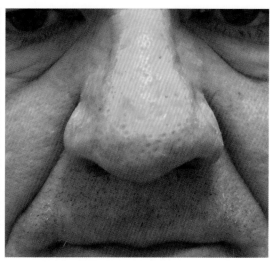

图 5.4　大面积鼻赘 CO_2 激光皮表重建前后：最终效果

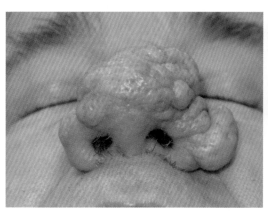
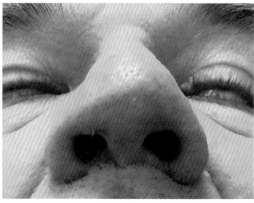

图 5.5　大面积鼻赘 CO_2 激光皮表重建前后：最终效果

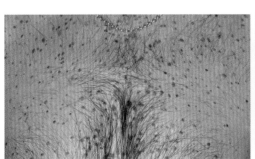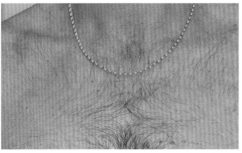

图 5.6 脂溢性角化病剥脱性激光治疗前后

（5）光化性唇炎（图 5.7）：CO_2 激光一直被认为是光化性唇炎的首选治疗方法，但可能已被光动力疗法所取代。在激光治疗之前，应进行皮肤活检以排除是否出现扩散（恶变的表现），因为激光不能治疗鳞癌。激光皮表重建模式常用于剥脱光老化损伤的黏膜上皮[10,11]。点状出血可以使用散焦模式止血。持续性出血，可能需要电凝。多使用温和的润肤剂，能够促进创面在 1~2 周愈合。可能需要多次治疗。

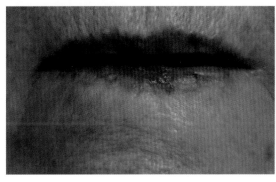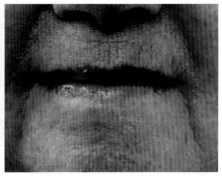

图 5.7 下唇中央黏膜糜烂，组织学证实为光化性唇炎，无浸润迹象
单次 CO_2 激光治疗取得了良好的疗效。

（6）日光性角化病和鲍恩病：虽然用剥脱性激光可以很容易地破坏癌前病变组织，但 CO_2 和 Er:YAG 激光治疗日光性角化病和鲍恩病已经被光动力疗法和局部治疗所取代[11]。

（7）表皮痣和先天性色素痣（图 5.8 和图 5.9）：小至中等大的先天性色素痣和疣状表皮痣可以用 CO_2 和 Er:YAG 激光剥脱[12]。应权衡手术切除后瘢痕形成的风险及激光术后复发和色素沉着的风险。皮脂腺痣可能发展为基底细胞癌，应手术切除。

（8）毛囊角化病和慢性家族性良性天疱疮（图 5.10）：激光可剥脱毛囊角化病和慢性家族性良性天疱疮的疣状斑块和糜烂而使得病情长期缓解，确切机制尚不清楚[13,14]。激光造成的纤维增生可能防止了复发。因此，局部治疗应作为首选，对于顽固性病例，可考虑激光治疗。

（9）神经纤维瘤：小神经纤维瘤可以用 CO_2 激光剥脱掉。较深的病变如果只进行浅表的剥脱势必会造成复发，这类病变需要在切割模式下用激光切除。激光治疗术后的色素脱失是治疗神经纤维瘤的常见并发症，应在治疗前向患者解释清楚[15]（图 5.11）。

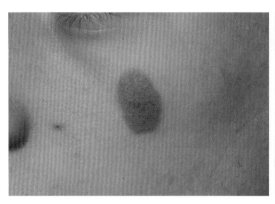
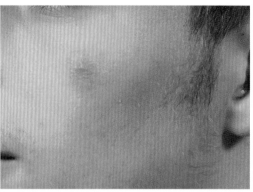

图 5.8　左面颊深褐色先天性色素痣

患者拒绝手术，联合 CO_2 和 QS 755 nm 翠绿宝石激光，达到了满意的美容效果。

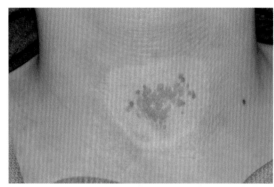
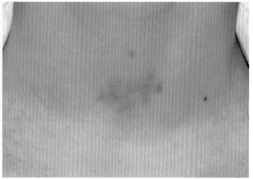

图 5.9　1 例青年患者颈部表皮痣使用剥脱性 CO_2 激光治疗术前和术后 3 个月的对比照片

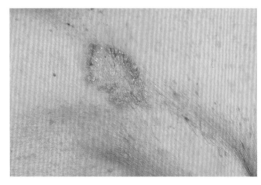
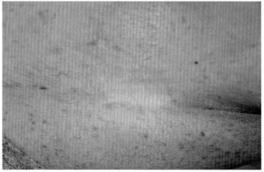

图 5.10　对常规治疗抵抗的慢性家族性良性天疱疮的斑块经剥脱性 CO_2 激光磨削后完全消退（注意激光治疗后遗留有色素减退）

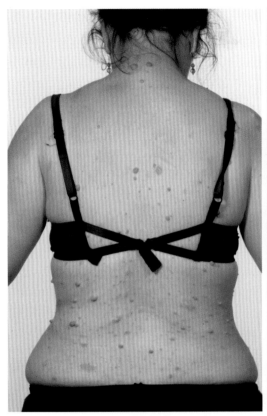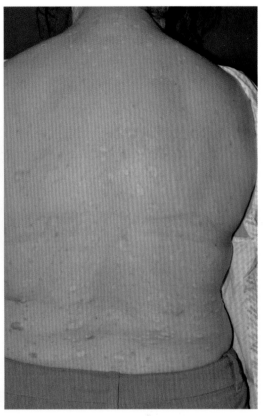

图 5.11　神经纤维瘤病 Ⅰ 型, CO_2 激光治疗前后, 皮损数量减少但遗留了色素脱失

（10）疣：对局部治疗或冷冻疗法不起作用的疣应考虑使用激光治疗。治疗这类疣的首选激光是创伤较小的脉冲染料激光。但需多次治疗, 且不一定能治愈。对于过度角化的疣和对脉冲染料激光治疗无反应的患者可以使用 CO_2 或 Er：YAG 激光治疗[14]。CO_2 激光治疗生殖器疣及在做脉冲染料激光前剥脱疣体也非常有效（图 5.12）。激光可以用来切除疣或磨削过度角化的表皮。免疫抑制患者使用激光治疗疣往往效果不好, 复发率高。

（11）纤维瘤和其他皮肤良性肿瘤（图 5.13 和图 5.14）：良性皮肤病变, 如圆柱瘤、汗囊瘤、血管纤维瘤、毛发上皮瘤, 可以用剥脱性激光去除。这比手术切除更可取, 尤其适合于皮损多发时[16]。

2. 超脉冲模式适应证

（1）多发性脂囊瘤（图 5.15）：单纯性脂囊瘤患者表现为多个大小不等的囊肿。切除这些脂囊瘤会留下大多数患者无法接受的瘢痕, 此时可选择用 CO_2 激光的超脉冲模式在囊肿上打孔, 用小型刮刀刮除囊肿内容物和囊壁[17]。一旦囊壁被摘除, 复发的风险就会大大降低, 较小的激光打孔愈合后不会遗留明显的瘢痕。

（2）皮脂腺增生（图 5.16）：在超脉冲模式下, CO_2 激光是浅层剥脱增生皮脂腺边缘的极佳工具[14]。无须进行皮表重建, 因而消除了瘢痕和色素沉着的风险。休工期也减少到 3～4 d。CO_2 或 Er：YAG 激光都可以以全层剥脱模式去除皮脂腺增生的较大皮损。只需要较低能量就能达到这样的效果。

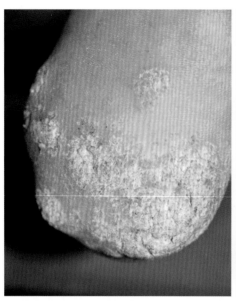
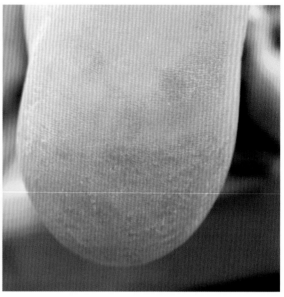

图 5.12　过度角化、对冷冻治疗抵抗的足底寻常疣使用剥脱性激光和脉冲染料激光治疗前后（6 次联合治疗后的效果）

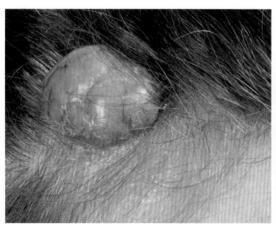
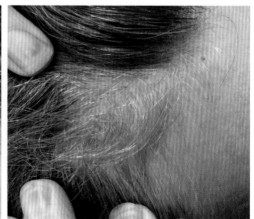

图 5.13　如图所示的圆柱瘤等良性皮肤病变,用剥脱性激光治疗效果很好

（3）粉刺:在日光弹力纤维综合征（favre racouchot syndrome）中可见的闭合性粉刺、日光性粉刺可以进行浅表剥脱或磨削。有时需将日光性粉刺内容物清理出来[18]。

（4）黑色丘疹性皮病（图 5.17）:黑色丘疹性皮病表现为脂溢性角化样的小丘疹,主要见于深肤色患者的面部和颈部。可以用 CO_2 激光的超脉冲模式去除[19]。由于激光作用表浅,瘢痕和色素沉着的风险大大降低。

（5）汗管瘤:眼周的汗管瘤很难治疗,由于病变位置深,完全去除势必会导致凹陷性瘢痕。为了避免遗留瘢痕,更宜采取浅表剥

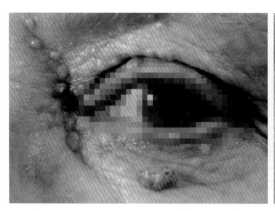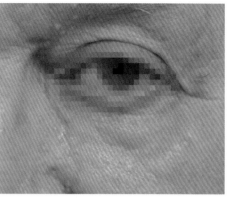

图 5.14 像毛发上皮瘤等较小的良性病变,对激光剥脱反应良好

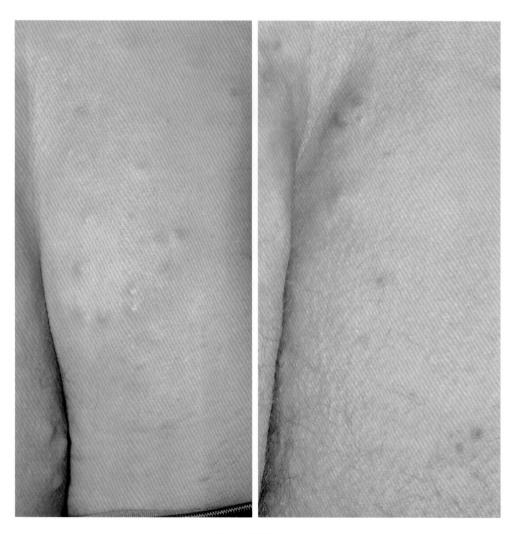

图 5.15 臀部多发性脂囊瘤打孔和摘除后

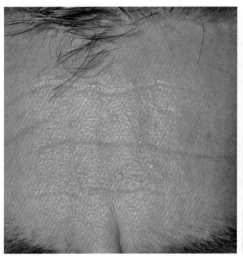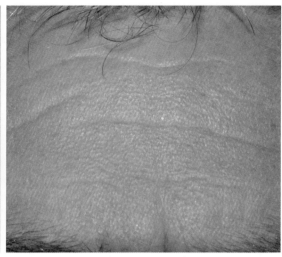

图 5.16　超脉冲 CO_2 激光治疗额部皮脂腺增生

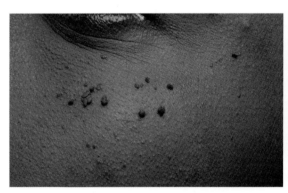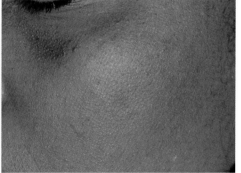

图 5.17　黑色丘疹性皮病超脉冲 CO_2 激光治疗前后

脱,尽管复发率较高。

（6）粟丘疹：小的粟丘疹表面可以用 CO_2 激光打孔,从而方便地将囊肿内的内容物清除。

3. 切割模式

（1）化脓性汗腺炎（图 5.18）：一种致残性疾病,常对局部和系统治疗抵抗。对于局部的、反复发作且难以愈合的 Hurley 分级 2～3 级的结节或窦道,可以用 CO_2 激光的连续切割模式切除病变组织。形成的缺损留待二期愈合或一期缝合。与外科手术相比,治疗区域基本无血是激光的明显优势[20,21]。

（2）神经纤维瘤：1 cm 以下的小神经纤维瘤很容易去除。较大的病变会在皮下呈哑铃状延伸,最好手术切除,去除不彻底必然会导致复发[15]。较小的缺损可留待二期愈合,而较大的缺损需要缝合。

（3）耳瘢痕疙瘩（图 5.19）：激光切除耳瘢痕疙瘩是一种有效的方法,特别是与瘢痕内注射曲安奈德联合时。耳瘢痕疙瘩与对激光治疗反应良好的其他部位瘢痕疙瘩不同。根据作者的经验,每 4 周瘢痕内注射曲安奈德 10～40 mg/ml,共 12 周方能缓解。

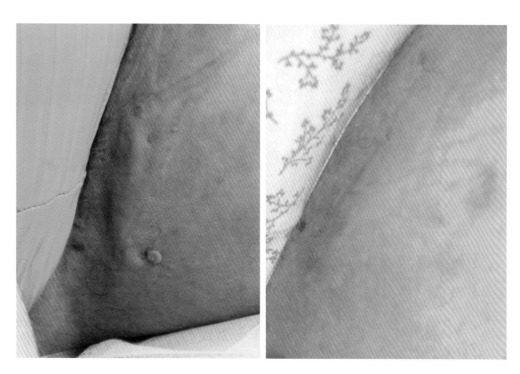

图 5.18　顽固性化脓性汗腺炎复发的线状斑块使用 CO_2 激光连续模式切除前后

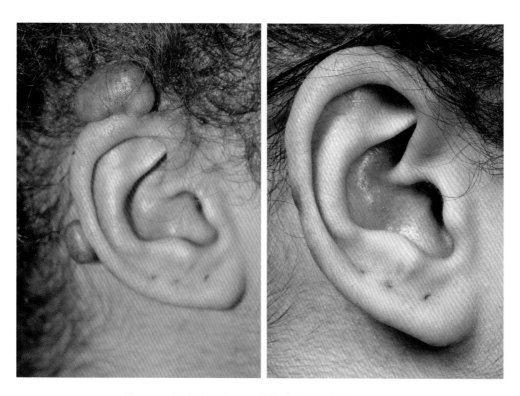

图 5.19　耳瘢痕疙瘩 CO_2 激光联合曲安奈德治疗前后

4. 治疗后护理 推荐使用温和的产品，如凡士林晶冻或无香料的芦荟凝胶，而不是外用抗生素。使用凡士林晶冻时应小心，由于其具有可燃性，需告知患者要避免吸烟。偶尔，由于过度使用封闭类保湿产品而引起痤疮样发疹或毛囊炎。

应向所有患者提供治疗后注意事项的宣传册。术后护理需要根据治疗的模式和强度制定个体化方案。使用超脉冲模式的患者其休工期要短于使用磨削或切割模式者。

5. 剥脱性激光的并发症及因素 任何激光都有可能造成不良反应。与其他激光不同，剥脱性激光治疗风险更高。因此，治疗时应小心谨慎。虽然激光治疗的某些不良反应无法预测，但大多数是可以避免的。激光术后出现并发症的最常见原因无外乎操作者或患者两方面因素。

（1）因素

①操作者因素

培训不足：对于任何打算进行剥脱性激光治疗的人来说，都必须进行规范的培训，使他们清楚地了解剥脱性激光及其对皮肤的影响。任何情况下，医师都不应该在没有充分培训的情况下进行激光操作，剥脱性激光培训应该只提供给皮肤科医师这样有医学资质的人员。

缺乏经验：大多数错误很可能是由经验不足的操作者造成的。建议在有经验的操作者的直接指导下谨慎地使用这些设备，尤其是在其职业生涯的早期。

过度治疗：剥脱性激光应避免过度治疗。尤其在鼻翼、下颌缘和口周区域进行治疗时，如果不小心谨慎，不可避免地会出现热损伤导致的瘢痕。

②患者因素

瘢痕形成倾向：瘢痕体质患者应谨慎治疗。在开始全面治疗之前，有必要先进行性光斑测试。

恐丑症（dysmorphophobia）：有恐丑症

症状的患者应谨慎治疗。恐丑症的症状在治疗前并不明显，可能在治疗后才变得明显，这就是为什么医师在最初的问诊期间应仔细评估患者。在使用剥脱性激光解决一些小问题之前，应该评估非侵入性、非剥脱性激光的疗效。

（2）并发症

①红斑：剥脱性激光治疗后持续1～2周的红斑并不少见。偶尔，红斑持续时间可能会延长到3～6个月。红斑持续时间延长的可能原因包括能量过高、治疗遍数过多和念珠菌感染。如果怀疑是后者，应进行皮肤刮片镜检和培养。脉冲染料激光有助于抑制反应性、非感染性红斑（图5.20）。

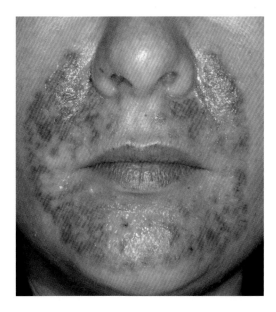

图5.20 剥脱性激光治疗后持续超过12周的红斑

②感染：剥脱性激光术后细菌感染并不常见。但有可能会发生脓疱病，可以通过外用和口服抗生素有效地治疗。不推荐预防性使用抗生素。念珠菌感染非常罕见，可表现为长时间的红斑和瘙痒。由于单纯疱疹会影响面部激光重建术，应该预防性使用口服抗疱疹药物如阿昔洛韦，特别是在容易发生口唇疱疹的患者。

③粟丘疹:封闭性软膏和剥脱性激光的热能可能导致汗腺闭塞,产生粟丘疹(图5.21)。这是暂时现象,将封闭性软膏换成水基乳膏常可以改善。

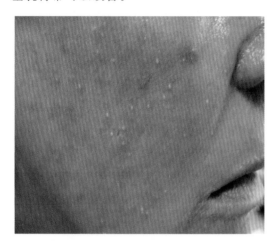

图 5.21　剥脱性激光治疗痤疮瘢痕后出现的粟丘疹
该例患者过度使用了封闭性保湿剂。

④接触性皮炎:虽然局部治疗后的接触性皮炎并不常见,但是如果高度怀疑则需进行处理,包括停用有问题的外用药。

⑤色素异常:色素沉着和色素减退都是剥脱性激光的并发症。色素沉着可自行消退或者通过使用皮肤脱色剂(如氢醌)及做好防晒措施得到改善,而由于热损失破坏黑素细胞引起的色素减退和色素脱失更难治疗,而且可能是永久性的(图5.22)。

⑥瘢痕:剥脱性激光治疗可导致增生性或萎缩性瘢痕。应注意避免在容易形成瘢痕的部位如下颌缘和鼻翼进行过激的治疗。最好谨慎操作,使用较低的能量,若有必要,可间隔 2~3 个月重复治疗 1 次(图5.23)。

(五)案例分析

例1　痤疮瘢痕:35 岁男性患有严重的痤疮瘢痕,在当地的美容院做过 4 次微针治疗(针长 2.5mm),但改善轻微。随即选择使用激光治疗痤疮瘢痕。经检查,他为Ⅱ型皮

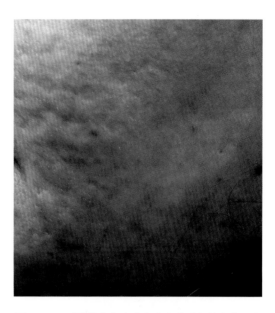

图 5.22　剥脱性激光治疗痤疮瘢痕引起的色素脱失

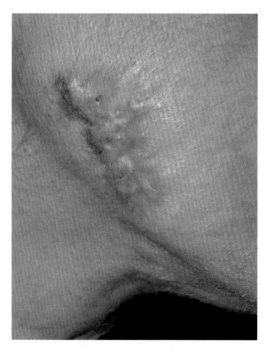

图 5.23　增生性瘢痕是剥脱性激光的罕见不良反应
这例患者瘢痕形成的原因是下颌缘部位的治疗能量过高。

肤,两侧面颊上有群集性厢车型萎缩性瘢痕及增生性瘢痕。在局麻下进行了 CO_2 激光

皮表重建。评估了遗留永久性色素脱失、长期红斑和瘢痕的风险。并口服阿昔洛韦,400 mg,每日 2 次,疗程 5 d。先用 4 mm 光斑,12W 能量磨削瘢痕边缘。随后使用 8 mm 光斑,18W 功率的 CO_2 激光扫 2 遍,以重建整个病变部位。治疗后,使用专用的愈合凝胶,同时治疗部位每天 4 次使用凡士林晶冻,建议避免日晒。随访 3 个月,瘢痕得到了明显的改善(图 5.24)。

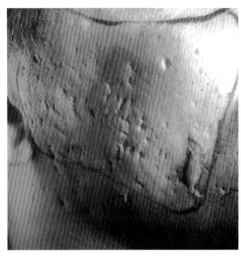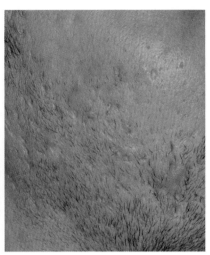

图 5.24　例 1 痤疮瘢痕治疗前后对比

例 2　鼻赘:65 岁的男性注意到自己鼻部的皮肤逐渐变厚。他在寻求改善鼻子的外形。在告知了他激光皮表重建的效果、3～4 周的休工期、长时间发红和永久性色素脱失的风险后,采用神经阻滞麻醉筛前神经外鼻支和眶下神经。用 5 mm 光斑、25W 的 CO_2 激光进行全层剥脱,剥离增生组织。需要多次剥脱以塑形鼻部,并反复擦拭炭化的组织。挤压增生组织看到皮脂腺分泌物以确保治疗在安全区,防止组织过热和遗留瘢痕(图 5.25)。

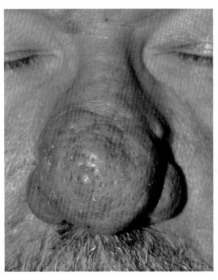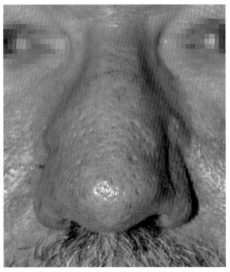

图 5.25　例 2 鼻赘治疗前后对比

例3 皮脂腺增生:40 岁患者面部多发肤色至淡黄色丘疹,诊断为皮脂腺增生。在表面麻醉下进行 CO_2 激光治疗。以 $1\sim1.5W$ 的超脉冲模式磨削了皮脂腺增生的边缘。两次治疗后取得了很好的改善。建议患者口服小剂量异维 A 酸以减少复发(图5.26)。

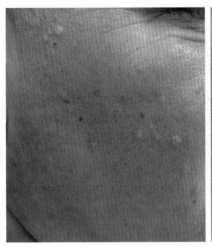
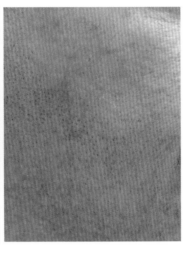

图 5.26 例3 皮脂腺增生治疗前后对比

例4 多发性脂囊瘤:这是一种遗传性疾病,皮肤上可见多发肤色皮脂腺囊肿,大小不一。对于少数有症状的患者,手术切除是可行的。但是,对于大量皮损,这并不现实。CO_2 激光打孔切除技术为此提供了更适合的选择,具有一次治疗多个皮损和减少瘢痕的优点。局麻后使用 $2W$ 超脉冲模式的 CO_2 激光对每个皮损"打孔"。然后从打孔处插入小刮匙,将囊肿和囊壁的内容物刮除。伤口留待二期愈合(图5.27)。

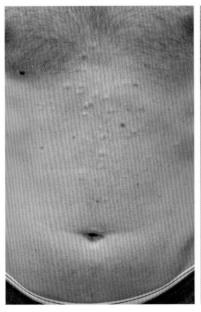
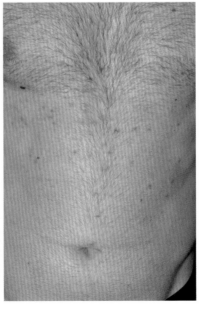

图 5.27 例4 多发性脂囊瘤治疗前后对比

(魏 薇 丛 林 译,周展超 审校)

参 考 文 献

[1] Omi T, Numano K. The role of the CO₂ laser and fractional CO₂ laser in dermatology. Laser Ther. 2014;23(1):49-60.

[2] Khatri KA, Ross V, Grevelink JM, Magro CM, Anderson RR. Comparison of erbium: YAG and carbon dioxide lasers in resurfacing of facial rhytides. Arch Dermatol. 1999;135(4):391-7.

[3] Rhie JW, Shim JS, Choi WS. A pilot study of skin resurfacing using the 2,790-nm erbium: YSGG laser system. Arch Plast Surg. 2015;42(1):52-8.

[4] Rivera AE. Acne scarring:a review and current treatment modalities. J Am Acad Dermatol. 2008;59(4):659-76.

[5] Deirdre Connolly, Ha Linh Vu, Kavita Mariwalla, Nazanin Saedi. Acne Scarring—pathogenesis, evaluation, and treatment options. J Clin Aesthet Dermatol. 2017;10(9):12-23.

[6] Janik JP, Markus JL, Al-Dujaili Z, Markus RF. Laser resurfacing. Semin Plast Surg. 2007;21(3):139-46.

[7] Madan V, Ferguson JE, August PJ. Carbon dioxide laser treatment of rhinophyma:a review of 124 patients. Br J Dermatol. 2009;161:814-8.

[8] Wollina U. Seborrheic Keratoses-The Most Common Benign Skin Tumor of Humans. Clinical presentation and an update on pathogenesis and treatment options. Open Access Maced J Med Sci. 2018;6(11):2270-5.

[9] Fitzpatrick RE, Goldman MP, Ruiz-Esparza J. Clinical advantage of the CO₂ laser superpulsed mode: treatment of verruca vulgaris, seborrheic keratoses, lentigines, and actinic cheilitis. J Dermatol Surg Oncol. 1994;20(7):449-56.

[10] Whitaker DC. Microscopically proven cure of actinic cheilitis by CO₂ laser. Lasers Surg Med. 1987;7(6):520-3.

[11] Trimas SJ, Ellis DAF, Metz RD. The carbon dioxide laser:an alternative for the treatment of actinically damaged skin. Dermatol Surg. 1997;23(10):885-9.

[12] Hohenleutner U, Wlotzke U, Konz B, Landthaler M. Carbon dioxide laser therapy of a widespread epidermal nevus. Lasers Surg Med. 1995;16(3):288-91.

[13] Ortiz AE, Zachary CB. Laser therapy for Hailey-Hailey disease:review of the literature and a case report. Dermatol Reports. 2011;3(2):e28.

[14] Madan V. Dermatological applications of carbon dioxide laser. J Cutan Aesthet Surg. 2013;6(4):175-7.

[15] Yi Zhen Chiang, Firas Al-Niaimi, Janice Ferguson, Paul Jeffrey August, Vishal Madan. Carbon dioxide laser treatment of cutaneous neurofibromas. Dermatol Ther (Heidelb) 2012;2(1):7.

[16] Martins C, Bártolo E. Brooke-Spiegler syndrome:treatment of cylindromas with CO₂ laser. Dermatol Surg. 2000;26(9):877-81.

[17] Madan V, August PJ. Perforation and extirpation of steatocystoma multiplex. Int J Dermatol. 2009;48:329-30.

[18] Rai S, Madan V, August PJ, Ferguson JE. Favre Racouchot syndrome:a novel two-step treatment approach using the carbon dioxide laser. Br J Dermatol. 2014;170:657-60.

[19] Ali FR, Bakkour W, Ferguson JE, Madan V. Carbon dioxide laser ablation of dermatosis papulosa nigra:high satisfaction and few complications in patients with pigmented skin. Lasers Med Sci. 2016;31:593-5.

[20] Hazen PG, Hazen BP. Hidradenitis suppurativa:successful treatment using carbon dioxide laser excision and marsupialization. Dermatol Surg. 2010;36(2):208-13.

[21] Madan V, Hindle E, Hussain W, August PJ. Outcomes of treatment of nine cases of recalcitrant severe hidradenitis suppurativa with carbon dioxide laser. Br J Dermatol. 2008;159(6):1309-14.

第6章

点阵激光

Sarah Felton and Vishal Madan

一、概述

尽管剥脱性 CO_2 和 Er:YAG 具有极好的皮表重建作用,但较长的休工期仍然让许多患者望而却步。这促进了点阵激光设备的发展,第一台点阵激光设备(Reliant Technologies Inc,现为索塔医疗公司),于 2004 年在美国推出。尽管表皮与真皮中的水分依然是剥脱性点阵激光的靶色基,但一个激光束却被分成数千个距离相同的"微光束",每个微光束向皮肤发射一个微热治疗区(microthermal treatment zone,MTZ)[译者注:MTZ 也是微热损伤区(microscopic thermal zone)的缩写](图 6.1)[1]。

在每个 MTZ 内,约 7 d 皮肤开始通过排出坏死组织(被称为表皮坏死微碎片,MEND)来修复,MEND(microscopic epidermal necrotic debris)由凝结的黑色素、弹性蛋白和真皮成分组成。通过创伤修复,可以改善色素沉着并使皮肤紧致。MTZ 的深度和直径根据临床适应证和激光设备的不同而不同,但通常深度为 $300\sim700~\mu m$,直径为 $100\sim400~\mu m$。由于每次治疗的皮肤总面积为 $5\%\sim50\%$(通常约为 20%,2000 MTZ/cm^2),相邻光束之间未治疗区域的皮肤完好无损,因此伤口可以快速愈合(图 6.2)。与非点阵激光相比,休工期大大缩短,不良反应也随之降低。然而,单次治疗的疗

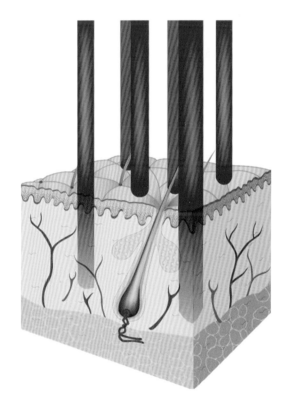

图 6.1　多个点阵光束产生从表皮向下延伸至真皮网状层的热损伤区(深达 1000 μm)

效也降低了,这意味着通常需要多次治疗才能达到预期疗效。

二、常用点阵激光设备/波长

点阵激光包括剥脱性和非剥脱的(表 6.1)。在剥脱性治疗中,MTZ 的表皮和真皮

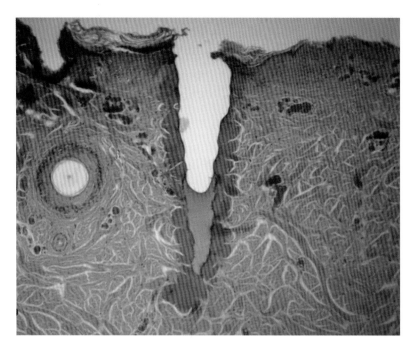

图 6.2 经剥脱性 CO_2 点阵
激光治疗后的皮肤
组织病理表现
剥脱宽度 < 300 μm，坏
死 30～100μm。

表 6.1 剥脱性点阵激光与非剥脱点阵激光的比较

	剥脱性点阵激光	非剥脱性激光
波长	2790 nm 2940 nm 10 600 nm	1410 nm 1440 nm 1540 nm 1550 nm 1565 nm
靶色基	水	水
作用机制	MTZ	MTZ；角质层保持完好
剥脱深度	微剥脱（< 750 μm） 深层剥脱（> 750 μm）	
重返工作岗位	3～5 d	0～2 d
恢复期	2～4 周	3～10 d
显著改善	皮肤愈合后即可见改善	数月后改善
主要适应证	嫩肤 瘢痕 色素沉着	嫩肤 瘢痕 色素沉着
风险	由于遗留色素沉着和色素减退的风险高，不太适合色素性疾病或深肤色者。当剥脱较深时会有感染与瘢痕的风险	不良反应发生率较剥脱性激光低
常规疗程，根据适应证	1～3 次	4～6 次

在高温（＞100℃）下会立即气化（图 6.3）。真皮/表皮收缩紧致皮肤，随后在第 7 天再上皮化，成纤维细胞来源的新胶原，尤其是治疗后 1 个月左右产生的Ⅲ型胶原，改善了皮肤的质地和外观。相比之下，非剥脱性激光的热损伤更小，在不剥脱表皮的情况下，可引起基底层和真皮层的光凝和热休克蛋白诱导的皮肤干细胞的活化。皮肤屏障保持完好，角质层未受到损伤。这使得剥脱性和非剥脱性点阵激光在适应证和疗效上有所差异。

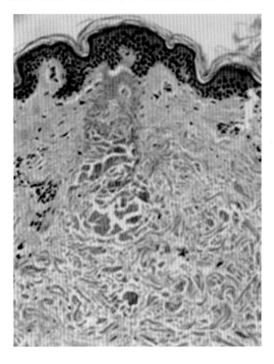

图 6.3　非剥脱性点阵激光治疗后的皮肤组织病理表现（注意表皮未受累）

应用点阵技术的激光设备越来越多，现在倾向于分为非剥脱（如 Reliant 公司 1550nm 的 Fraxel re：store，1410nm 的 Fraxel re：fine 及 Cynosure 公司 1440nm 的 Affirm）、微剥脱（包括 Lumenis 的 Active FX，Reliant 的 Fraxel re：pair 和 Cynosure 的 Affirm CO_2）和深层剥脱（如 Lumenis 的 Deep FX 或 Cutera 的 Pearl，表 6.1）3 类。由于 Fraxel™ 是第一台点阵激光设备，有大量的文献支持它的疗效。目前市场上有不同损伤模式及不同能量/强度的点阵激光设备，各种设备的最佳适应证也有所不同，操作者应选择一台他们熟悉的设备，参数设置及预期疗效应了然于心。

三、点阵激光适应证

最初美国 FDA 批准 Fraxel™ 的适应证包括治疗细纹和皱纹；包括黄褐斑在内的色素性疾病；粉刺和手术瘢痕；光化性角化病/脂溢性角化病等皮损；皮肤年轻化和皮表重建[3]。随着市场的不断扩大，有许多病例报告描述了点阵激光在环状肉芽肿、大疱性表皮松解症，以及播散性浅表光化性汗孔角化症中的应用，但目前点阵激光的主要治疗领域仍然是皮肤美容。激光辅助药物递送也正在成为人们感兴趣的一个应用领域。

四、治疗前准备和预防措施

治疗前评估包括患者现病史和既往史、既往用药史、美容治疗史及色素异常或瘢痕史。由于疾病容易在治疗部位发生、发展，白癜风或其他会发生同形反应的皮肤病属于相对禁忌证，对于结缔组织疾病患者，应慎重考虑这些疾病是否会影响组织愈合。如果有任何皮肤感染的迹象（如脓疱病或单纯疱疹）或活动性皮肤病（如湿疹或银屑病），应先治疗原发病。如果怀孕或处于哺乳期，治疗应推迟。

应检查治疗区域并确认是否适合治疗，了解患者的期望值并告知患者实际能够达到的疗效。如果怀疑有躯体变形障碍，治疗前应进行心理评估。治疗前面诊时就应拍照存档。应详细交代注意事项，以便患者做好充分准备。

由于有出现术后色素沉着的风险，应确保患者的皮肤在治疗时没有被晒黑。因此，在术前和术后的恢复阶段，应每天涂抹广谱防晒霜，并在术后 2 个月内避免日晒。在治疗前几周,还应避免其他可能导致皮肤敏感的治疗,如蜜蜡脱毛、微晶磨削、去角质。如果有疱疹病毒感染史,则在激光治疗前即开始抗病毒治疗,并持续到术后 7 d。由于先前有报道称剥脱性激光术后有可能形成瘢痕疙瘩或不典型瘢痕,所以通常会建议治疗前避免外用维 A 酸约 2 周,避免口服维 A 酸 6 个月[4,5]。如果可能的话,抗凝药/抗血小板药物,如阿司匹林、鱼油或布洛芬及光敏性药物应提前停用。如果要治疗黄褐斑,一些医师建议术前使用脱色剂(如术前 2~4 周外用氢醌)。

第一次治疗前的光斑测试非常重要,应警惕在这些时间点药物或病史的任何变化,以确保光斑测试的准确性。

1. 激光技术　开始治疗前,应签署书面知情同意书。一般在表面麻醉下进行治疗,有时医师也会给患者提供抗焦虑药物(如口服地西泮或劳拉西泮),特别是在进行全面部剥脱性点阵激光磨削之前。如果有口服药物,在药效完全消失之前,患者不应开车或饮酒。治疗之前,应彻底清洁皮肤并保持干燥。患者、操作者和助手应始终佩戴与激光波长匹配的护目镜(如铅护目镜),特别是在剥脱性激光治疗时,医务人员应使用激光防尘面罩和吸烟机。

不同厂家激光设备的治疗头形状和大小并不相同,但通常是方形的,有些配有可调节的各种形状的治疗头,有些则安装了自动皮肤表面移动扫描,可跟踪并计算操作者手具的移动,只有在移动时才发射激光,可以保护皮肤并达到最佳效果。大多数设备集成有冷却装置,在非剥脱激光重建时应始终保持冷却。而对于剥脱性点阵激光设备,并未要求强制冷却。

2. 预防措施　激光扫描需按区域进行,如从外到内,从上到下,从右到左,皮肤表面应被全面覆盖,尽量减少重叠(图 6.4)。需要根据不同部位和不同适应证改变参数设置

(能量密度),如痤疮瘢痕,一些医师喜欢先治疗一侧然后再治疗另一侧,而有些医师却喜欢对称治疗双侧相同的部位。这种激光治疗有通常可以忍受的针刺热感,但整个面部的敏感度是不同的。因此,通常先从脸颊部位开始,然后移动到下颌、额头和鼻部。通过实践,激光医师会形成自己的操作方法。当整个区域完成治疗后,应目测检查,以确保没有任何区域被遗漏。根据光斑测试结果、使用的设备和临床适应证的不同,参数设置会有所不同。重要的是,操作者在使用前应熟悉这些设置并进行全面培训,否则可能会出现并发症,特别是瘢痕。参数设置还因患者的皮肤光反应类型、既往反应和解剖部位的不同而不同,必须全面、准确地记录患者的治疗参数,尤其是按疗程治疗的参数。1550 nm 铒激光的治疗参数有指南可循[6]。整个治疗结束时,需进一步延长降温时间,使用冷凝胶,并提出术后护理建议。

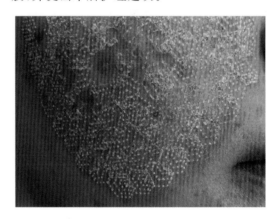

图 6.4　点阵 CO_2 激光治疗痤疮瘢痕

五、治疗后护理

术后即刻会出现皮肤红斑和轻度灼热感,持续 1~3 h。在术后的前 5 h,每小时冰敷 5~10 min 可减轻不适感。之后 3~5 d,皮肤会呈粉红色,并伴有 2~3 d 的轻度水肿。睡眠时头部抬高有助于改善水肿。

在 24 h 内,随着表皮的再生,皮肤呈现

出古铜色的外观,最长可持续 2 周。当治疗区皮肤掉痂时,可以涂保湿剂,避免抠抓。皮肤出现短暂的古铜色和剥脱是 MEND 被排出的表现。

多数情况下,患者可以在治疗后当天或第 2 天恢复工作,这取决于皮肤状况和治疗情况。如有必要,第 2 天可进行温和的剃须和化妆。3 d 内避免热水(蒸汽、桑拿)和直接淋浴,48~72 h 内避免剧烈活动(特别是头朝下的活动)。

在术后第 1 周,虽然皮肤仍然敏感,可以使用温和的洁面产品(不含水杨酸/乳酸/乙醇酸、视黄醇或乙醇成分)洁面,并用无致粉刺性的保湿剂保湿。

由于剥脱性治疗更具破坏性,恢复时间长,红肿和脱皮更明显;应小心使用自来水(译者注:原文如此)、凡士林和纱布辅助护理。剥脱性皮表重建术后,因为醋的防腐/抗菌活性有助于伤口愈合,常建议用醋湿敷(译者注:原文如此);用浸在醋中的纱布(1 汤匙白醋与一杯水混合)敷在脸上,每天 2~4 次,每次约 5 min,持续 3 天。

在愈合阶段和之后的几个月,应继续用防晒霜保护治疗区域,最好使用含氧化锌或二氧化钛的物理防晒剂;防护服和宽檐帽也会有所帮助。

六、点阵激光治疗的并发症、处理和预防

点阵激光的并发症与非点阵 CO_2 或 Er:YAG 激光相似,但点阵技术理论上降低了风险。慎重选择适合的患者、术前教育和良好的技术同等重要,对并发症的及时处理有助于将不良反应降到最低。

(一)术后早期并发症[7,8]

1. **感染**　任何破皮治疗后都有感染的风险,会导致伤口愈合延迟并可能产生瘢痕。尽管感染的发生率远低于非点阵激光,仍应建议注意手部卫生和伤口护理,以尽量减少

感染的发生率。如果考虑有感染风险,应取拭子培养,同时根据经验使用广谱(抗铜绿假单胞菌的活性)抗生素,等待培养结果。术前还应考虑预防性口服抗生素和鼻内使用莫匹罗星软膏,以减少葡萄球菌定植,以及术后用醋浸泡,特别是在全面部皮表重建术后恢复期或易长痤疮等有明显的细菌感染风险的部位。

单纯疱疹病毒感染表现为疼痛或刺痛感,随后出现水疱,且常出现在再上皮化的时候。应在患者术前就诊时筛查是否有单纯疱疹病史。如果有,或者正在接受口周激光治疗,通常建议从治疗后第一天开始,进行预防性的抗病毒治疗(阿昔洛韦或更昔洛韦)5~7 d。如果发生了单纯疱疹病毒感染,抗病毒治疗应升级到治疗剂量。

较罕见的感染包括表现为肉芽肿的支原体感染,或仅出现长时间红斑和瘙痒等轻微症状的以念珠菌为主的真菌感染。

2. **痤疮样发疹**　可能会出现痤疮样发疹,尤其在使用油性凡士林润肤剂之后(译者注:科学研究已证实,凡士林不会导致或加重痤疮)。改用封闭程度较低的保湿霜通常就足够了,如果出现痤疮样发疹可能需要口服抗生素。如果痤疮在活动期,则应该推迟激光治疗。粟丘疹是再上皮化过程中在皮肤上涂抹厚面霜的另一个并发症。如果对患者造成困扰,可通过针清或电凝去除。

3. **接触性皮炎**　由于皮肤屏障的完整性被破坏,术后也有可能出现过敏性或刺激性接触性皮炎。因此,重要的是,在此期间应避免使用含有常见过敏原的外用制剂,如外用抗生素、香料和防腐剂。临床表现为非特异性的潜在红斑、水肿、瘙痒和脱屑。应外用皮质类固醇,并避免接触过敏原。

4. **持续性红斑**　指在非剥脱治疗后持续 4 d 以上,或在剥脱性治疗后持续 1 个月的红斑。当使用较高的能量或脉冲叠加时,这种情况更易发生。酒渣鼻患者使用点阵激

光磨削时风险更大。术后降温及使用弱效的皮质类固醇有助于降低红斑发生率,但红斑通常会随着时间的推移而自行消退。590 nm LED 光可促使红斑在 24～48 h 消退,局部使用维生素 C 也有帮助。

其他并发症包括明显的水肿,特别是眶周皮肤水肿,睡觉时抬高头部可明显改善,过多的皮屑、痂皮及由于使用非甾体抗炎药/血液稀释剂和较高治疗能量产生的瘀点/紫癜都会慢慢消退。

(二)迟发性/延迟性并发症[7,8]

1. 炎症后色素沉着 其在深色皮肤类型(Ⅲ型皮肤或以上)中更为常见,尤其是在剥脱性治疗、黄褐斑治疗或有异常色素沉着史的患者中。高能量/低密度的参数设置及更长的治疗间隔可以降低风险;晒黑的皮肤不应进行治疗,应向患者强调术后要严格防晒。延迟性色素减退(术后 6 个月以上)罕见,但仍有可能,即使是浅肤色,特别是在颈部或胸部区域。由黑素细胞热损伤引起的色素减退可能是永久性的,但炎症后色素沉着通常会自然消退。这可以借助脱色剂,如氢醌、α-羟酸、维 A 酸和曲酸,或其他治疗,如强脉冲光和温和的化学剥脱来减轻。

2. 瘢痕 特别是增生性瘢痕是激光治疗的可怕的并发症。术前就诊时应筛查异常瘢痕病史。颈部特别容易形成瘢痕,应避免过高的能量。严格的伤口护理和对疑似感染的及时治疗可降低其发生率。如果出现瘢痕,外用硅酮和(或)皮质类固醇,以及 PDL,都是可以选择的方法,但不能保证有效。

瘢痕性外翻罕见,但可能在眼周激光治疗后发生。因此,应该避免过度治疗下眼睑皮肤,特别是有下眼睑松弛或既往接受过下眼睑成形术的患者。治疗方案包括类固醇、按摩和 PDL,但如果病情严重,常需要手术矫正。

3. 同形反应 理论上,任何会发生同形反应的皮肤病有可能因同形反应在激光治疗的部位形成皮损,而与治疗技术无关,包括白癜风和银屑病。也有点阵激光术后发疹性角化棘皮瘤出现同形反应的报道[9]。

总的来说,侵入性更强的激光或者剥脱性激光,发生同形反应的风险更高,尤其是在颈部和深色皮肤类型中。一般而言,为了最大限度地减少并发症,不要叠加脉冲,不要治疗近期晒黑的皮肤,在颈部、胸部、下颌或眼眶下皮肤等瘢痕易发部位减少治疗遍数和(或)降低治疗密度[10]。

七、展望

点阵激光的用途不断扩大,远远超过了最初的适应证,包括治疗纤维化和去除异物。尤其对创伤性和烧伤瘢痕的疗效特别好,在功能和美容方面均有明显改善。此外,还推出了家用设备,如 Tria® 的"抗衰老激光",其输出功率较低,可更频繁地用于嫩肤。点阵技术也被引入应用到双极射频系统中,用于亚剥脱嫩肤[11]。

八、激光辅助药物递送

也许点阵激光最令人兴奋的进展是可以辅助药物递送(laser-assisted drug delivery,LADD),这一过程利用了 MTZ:剥脱性点阵激光(二氧化碳或铒激光)经由表皮和真皮产生特定直径和深度的微小通道,通过它可以递送局部施用的药物,从而绕过阻挡吸收的角质层[12]。通过药物与激光联合应用,可控制穿透深度并增强渗透性,能否达到局部药效和全身作用取决于药物的最终剂量。

LADD 已被扩展用于各种适应证,包括用于炎症性疾病的皮质类固醇和甲氨蝶呤,用于光化性角化病/鲍恩病的 5-氨基酮戊酸、咪喹莫特和氟尿嘧啶,用于色素沉着的氨甲环酸和用于刺激胶原的维生素 C。

这是一条令人兴奋的未来之路,一旦进一步研究评估了给药方案、不良反应和疗效,将为我们扩大点阵激光在皮肤科的治疗选择打开多种可能性。

九、案例分析

例 1　64 岁的女性希望改善面部的色斑及使面部年轻化。她接受了 QS 532 激光及非剥脱性 1550 和 1927 nm（Fraxel Dual）激光治疗。3 次治疗后，面部色斑明显改善。1550 nm，25 mJ，15％覆盖率，4 遍；1927 nm，15 mJ，40％覆盖率，4 遍（图 6.5）。

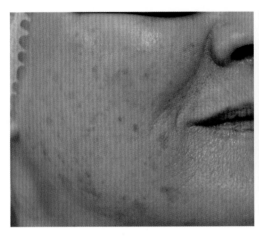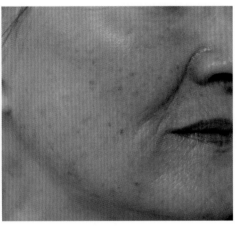

图 6.5　案例 1

例 2　剥脱性点阵激光现在更常用于治疗浅厢车型痤疮瘢痕。这位患者肤色较深，全层剥脱的激光磨削炎症后色素沉着风险很高。也有出现持续性红斑的风险。点阵 CO_2 激光用来治疗其瘢痕，能量密度 5.6 J/cm^2，光斑 6 mm，25％覆盖率。9 个月内治疗 3 次，瘢痕得到了明显改善，要做好治疗前后的防晒（图 6.6）。

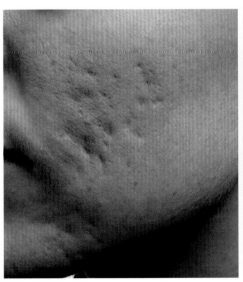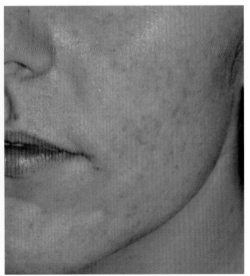

图 6.6　案例 2

例 3 口周皱纹是一种常见的美容问题。尽管 Er:YAG 或 CO_2 激光皮表重建是很好的治疗选择,但术后可能出现不可逆的色素减退。为此,我们选择用点阵 CO_2 激光治疗这位患者(6 J/cm^2、30% 覆盖率、6 mm 光斑)。单次治疗 4 周后的效果(图 6.7)。

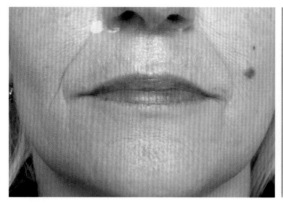
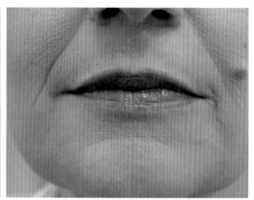

图 6.7 案例 3

例 4 手术瘢痕,例如这位患者,用 Mohs 外科手术切除基底细胞癌以及随后行邻位皮瓣插植(interpolation flap),由于瘢痕收缩形成了活板门样畸形(trap door deformity),可以很容易地通过剥脱性点阵 CO_2 激光进行修复。8 J/cm^2,6 mm 光斑,30% 覆盖率(图 6.8)。

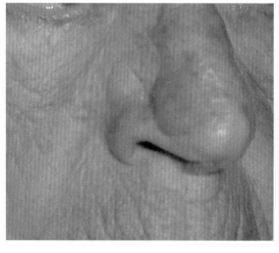
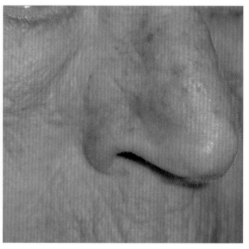

图 6.8 案例 4

例 5 毛孔治疗比较困难,尤其是Ⅳ型以上的皮肤,没有特别好的办法。这位Ⅵ型皮肤的患者接受了 5 次 1550nm 非剥脱性点阵激光治疗。10～20 mJ,20%～30% 覆盖率,8 遍(图 6.9)。

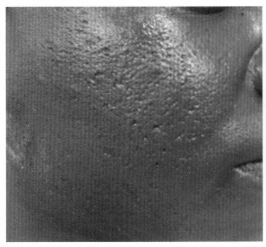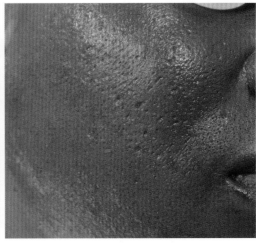

图 6.9　案例 5

（魏　薇　**译**，周展超　**审校**）

参 考 文 献

［1］ Manstein D，Herron GS，Sink RK，et al. Fractional photothermolysis：a new concept for cutaneous remodeling using microscopic patterns of thermal injury. Lasers Surg Med. 2004；34：426-38.

［2］ Laubach HJ，Tannous Z，Anderson RR，et al. Skin responses to fractional photothermolysis. Lasers Surg Med. 2006；38（2）；142-9.

［3］ US Food & Drug Administration 08/09/2015.

［4］ Rubenstein R，Roenigk HH Jr，Stegman SJ，Hanke CW. A typical keloids after dermabrasion of patients taking isotretinoin. J Am Acad Dermatol. 1986；15；280-5.

［5］ Katz BE，Mac Farlane DF. Atypical facial scarring after isotretinoin therapy in a patient with previous dermabrasion. J Am Acad Dermatol. 1994；30；852-3.

［6］ Sherling M，Friedman PM，Adrian R，et al. Consensus recommendations on the use of an erbium-doped 1,550-nm fractionated laser and its applications in dermatologic laser surgery. Dermatol Surg. 2010；36（4）；461-9.

［7］ Graber EM，Tanzi EL，Alster TS. Side effects and complications of fractional laser photothermolysis：experience with 961 treatments. Dermatol Surg. 2008；34；301-7.

［8］ Metelitsa AI，Alster TS. Fractionated laser skin resurfacing treatment complications：a review. Dermatol Surg. 2010；36；299-306.

［9］ Mamelak AJ，Goldberg LH，Marquez D，et al. Eruptive keratoacanthomas on the legs after fractional photothermolysis：report of two cases. Dermatol Surg. 2009；35（3）；513-8.

［10］ Alster TS，Khoury R. Treatment of laser complications. Facial Plast Surg. 2009；25；316-23.

［11］ Hruza G，Taub AF，Collier SL，SR. Skin rejuvenation and wrinkle reduction using a fractional radiofrequency system. J Drugs Dermatol. 2009；8（3）；259-65.

［12］ Lee WR，Shen SC，Lai HH，Hu CH，Fang JY. Transdermal drug delivery enhanced and controlled by erbium：YAG laser：a comparative study of lipophilic and hydrophilic drugs. J Control Release. 2001；75（1-2）；155-66.

［13］ Waibel JS，Rudnick A，Shagalov DR，Nicolazzo DM. Update of ablative fractionated lasers to enhance cutaneous topical drug delivery. Adv Ther. 2017；34（8）；1840-9.

［14］ Zaleski-larsen LA，Fabi SG. Laser-assisted drug delivery. Dermatol Surg. 2016；42（8）；919-31.

第7章

射频及点阵射频

Ileana Afroditi Kleidona，Ali M. Ghanem，Nicholas J. Lowe

一、概述

1. 电磁辐射 电磁(EM)频谱由表现为波的形式的辐射构成。Maxwell 进行的初步研究及后来被 Hertz 证实的研究预测，这些波包含携带能量的电场和磁场的振荡，这些能量在空气和自由空间中以光速传播。通常，电磁波根据其频率(每秒的循环数，以 Hz 为单位)和相对波长(连续波峰之间的距离，以 m 为单位)分为 7 个区域。频率和波长成反比(图 7.1)。电磁波携带的能量随频率的增加而增高[1]。电气和电子工程师协会(IEEE)将无线电波定义为频率范围为 3 kHz～300 GHz 的电磁频谱的一部分。射频(radiofrequency，RF)在通讯、工业和医疗保健等领域有着广泛应用。在医学领域，RF 用于诊断目的(MRI)、治疗性透热疗法、电切术或组织消融术。射频波没有足够的能量引起生物系统的电离。最初，这种作用被认为是热机制的次要作用[2]。它可以以连续、瞬时释放或脉冲的模式传递能量。射频医疗设备以重复脉冲的形式将电流传导到组织。传递的能量引起带电粒子对抗组织电阻(阻抗)的振荡和振动。这种动能转化为热能[3]。根据欧姆定律，组织阻抗最终会产生热量。焦耳第一定律决定了电流在给定时间通过电阻导体(如皮肤)所产生的热量：$P = I^2 R$(P：功率，单位为 W，I：电流，单位为 A，R：电阻，单位为 Ω)。具有高阻抗的组织(如皮下组织)会产生大量的热量。

2. 皮肤热相互作用 在 20 世纪 40 年代，Henriques 进行了实验研究，以阐明热能对组织的影响。该研究表明，热量的时间-温度关系决定了反应的特征[4]。在 44℃下，7 h 后达到不可逆转的损伤。相反，在 70℃时，经表皮坏死的时间少于 1 s。在 44～51℃的中等温度下，每升高 1℃，损伤就会增加 1 倍。显然，除了时间和温度，组织成分的不同也会导致不同的组织反应。已证实，细胞能耐受高达 40℃的高热。在大多数组织中，蛋白质变性在 65～70℃发生。高于 100℃时，组织会发生气化、炭化和热所致的组织剥脱。接近临界的亚致死温度时，组织会迅速凝固[5-7]。通常，在结缔组织中，I 型胶原纤维在约 65℃变性，随后组织收缩。由于分子间连接的破坏，三螺旋"展开"，并转变为凝胶状结构。此外，伤口愈合反应随着成纤维细胞的活化和新的胶原合成而启动。最近的研究集中在被热刺激激活的蛋白质的重要性上，这些蛋白质被命名为热休克蛋白(HSP)，用于保护皮肤。例如，热能会上调 HSP47(一种 I 型前胶原蛋白促进剂)，从而刺激胶原蛋白的生物合成。此外，HSP70 与变性蛋白质的多肽结合以防止凝集和沉淀[8,9]。热的生物学和组织学效应被认为有助于解决疾病和美容问题。因为 RF 不会被色基选择性地吸

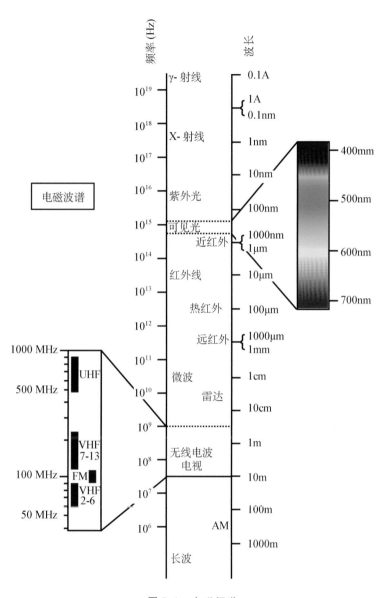

图 7.1　电磁频谱

缩写词：AM. 调幅；FM. 调频；UHF. 特高频；VHF. 甚高频。

收，所以在深色皮肤中比某些波长的激光更安全。射频和光电设备对组织产生热效应，用于治疗和美容目的[10]（图 7.2）。

3. 射频用于美容医学　自 1928 年 Cushing 和 Bovie 研发出第一台电灼设备以来，RF 已被应用于心脏病（如心房消融）、肿瘤（如肝切除）、关节镜（如关节囊收紧）或美容适应证。通常，RF 设备由发生器和带电极的手持式治疗探头组成。设备的参数（如频率、模式、功率/脉冲设置、治疗头的大小/形状）和组织的特征（如水合作用、温度）是热效应的重要变量。在针对真皮或皮下脂肪的美容领域中，各种类型的射频技术已得到普及。据推测，热量会通过长期修复过程引起初始

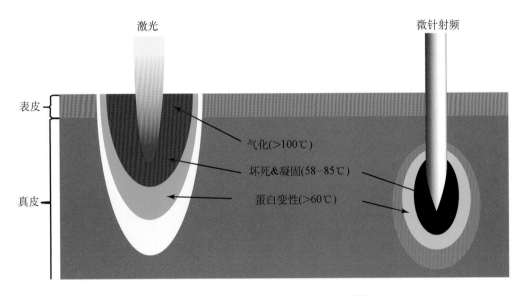

激光　　　　　　　　　　　　　　　微针射频

表皮

气化(>100℃)

坏死&凝固(58~85℃)

蛋白变性(>60℃)

真皮

图 7.2　激光和点阵射频热效应示意图[11]

的胶原蛋白收缩和随后的新生胶原蛋白合成,从而使真皮重塑和皮肤紧致[12,13]。此外,对脂肪组织的研究表明,脂肪细胞的形态发生改变,细胞凋亡率也增加[14]。

二、市场上的射频设备

(一)单极射频(电容式)

1. 作用机制　单极射频(monopolar radiofrequency)通过电路将电流施加到皮肤上,该电路的一极通过传输手具放置在皮肤上,另一极位于远处"无源"接地垫上(图7.3)。增加两极之间的距离,增大接地垫的表面积,将热能集中在有源电极附近。这样,通过电容耦合机制,热量可以穿透更深。

2. 临床可用的设备和技术　2002年,美国 FDA 批准了第一台单极射频设备Thermage ThermaCool TC(索塔医疗公司,美国)用于治疗眶周皱纹(图 7.3)。该设备加热真皮至 65~75℃,包含冷却剂以保护表皮,使表面温度保持在 35~45℃。通常加热深度为 3~6 mm。最初的研究认为这种治疗可导致明显不适和脂肪萎缩。从那时起,各种设备被引入市场。技术的发展旨

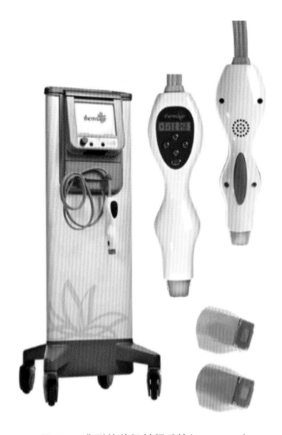

图 7.3　典型的单极射频系统(Thermage)

在优化效果和减少不良反应。从这个角度来看,更大的治疗头可以对更大的面积进行更快的治疗,并且低能量多遍数操作降低了不适感。射频技术也被批准用于全面部(2004)和非面部治疗(2006)。其他单极设备包括 ThermaCool NXT 系统,具有针对不同解剖部位的特定治疗头;Thermage Comfort Plus 技术,带有振动和射频后脉冲冷却手具,可减少不适感;Exillis(BTL Aesthetics,Prague,Czech Republic)和 Pellevé 减皱系统(Ellman International Inc.,Oceanside,NY)[15,16]。

治疗技术因使用的设备不同而不同。例如,Thermage CPT 是采用盖章式沿着规则网格输送能量的,而其他设备(如 Exillis 和 Pellevé),则通过手具的连续移动来发射射频。一些供应商使用制冷剂冷却装置和红外温度计来监控温度。

(二)单极射频(波相式)

1. 作用机制　波相单极射频(unipolar radiofrequency)以不同于传统单极射频和双极射频的方式输送能量。单极设备以电流形式在电极治疗头和接地垫之间传递能量,而在双极系统中,能量分布在手具的两个点之间。在单极形式中,只有一个电极,不涉及电流传输。请记住,交变电磁场通过两个主要机制在生物组织中产生热量。实际上,在较低的频率下离子会发生位移并通过离子电流产生热量,而在较高的频率下,电磁振荡会导致水分子快速旋转运动,从而将热量散发到组织中。通过单极设备的单个电极,以类似于无线电塔的模式发射高频(30~40 MHz)的电磁辐射。这种高频波引起水分子的快速旋转,导致生物组织的介电加热。沿着输送电极的中心轴可观察到加热,并且可以穿透到 15~20 mm 的深度[17]。这项技术用于塑身、皮肤紧致和脂肪团。

2. 可用的设备和治疗技术　如 Accent 射频系统(Alma Lasers,Inc.,Buffalo Grove,USA)。Accent 射频系统使用具有冷却功能的单极治疗头,以连续移动的方式将热能传递至皮下组织。该设备还具有第二个手具,可提供双极 RF,理论上可对真皮进行更快速的加热。有各种可用的治疗头,如眼部治疗头、大号治疗头和脂肪团治疗头。

(三)双极射频

1. 作用机制　在双极射频(bipolar radiofrequency)系统中,电流通过两个或多个电极之间的皮肤。电极通常以特定的固定距离放置在手具中。通过这种配置,可以控制能量的分布,并且可以限制两个电极之间组织中的电流。一般认为,最大穿透深度是电极间距离的 1/2。与单极射频相比,双极射频的热量分布得到了更好的控制,但穿透性较差[17]。

2. 可用的设备及治疗技术　为了克服穿透深度的问题,设计了更复杂的系统。在这方面,双极射频已经与光(IPL:Aurora 光波,以色列 Syneron 公司)或激光(Polaris E 光,以色列 Syneron 公司)相结合,在一种被称为 *ELOS* 的技术中产生光电协同效应。该光能先于射频,通过光热分解对目标进行预热,并降低其阻抗,旨在以较低的能量获得更好的效果。这些设备被推荐用于治疗皱纹、痤疮、多余的毛发、血管和色素皮损。此外,真空已用于 *FACES*(Functional Aspiration Controlled Electrothermal Stimulation,功能性抽吸控制电热刺激)(Aluma System Lumenis,Inc.,USA)射频系统中,以吸紧皮肤,在可控的、最深的、预先确定的深度内穿透,并增强淋巴引流。双极射频结合红外光、真空和机械滚轮,已用于面部和身体轮廓塑形(VelaShape,VelaSmooth,Syneron)[18]。

此外,还有**三极射频**系统(Pollogen,2011),具有一个正电极和两个负电极,以及**多极射频**(Venous Freeze,2011-Venous

Legacy,2013)。多极射频技术允许移动手具改变电磁场的方向,同时保证均匀且致密的热矩阵。

（四）点阵射频

1. 作用机制 局灶性光热作用原理（fractional photothermolysis）被引入,作为剥脱性激光和非剥脱性激光之间的中间方法,以最大限度地降低延迟愈合、色素沉着和瘢痕的风险,而不影响疗效。其概念是在未受影响的皮肤周围产生微热损伤区（MTZ）,从而加速愈合[19]。这一概念被应用于点阵射频（fractionated radiofrequency,FRF）的开发,近来,该技术在疗效和安全性方面备受关注。该技术使用微创微针或电极针达到靶组织发挥损伤修复作用,使靶组织（真皮）损伤,而对表皮的影响最小（图7.4）。热损伤导致胶原纤维变性并启动创伤愈合反应[16]。

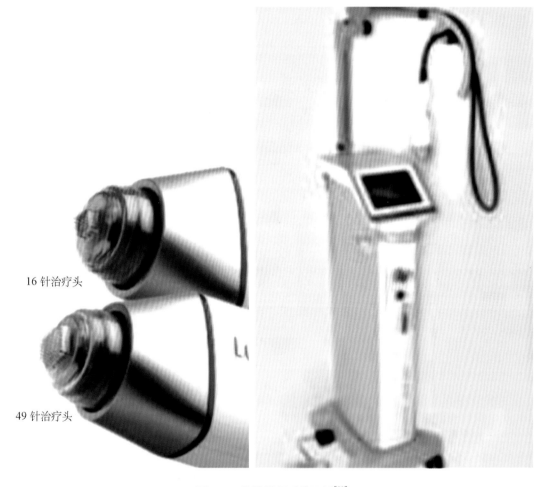

16针治疗头

49针治疗头

图 7.4 微针射频系统示例[20]

2009 年,Hantash 等开发了第一个微针治疗系统,该系统采用双极射频,作用于皮肤。该系统在真皮中生成点阵射频热损伤区（fractional radiofrequency thermal zones,RFTZ）。这些热损伤区的间隔有正常皮肤,旨在将变性胶原蛋白的热效应与更有效的伤口愈合反应结合起来。使用免疫组化和PCR 研究,Hantash 观察到治疗后 10 周皮肤有新的胶原蛋白和弹性蛋白沉积、重塑。目标是靶向引起真皮损伤,而对表皮的影响最小[21]。据推测,肤质的整体改善可以通过真皮和上覆表皮创伤愈合信号的传递来实现[22]。在微针治疗中也有类似的变化。该技术通过在皮肤上进行微穿刺来控制损伤,并启动愈合级联反应[23]。

点阵激光与点阵射频技术的区别之一是激光会产生均匀的热损伤柱,而点阵射频产生更宽的"金字塔形"热损伤带。表皮轻度剥脱,真皮有大量热效应。术语"sublation"(译者注:sublation 原为以色列某公司研发的点阵射频设备,为双极点阵射频,主要作用于真皮,对表皮损伤很小,后成为点阵射频技术的代名词)被引入了学术词典,以表明对皮肤深层的影响更大[24]。在微针射频中,尖端通过非绝缘电极微针或绝缘微针分配能量,其中部分针不导电,能量流经针尖,造成"球形"的热损伤区。

2. 可用的设备及治疗技术　市面上有不同规格的微针设备,不同的微针数量、频率、脉冲和输送能量(表 7.1)。微针射频设备包括 Infini(Lutronic,韩国)、INTRAcel(Jeysis,韩国)、Scarlet(Viol,韩国)和 eP-prime(Syneron-Candela,以色列)等。带有电极针的射频设备包括 eMatrix 和 MatrixRF(Syneron-Candela,以色列)。

表 7.1　微针射频设备示例

设备	系统参数
INFINI™ LUTRONIC 公司	模式:微针射频——49 绝缘微针 0.5～3.5 mm 1 Hz,10～1000 ms,最大功率:50 W(最高 20 级)
FRACTORA™ INMODE 公司	模式:微针射频——60/24/24 涂层针 600 μ/3000 μ/3000 μ 1 Hz,最大能量: 62 mJ/针,75 W,重复率:高达 2 pps
INTENSIF EndyMed 公司	模式:微针射频——PRO 针最长 5 mm/PURE 2.0 针最长 3.5 mm 25 微针
VIVACE™ Aesthetics biomedical	模式:微针射频,36 根绝缘或非绝缘微针,0.5～3.5 mm,功率:30～70 W,脉冲: 100～800 ms
INTRAcel SmartMed	模式:微针射频 49 根绝缘微针,长 0.5～2.0 mm

译者注:部分射频设备已引入中国。详细信息请根据设备名称搜索。

治疗前,通常首先根据微针的位置、深度和强度选择治疗头和模式。将手具上的治疗头贴于皮肤,触发脉冲开关以传递射频能量。微针在设定的时间内自动穿透皮肤,然后收回。一些技术可以对脉冲间隔和额外治疗遍数进行设置和调整。

三、各种设备的优点和缺点

1. 单极射频　单极射频穿透到深部组织提供容积加热,但可能导致明显不适。射频不作用于黑色素,常被比喻为"色盲",对所有皮肤类型都更安全。缺点是可能会导致明显不适。此外,有一些皮下脂肪萎缩的病例报道,尤其是在高能量的情况下[25]。

2. 单极射频(波相式)　这是一种针对网状真皮和皮下组织的深层穿透技术。可以达到 15～20 mm 的深度,且可以作用于纤维间隔和不规则的脂肪团。也可与双极射频联合使用,双极射频多针对浅表组织,两者结合理论上可改善松弛和细纹。

3. 双极射频 双极技术能够更好地控制射频能量,通过两个电极作用到组织。这就减少了能量密度,降低了并发症的风险。目标组织以几乎对称的方式受热。与单极射频相比,在双极射频中,热量分布得到了更好的控制,但穿透性较差[17]。

4. 点阵射频 开发该设备是为了在真皮内实现精确的、集中的、有针对性的高能量治疗区,同时将表皮损伤降至最低。可降低并发症的风险并缩短停工期。在局麻下,该治疗耐受性良好,即使对于肤色较深的患者

也是安全的。缺点是需要重复治疗,没有明确的操作流程,射频传输参数的变化很大。美容效果不会立即显现,但在治疗后数月内会逐渐改善。射频治疗是微创的,患者在术后可以恢复日常护肤[26]。

四、适应证

据报道,射频技术可用于各种适应证。治疗不同部位时,有各种注意事项。

眶周具有精细的形态和功能。皱纹的形成主要是光损伤和肌肉收缩共同作用的结果。有单极射频治疗眶周部位的多项不同研究(图 7.5)。

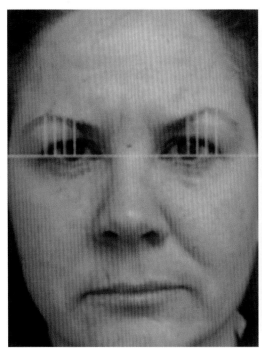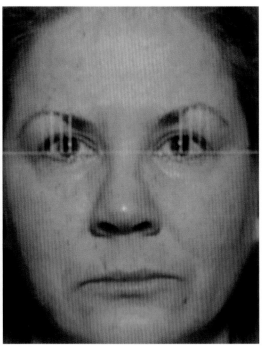

图 7.5　射频治疗后眉毛提升的案例
左为治疗前;右为治疗后。(引自 Fitzpatrick 等,2003)

皮肤老化是遗传相关因素和其他外源因素(如反复暴露于紫外线辐射、吸烟、饮食和空气污染)的累积效应造成的。临床上常有干燥症、皱纹、皮肤张力减弱、弹性组织变性、色素沉着和毛细血管扩张。在中面部,衰老的

表现是多方面的,主要与容量缺失和松弛有关。此外,真皮层变薄、全层皮肤也发生改变。下面部老化主要是口周和下颌线的变化。单极射频已被证明可有效治疗这些复杂问题。

手背老化的特征包括表皮变薄、半透明、

胶原蛋白和弹性蛋白减少,呈现出骨骼化的外观。在临床实践中,已经提出了不同的手部年轻化策略,如局部治疗或光电单一或联合治疗。

寻常痤疮是多种病因导致的炎症性疾病。临床上表现为粉刺、丘疹、脓疱,严重者可出现结节或囊肿。此外,可能会因瘢痕造成额外的心理困扰而使病情变得复杂。常规治疗包括抗生素和维 A 酸。最近,射频等微创治疗被用于治疗寻常痤疮及其后遗皮损(图 7.6)。痤疮瘢痕和痤疮会对患者产生重大的社会心理影响。萎缩性痤疮瘢痕通常分为冰锥型、滚动型和箱车型瘢痕。通常伴有毛孔粗大、肤质差和肤色不均。目前采用了多种皮肤外科治疗方法,如激光、微晶磨削、化学换肤、手术切除以及最近的点阵射频。

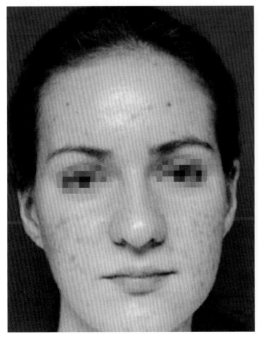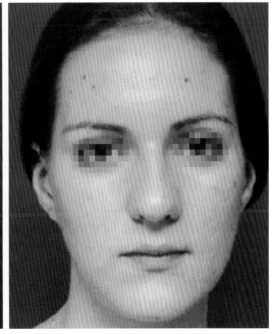

图 7.6　使用射频治疗痤疮患者的案例

左为治疗前;右为治疗后。(引自 Ruiz-Esperanza 等,2003)

脂肪团是一种未知确切发病机制的多因素病症。大多数人认为,代谢稳定的脂肪细胞的脂肪小叶通过真皮皮下交界处突出,周围有纤维间隔。而纤维间隔的缩短和回缩会表现为脂肪团的特征性凹陷。多见于青春期后女性,主要位于下半身、腹部、大腿和臀部,具有典型的橘皮样外观。治疗方法包括外用产品及光电治疗。射频用于提供有针对性的胶原蛋白重塑和脂肪分解(图 7.7)。

V 领区是特别娇嫩的皮肤部位,容易暴露在阳光下而受到光损伤。可见的变化有松弛、皱纹和色素沉着,治疗颇具挑战。

膨胀纹或"妊娠纹"是真皮的病变,早期表现为红斑(红色纹),晚期表现为萎缩和色素减退(白色纹)。组织学上,真皮有胶原蛋白增厚和弹性组织分解,表皮逐渐萎缩。妊娠纹很难根除,建议尝试各种疗法,如外用产品、脂肪分解和包括射频在内的光电治疗。

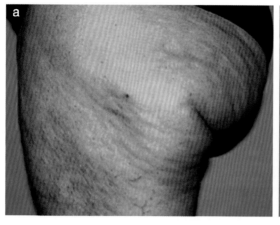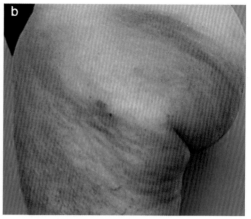

图 7.7 使用射频治疗脂肪团患者的案例

a. 治疗前;b. 治疗 12 次后。(引自 Van Der Lugt 等,2009)

1. 单极射频(电容式)
- 眶周区域(表 7.2)。
- 中下面部和颈部(表 7.3)。
- 手部(表 7.4)。
- 躯干(表 7.5)。
- 寻常痤疮和痤疮瘢痕(表 7.6)。
2. 单极射频(波相式)

- 脂肪团(表 7.7)。
- 皱纹和松弛(表 7.8)。
3. 双极射频
- 嫩肤(表 7.9)。
- 寻常痤疮和痤疮瘢痕(表 7.10)。
- 脂肪团(表 7.11)。
- 脱毛(表 7.12)。

表 7.2 单极射频治疗眶周的研究

研究	结果
Fitzpatrick[27]	86 例患者,单次单极射频(ThermaCool TC),6 个月的多中心盲法试验。大部分患者眶周皱纹至少取得了 FWCS(Fitzpatrick 皱纹分级系统)1 级的改善,62％的患者眉毛提升 0.5 mm。不良反应为轻至中度疼痛、水肿、红斑,二度烧伤发生率为 0.36％,3 例患者遗留瘢痕
Nahm[28]	10 例患者,使用 ThermaCool TC 进行眶周治疗,观察到眉毛和上睑皱褶有统计学意义的升高。不良反应仅限于治疗后肿胀和轻度瘀青
Han[29]	70 例韩国眶周皱纹患者接受单极射频治疗。1 个月时报道了 15％ 的改善率。疼痛可以耐受,唯一的不良反应是轻微的红斑
Bassichis[30]	面部上 1/3 的前瞻性对照研究。描述了明显可见的眉毛不对称性抬高,且难以预测治疗后的效果。此外,大多患者没有感受到受益,尽管对治疗的无创性感到满意

表 7.3　单极射频治疗中下面部及颈部的研究

研究	特点和结果
Jacobson[31]	24 例患者进行单极射频治疗。鼻唇沟、木偶纹和下颌线得到明显改善。据报道,在最后一次治疗后 3 个月再进行一次治疗可进一步收紧
Alster[32]	单极射频治疗皮肤松弛。单次治疗可显著改善鼻唇沟、收紧面颊和颈部。患者在术中出现中度不适,不良反应不大且为暂时性
Alhaddad[33]	随机、半侧脸对照试验比较了两种非侵入性紧肤方式:单极射频和可视化微聚焦超声。对 20 例轻中度皮肤松弛患者进行 6 个月的随访,发现两种技术都有显著改善,无统计学差异
Chipps[34]	49 例受试者面部和颈部接受 Pellevé 减皱系统治疗。基于 GAIS(全球美学改善量表)的临床疗效评估显示,皮肤松弛、皱纹和整体皮肤纹理改善 80% 以上,患者满意度高
Weiss[35]	回顾性研究 600 多例患者,以确定单极射频治疗下面部松弛时不良反应的严重度和发生率。最常见的不良反应是水肿和红斑。报道的少见不良反应有痤疮样红斑丘疹、浅表结痂、红色皮下结节、面颊皮肤轻微凹陷和颈部压痛。所有反应都是暂时的和自限性的
de Felippe[36]	回顾性研究了单极射频在 759 例治疗中的安全性。发现可出现水肿与红斑,但发生率低。更少见的不良反应有头痛、瘢痕和脂肪萎缩。不过,2.7% 的病例发生了二度烧伤

表 7.4　单极射频治疗手部的研究

研究	特点和结果
Vega[37]	一项评估单极射频治疗老化手部的多中心随机研究。31 例患者,间隔 2 周,接受了 3 次治疗,使用 GAIS(全球美学改善量表)评估疗效,89% 的患者在治疗时除了轻微到中度的不适外,没有其他不良反应

表 7.5　单极射频治疗身体部位的研究

研究	特点和结果
Zelickson[38]	ThermaCool TC 射频是在选择性腹壁成形术之前对两名志愿者进行的。在治疗前、治疗后即刻和治疗后 8 周进行活检。电镜下标本显示胶原纤维直径增加,边界消失,Northern 印迹分析显示 I 型胶原蛋白 mRNA 升高
Anolik[39]	ThermaCool TC 设备与 Thermage 多种治疗头配合用于 12 例患者的身体塑形。随访显示在 1、2、4 和 6 个月时腰围和松弛评分均有所下降

表 7.6　单极射频治疗痤疮和痤疮瘢痕的研究

研究	特点和结果
Ruiz-Esperanza[40]	22 例伴或不伴瘢痕的中重度活动性寻常痤疮患者,采用单极射频治疗 1～2 次,随访 8 个月。大多数病例(82%)获得了极好的疗效,治疗耐受性良好,没有发现不良事件

表 7.7　单极射频治疗脂肪团的研究

研究	特点和结果
De Pino[41]	对 26 例大腿和(或)臀部 Ⅰ～Ⅲ级脂肪团患者进行 2 次单极射频治疗。最后一次治疗后 1d 的实时超声评估显示,68% 的病例中角质层和 Camper 筋膜之间有 20% 的体积收缩
Goldberg[42]	对 30 例大腿 Ⅲ～Ⅳ级脂肪团的患者进行了 6 次单极射频治疗,并进行长达 6 个月的随访。腿围平均减少 2.45 cm,组织学证据表明真皮层上部纤维化,而 MRI 表明真皮层无改变。角质层和 Camper 筋膜之间的收缩被认为是继发于暂时的深层收紧
Alexiades-Armenakas[43]	对 10 例患有至少 Ⅱ级大腿脂肪团的受试者进行的随机、盲法、比较研究。临床疗效好,但没有统计学意义

表 7.8　单极射频治疗皱纹和松弛症的研究

研究	特点和结果
Aelxiades- Armenakas[44]	评估了单极射频与双极射频治疗面部皱纹和松弛的疗效。对 10 例患者进行了 4 次治疗,每周 1 次,虽然两种方式都有改善,但没有达到统计学意义。不良反应仅有暂时性轻微红斑

表 7.9　双极射频在嫩肤中的研究

研究	特点和结果
Sadick[45]	评估 Aurora 平台(联合 IPL 和射频)进行面部嫩肤的效果。108 例患者每 3 周接受 1 次治疗,共 5 次,皮肤纹理、皱纹、松弛、毛孔粗大、色素沉着和毛细血管扩张等整体改善率达 75.3%。患者满意率高达＞90%,并发症轻微且发生率低。在应用 IPL 治疗 1 例对常规治疗抵抗的毛细血管扩张时出现了鼻部瘢痕
Yu[46]	在对 19 例中国志愿者进行红外线和双极射频(ReFirm ST 治疗头)的联合治疗。在 3 个月的随访中,他们的皱纹和松弛得到了轻到中度的改善。颈部和眶周区域的疗效不太令人满意
Choi[47]	比较了 Polaris WRA(半导体激光和 RF)和 ReFirm ST(红外线和 RF)对 14 例韩国受试者的有效性和安全性。除了患者满意度在 Polaris 组中更高外,这两种技术显示了相似的临床和组织学结果
Gold[48]	56 例患者采用红外光和双极射频联合治疗,随后进行点阵双极射频治疗。研究者使用 GAI 评分的结果显示,治疗后 6 个月的随访显示有 85% 的改善率,而受试者对疗效的评价甚至更高(91%)。只有轻微的暂时性并发症,如水肿和红斑
Verner[49]	比较了联合使用 IPL 与 RF 和单独使用 IPL 对手部老化的疗效。结论是,联合治疗在皮肤松弛和色素沉着方面效果更好
El-Domyati[50]	El-Domyati 等检测了光电治疗后的组织学变化。6 例患者在眶周区域联合应用 IPL 和 RF,并进行穿刺活检进行组织学和免疫组化评估。表皮厚度增加,弹性蛋白减少 53%,Ⅰ、Ⅲ、Ⅶ型胶原蛋白和新胶原蛋白的表达增强,并在最后一次治疗后 3 个月继续改善

（续　表）

研究	特点和结果
Gold[51]	FACES 技术用于治疗 46 例面部皮肤老化的成年人。在 8 个疗程后，皱纹和弹性组织变性的改善持续了 6 个月。不良反应包括水肿、红斑、紫癜、灼伤/水疱，共 15 例，以及 1 例色素沉着，但均在 2～4 周消退

表 7.10　双极射频在寻常痤疮和痤疮瘢痕中的研究

研究	特点和结果
Prieto[52]	32 例中度丘疹-脓疱性痤疮患者采用强脉冲光和射频（Aurora AC）联合治疗，每周 2 次，持续 4 周。根据患者的自我评估，32% 的患者报告皮损数量平均减少了 47%，总体改善为"良好"。对 4 例患有非粉刺性皮损的受试者进行了活检，结果显示皮脂腺减少、毛囊炎减少
Camelli[53]	对单独使用点阵激光与联合使用点阵激光/射频进行了比较。联合使用点阵 CO_2 激光和双极射频治疗了 6 例面部箱车型/滚动型痤疮瘢痕的患者和 4 例光老化患者。联合治疗在组织重塑和改善瘢痕深度方面表现出更好的疗效，副作用更低，愈合更快
Min[54]	在一项对 24 例轻至中度痤疮瘢痕患者进行的单盲、随机、半侧脸对照研究中，显示 Er:YAG 激光疗效优于 Polaris。Er:YAG 治疗使胶原蛋白沉积更厚更密，患者满意度显著提高

表 7.11　双极射频治疗脂肪团的研究

研究	特点和结果
Van Der Lugt[55]	ThermaLipo RF 设备（Thermamedic 公司，西班牙）用于治疗 50 名脂肪团患者。患者的臀部形状和皮肤纹理都有所改善
Nootheti[56]	将 VelaSmooth（红外线和射频）与 TriActive（注：一种以光调作用为主的激光平台）进行了比较。两种系统都改善了脂肪团并减少了大腿周长，但两者间无统计学显著差异
Sadick 和 Mullholland[57]	在一项初步的双中心研究中使用了 VelaSmooth 设备。16 次治疗后，患者的大腿周长平均减少了 0.8 英寸。一些患者报告有轻微的不适，并有短暂的肿胀
Romero[58]	在小型试验中比较了红外光和射频联合治疗与不治疗的结果。在 12 周的时间里，每两周治疗 1 次，经拍照和轮廓测量评估，脂肪团有所改善
Hexsel[59]	在 9 例患有脂肪团的女性中研究了 Velashape 的有效性和安全性。结果显示臀部脂肪团严重程度分级和臀围改善。不过，在大腿上没有观察到统计学上的显著差异

表 7.12　双极射频在脱毛中的研究

研究	特点和结果
Sadick 和 Shaoul[60]	研究了 IPL 和 RF 联合应用对不同颜色毛发和皮肤的脱毛效果。在 18 个月的随访中，所有身体部位的毛发密度平均减少了 75%，腋窝和腿部的效果最大。组织学显示毛囊空泡变性。有趣的是，这与皮肤颜色无关，但深色毛发的清除率更高。唯一报告的不良反应是暂时性红斑

（续 表）

研究	特点和结果
Sadick[61]	结合强脉冲光和射频对白色和金色毛发进行脱毛,结果显示,金色毛发去除率为52%,而白发去除率为44%
Goldberg[62]	将IPL和RF联合应用于无色素毛发,得出结论,它对去除终末白发（6个月时去除35%）是有效的,用氨基乙酰丙酸预处理效果更好。相反,白色毳毛对治疗没有反应

4. 点阵射频
- 眶周区域（表7.13）。
- 面部和颈部（表7.14）。
- V领区（表7.15）。
- 痤疮瘢痕和寻常痤疮（表7.16）。
- 腋窝多汗症（表7.17）。
- 脂肪团（表7.18）。
- 膨胀纹（表7.19）。

表7.13 眶周区域点阵射频研究

研究	特点和结果
Jeon[63]	比较了微针射频与BoNT/A（注:一种肉毒毒素）的疗效。结果显示,尽管在第3周和第6周时BoNT/A获得快速和更好的结果,但射频微针组在第18周时有更好的逐渐改善。此外,研究者对1例患者进行了皮肤活检,并在免疫组化中描述了弹性蛋白和前胶原蛋白-3的表达增加,但在18周的随访中,胶原蛋白-4和前胶原蛋白-1的表达没有差异
Kim[64]	11例肤色较深的受试者接受了3次点阵微针射频的治疗,并在3个月后进行评估。在使用FWCS进行拍照盲法评估后,显示了皱纹和患者满意度在统计学上的显著改善
Lee[11]	对20例具有不同程度皱纹的韩国患者进行的小型研究,使用微针射频治疗眶周区域,共3次。结果由皮肤科医师（盲法）根据WAS评分对标准化照片、患者满意度和不良反应进行评估。在6个月的随访中,所有病例均有显著的临床改善,患者的满意度也有明显提高。在不良反应方面,Fitzpatrick光反应皮肤类型Ⅲ~Ⅳ型有2例色素沉着,4周后自行消退
Shin[65]	在22名志愿者中使用2种绝缘微针射频治疗下眼睑脂肪隆起。使用3D摄影测量和研究者的整体评估,结果显示,在治疗后12周,脂肪隆起显著减少（有统计学意义）
Roh[66]	治疗了70例韩国鱼尾纹患者,使用皮肤检测分析仪进行定量分析,皱纹减少了20%
Lolis和Goldberg[26]	80%的患者表现出眶周皱纹的改善

表 7.14　面部和颈部点阵射频的研究

研究	结果
Calderhead[67]	报道的结果来自不同的研究中心,这些研究中心治疗了 499 例 Fitzpatrick 皮肤类型各异的患者。尽管个别中心没有明确的报告结果,临床医师在大多数患者中观察到皮肤年轻化的显著改善
Alexiades[68]	比较单次射频微针与面部提升手术对松弛度相似的患者的随机盲法试验。通过定量分级评估皮肤松弛度,发现手术的效果更好。不过,研究者建议微创治疗可作为一种重要的治疗选择
Alexiades[22]	对 100 例患有轻至重度皱纹或皮肤松弛的受试者进行的多中心开放试验评估了微针射频的疗效。在 3 个月时皱纹改善了 24%,在 6 个月时改善了 25.6%。同样,松弛评分在 3 个月时下降了 22.3%,在 6 个月时下降了 24.1%
Lu[69]	Lu 等进行的随机、双盲、半侧脸对照研究。得出的结论是,与作用浅表的方法相比,当应用于真皮深层时,微针射频可有效治疗皮肤松弛并取得更好的结果
Seo[70]	观察了微针射频治疗亚洲人皮肤的疗效。治疗了 25 例女性,大多数患者的毛孔、皱纹和整体皮肤外观的临床改善超过 50%。使用 Corneometer(角质层含水量检测仪)检测的皮肤水合作用和 Visiometer 检测的皮肤粗糙度均有显著改善($P<0.05$)。相反,Mexameter 测量的平均黑色素指数和红斑指数没有显著改善
Park[71]	纳入 204 例韩国患者的大型多中心研究。在使用 5 分整体美学改善评分进行拍照盲法评估后,他们描述了 140 例患者的 3 级或 4 级改善
Gold[72]	53 例不同年龄患者的多中心试验。使用基于解剖部位的操作流程进行了 3 次微针射频治疗。评估包括皮肤科医师使用 Fitzpatrick 评分、患者满意度和不良反应进行的盲法评估。在 1 个月时表现出统计学上皱纹的显著减少,在最后一次治疗后的 3 个月内持续改善。GAIS 的明显改善和中下面部皮肤的明显收紧
Hruza[73]	前瞻性多中心研究评估点阵射频对面部皱纹和皮肤纹理的疗效。研究者根据 Fitzpatrick 分型对参与者进行评估,如果他们至少有两个区域的皱纹和弹性组织变性得分为 2~6,则被选中。作者使用了 5 分评分量表,发现在最后一次治疗后 1 个月,大多数患者在皱纹、光滑度、亮度和紧致度方面有超过 40% 的改善。他们注意到弹性组织变性有一些改善,主要在眶周区域,尽管这种变化没有统计学意义
Akita[74]	据报道,皱纹在统计学上有显著改善,主要在外眦和下眼睑,在前额几乎没有影响。此外,大多数患者报告鼻唇沟有中度到非常好的改善,但统计学意义并不明确
Jiang[75]	22 例面部皱纹和下面部松弛的患者。2~3 次治疗后报告有改善,表明需要多次治疗才能获得满意的结果

表 7.15　前胸部位点阵射频的研究

Lyons[76]	Lyons 等研究了对 12 例患者前胸部位皱纹和皮肤松弛的治疗。约有 80% 的患者感到满意,67% 的病例 GAIS 评分得到改善

表 7.16　点阵射频在痤疮瘢痕和寻常痤疮中的研究

Cho[77]	探讨点阵微针射频治疗痤疮瘢痕和毛孔粗大的疗效。招募了 30 例患者,在所有病例中都取得了超过 70% 的改善。描述了真皮基质的增加,而对表皮屏障功能的影响很小
Gold 和 Biron[78]	在 Gold 和 Biron 进行的一项研究中,痤疮瘢痕的严重程度显著改善。有趣的是,患者还报告说皮肤纹理得到改善,皱纹和色素沉着减少
Dai[79]	Dai 等进行了一项 Meta 分析,比较点阵射频和点阵激光在亚洲痤疮瘢痕患者中的作用。他们得出的结论是,两种治疗方法的结果相似,但点阵射频的不良反应(如红斑和炎症后色素沉着持续时间)较低
Kaminaka[80]	Kaminaka 等在 8 例受试者中取得了轻度萎缩性痤疮瘢痕和轻度-中度痤疮的长期改善
Phothong[81]	Phothong 等进行了一项半侧脸、双盲、随机研究,探索使用点阵射频治疗痤疮瘢痕时所用能量的关系。尽管在 1 个月时高能量治疗具有优势,但在 3 个月和 6 个月后的评估显示较高和较低能量水平之间的疗效相当。此外,高能量与更多的不良反应有关
Kravvas 和 Al-Naimi[82]	Kravvas 和 Al-Naimi 最近对痤疮瘢痕的系统评价得出结论,点阵射频显示出良好的疗效,但略逊于点阵激光。不过,在疼痛、停工期和色素沉着方面,点阵射频表现出更好的安全性

表 7.17　点阵射频治疗腋窝多汗症的研究

Abtahi-Naeini[83]	在一项比较研究中,微针射频治疗 25 例有严重原发性腋窝多汗症的患者并达到了减少出汗的效果。最后,在 12 个月的随访中,45.9% 的病例复发,41.6% 的病例未复发
Schick[84]	据报道,多汗症严重程度评分(HDSS)从 3.4 降至 2.1,皮肤病生活质量指数从 16 降至 7,出汗减少 72%。不良反应轻微且短暂
Kim[85]	初步研究表明,使用 HDSS 和组织学证据显示,大汗腺和小汗腺的大小和数量减少,临床症状有所改善

表 7.18　点阵射频治疗脂肪团的研究

Alexiades[86]	一项多中心临床试验评估了 profound 微针射频(Syneron,以色列)治疗 50 例 Muller 分级 II/III 级脂肪团患者的疗效。在 3 个月和 6 个月时,双侧大腿的总体改善分别为 88% 和 86%。患者在术中报告有轻微不适,75% 的患者对结果感到满意。没有不良反应

表 7.19　膨胀纹研究

Harmelin[87]	384 例腹部妊娠纹的治疗对比研究。将腹部分为 4 个象限,随机进行以下治疗:RF 与 IR 光联合,点阵 RF,RF 与 IR 光联合,接着联合点阵 RF 治疗,最后是不治疗。用联合 RF/IR 和点阵 RF 治疗的手臂上的条纹深度变浅,但宽度没有变化

五、治疗前准备和注意事项

临床医师应面诊患者,获得知情同意,并确保在每次治疗前后都有清晰的记录和标准化的照片。如果医师的预期和患者期望的结果是一致的,就可以进行治疗。选择适合的患者至关重要,以提高疗效和减少并发症。需采集包括既往医美治疗史在内的详细病史,如果有禁忌证则不应治疗,禁忌证包括结缔组织病,瘢痕疙瘩病史,自身免疫性疾病,严重的肾、心脏或肝疾病,妊娠,心脏起搏器,金属植入物,母乳喂养,以及曾经对手术麻醉或局部麻醉药出现过敏反应。一些药物,如抗凝血药、抗炎药和某些可能增加出血的草药,建议在治疗前几天和治疗后停用(表7.20)。

表 7.20　危险因素和禁忌证

瘢痕疙瘩病史	妊娠	过敏反应	植入设备(起搏器)
结缔组织病	哺乳期	出血性疾病	免疫抑制状态
自身免疫性疾病	金属植入物	抗凝药	伤口愈合不良
严重的肾、心脏或肝疾病	母乳喂养	溶栓药	活动性感染

术前准备通常包括在术前 30～60 min 进行温和清洁和局部麻醉,以减轻不适。据报道,同时使用振动装置可以缓解疼痛。在某些情况下,可以使用皮内麻醉和肾上腺素。如果有单纯疱疹病毒感染史,可以考虑预防性抗病毒治疗。应根据患者的特点、皮肤损伤程度和特定的治疗区域精心选择治疗方案。

示例:作者诊所使用的点阵射频微针的患教资料和知情同意书

· 术中会发生什么?

治疗之前,要清洁待治疗区域并拍摄治疗前照片(如果您正在接受面部治疗,请至少提前 15 min 卸妆)。如果您戴隐形眼镜,则需要取下。使用局部麻醉乳膏并停留 1 h 于麻醉治疗区域,但无法做到完全麻醉,且可能感到不适。

INTRAcel(注:韩国生产的射频设备)治疗约需要 30 min(取决于治疗区的大小)。建议治疗后在诊所留观约 30 min。需要额外的时间用于治疗后拍照,因此请留出 2 h 的时间待在诊所。

· 术后我需要注意什么?

INTRAcel 治疗后会立即出现轻至中度红斑(发红)和轻度水肿。您也可以看到细小的针痕,这些针痕通常表现为紫色的点。治疗后 1～3 d 会出现红斑(发红)、肿胀和灼热感,这是皮肤愈合的正常表现。治疗后 3～5 d,皮肤通常会出现干燥和脱屑,持续约 5 d。在治疗后的最初 24 h,您睡觉时最好稍微抬高头部,以帮助减少肿胀。

· 可能的风险有哪些?

细菌感染:即使针头经过消毒且为一次性使用,皮肤上的细菌也可能引发感染。

毛囊炎:这可能是由于皮脂腺中皮脂的突然短暂增多引起的。外用类固醇软膏或抗生素可以预防或减少这种情况。

皮肤脱屑:通常发生在头 2～5 d,口周围更严重。

痤疮:可能会暂时恶化,因为皮肤对治疗的反应会堵塞毛孔。这是治疗后的正常反应。可以使用抗生素来预防。

瘀伤:在某些情况下,治疗可能会导致瘀伤,通常在几天内消失。

出血:治疗区域会出现针尖大出血点,治疗结束时就会停止。

六、术后护理建议

术后护理通常包括保湿霜、防晒霜和避免日晒。有时会使用冰面膜或冷却装置来冷却皮肤。偶尔，需要外用抗生素。

七、并发症和意外及如何识别和避免

通常，使用光电设备进行嫩肤有导致瘢痕形成和色素沉着的风险。点阵激光被认为是一种相对安全的皮表重建方法，但并不是没有并发症。并发症分为轻度（红斑、紫癜、痤疮、表面糜烂）、中度（感染、色素沉着、发疹性角化棘皮瘤）和重度（瘢痕、播散性感染、睑外翻）。射频被认为是可用于所有皮肤类型的更安全的技术。电磁辐射会产生热效应，有导致烧伤、瘢痕、炎症后色素沉着、感觉迟钝、持续性红斑、水肿、血肿、皮肤变形或疗效不满意的风险。

尽管不同设备可能出现不同的并发症，但通常不良反应轻微，如疼痛、红斑和水肿，且通常在几小时内消退。有时，不良反应可持续数周。轻度并发症多数不需要任何治疗。应在术前告知患者可能出现的不良反应以避免其失望。如果出现问题，应该承认并解释。应协助患者联系诊所以获得进一步支持和帮助。可能会导致瘀伤，通常会在几天内消退。冷敷或使用山金车药物有助于更快地解决问题。电磁辐射产生热效应，有灼伤、瘢痕形成、炎症后色素沉着、持续性红斑、水肿、血肿、皮肤变形或疗效不满意的风险[11]。对于长期水肿，非甾体抗炎药可能有用。建议避免剧烈运动、饮酒和烫的食物，以防止血管扩张。色素沉着可能会持续数月，甚至需要皮肤美白治疗。

八、展望

纵观历史，人们一直在研究"美"，但美的定义和标准化仍然没有确定。努力提高吸引力和对年轻态的渴望可能是出于增加自尊的目的[88]。根据美国整形外科医师协会（ASPS）发布的数据，在过去十年中，医美治疗显著增加，并有向非手术技术发展的趋势。特别是，微创美容从 2000 年到 2017 年增长了 186%[89]。新的科学技术发展迅速，以满足面部年轻化的需求，并且具有最佳而快速的效果和最小的不良反应。据 ASPS 统计，使用非手术"紧肤"设备的治疗在短短 1 年（2016—2017）内增加了 9%。点阵射频很有前景，它具有令人鼓舞的有效性和安全性。近年来，随着科技的发展和新设备的涌现，出现了联合多种技术的趋势。例如，Morpheus 8 射频微针（InMode Aesthetic Solutions 公司，加州）是对 Fractora 的改进，具有 24 根涂层针、可调参数和穿透深度[90]。

努力方向是传递合适能量的射频到精准的解剖部位。在循证医学（EBM）时代，临床医师应该应用最佳的、可靠和有效的证据以决定患者的治疗。不幸的是，美容实践通常取决于个人指导和培训。EBM 的原则应当应用于美容医学，标准化的评估系统旨在克服有效性和安全性方面的局限。最近，Kleidona 等对现有文献进行了系统评价，并制定了微创射频嫩肤方案[91]。不过，仍需要进行高质量的研究并制定明确的指南。

九、案例分析

例 1 眶周年轻化：图 7.5 举例说明了作者在上眼睑和前额应用 Thermage 的临床经验。根据 VISIA 皮肤分析系统（图 7.8 和图 7.9）测量，下眼睑的松弛评分从 7.358 降低到 2.317。

例 2 身体治疗：对于产后腹部皮肤松弛，作者（NJ Lowe）使用 Thermage 进行了两次治疗，选择大治疗头、600 发脉冲、功率为 4 级。效果如图 7.10 所示。

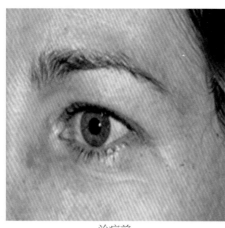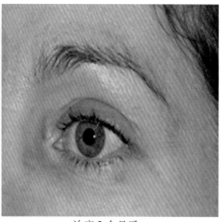

治疗前　　　　　　　　　　　治疗 2 个月后

图 7.8　用 Thermage 治疗上眼睑和前额

用小的眼睑专用治疗头治疗上眼睑和前额外侧,共 400 发脉冲,功率为 3 级。

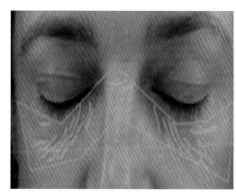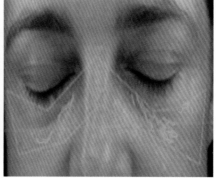

图 7.9　使用 Thermage 治疗下眼睑

选择小治疗头治疗下唇和上颊眶周区,200 发脉冲,功率为 3 级。通过 VISIA 皮肤分析系统测量松弛度并评分,左侧治疗前松弛度评分为 7.358;右侧治疗后松弛度评分为 2.317。

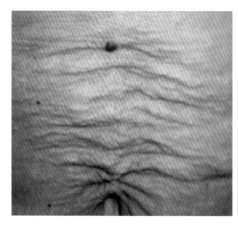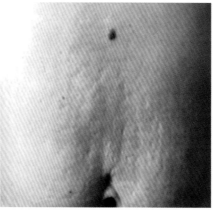

图 7.10　使用 Thermage 治疗腹部皮肤松弛

功率为 4 级,600 脉冲,共治疗两次。

例3　点阵射频面部年轻化:INTRAcell点阵射频设备产生点阵热损伤,促进新的胶原生成(图7.11)。该设备用于面部年轻化。

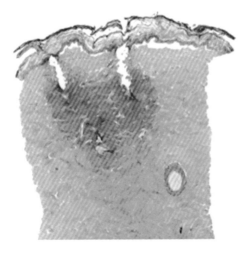

图 7.11　用绝缘针射频治疗后的皮肤组织病理表现

使用 Intracel 点阵射频微针。（https://intraceluk.com）

使用 VISIA 皮肤分析对 5 次治疗后进行评估,结果显示,皱纹(10.5～6.5)、皮肤纹理(2.2～1.2)和毛孔(1.3～0.7)得到改善。每个区域的治疗能量分别为 4、5、6,治疗深度分别为 0.8 mm、1.5 mm、2 mm(图7.12)。

下面部和颈部年轻化可以通过微针射频实现。图 7.13～图 7.15 展示了 3 个案例。

例4　创伤后瘢痕:作者联合微针射频与肉毒毒素以及 IPL 治疗上面部创伤后瘢痕和光损伤(图 7.16)。

例5　毛细血管扩张性血管瘤:图 7.17显示了微针射频成功治疗对激光抵抗的毛细血管扩张性血管瘤的一个案例。

例6　痤疮瘢痕:在使用绝缘微针射频进行 3 次治疗后,作者(NJ Lowe)改善了冰锥型痤疮瘢痕和整体肤色(图 7.18)。

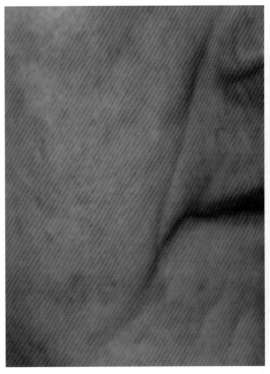
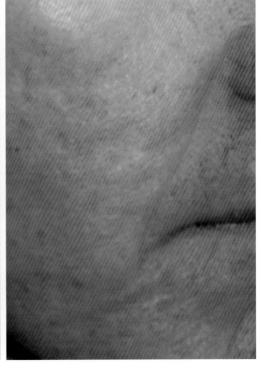

图 7.12　使用微针射频治疗 5 次以达到面部年轻化

功率设置为 6 级,深度为 0.8 mm、1.5 mm 和 2 mm。

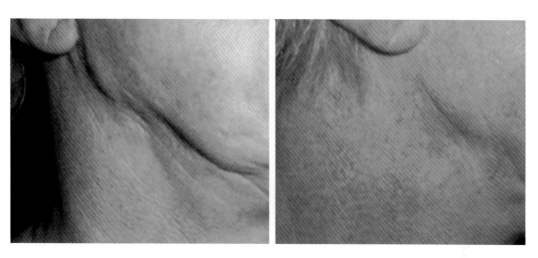

图 7.13　微针射频治疗下面部和颈部的瘢痕和光损伤

功率设置为 6 级,深度为 0.5mm、1.5 mm 和 2 mm。左侧治疗前;右侧治疗后。

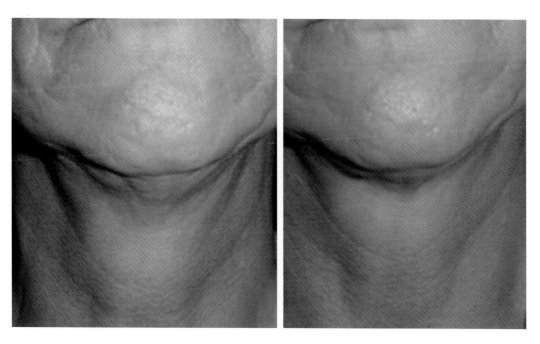

图 7.14　下面部和颈部的微针射频治疗

功率设置为 6 级,深度为 0.5mm、1.5 mm 和 2 mm。左侧治疗前;右侧治疗 4 次后。

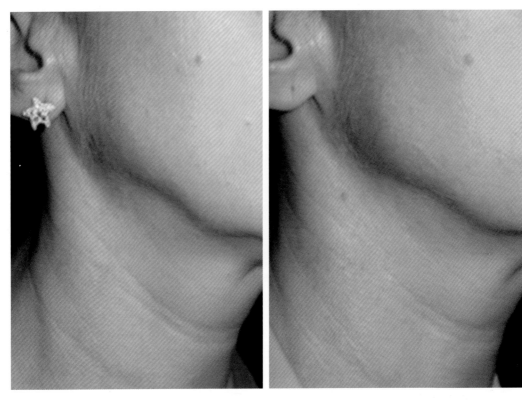

图 7.15　用于下面部和颈部年轻化的微针射频治疗

功率设置为 6 级,深度为 0.5 mm、1.5mm 和 2 mm。左侧治疗前;右侧治疗 4 次后。

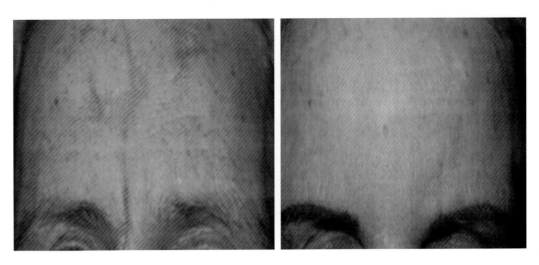

图 7.16　创伤后瘢痕和光损伤的治疗

左侧治疗前;右侧使用 botox 及 4 次微针射频治疗,功率设置为 6 级,深度为 0.8 mm 和 1.5 mm。经过 4 次 IPL 治疗。

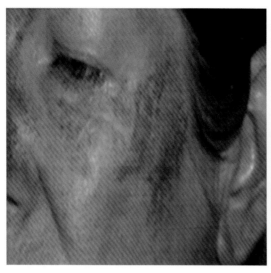
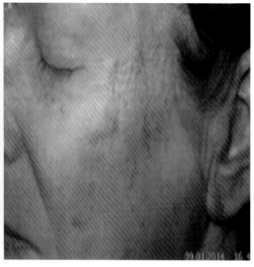

图 7.17　使用微针射频治疗对激光抵抗的毛细血管扩张性血管瘤

功率设置为 4 级,深度为 0.5 mm 和 0.8 mm。左侧治疗前;右侧治疗后。

十、总 结

新的精密射频设备越来越受欢迎,旨在满足最佳效率、减少停工时间和最小不良反应的需求。各种美容适应证的研究令人鼓舞,持续的研究对于指导新技术的发展至关重要。

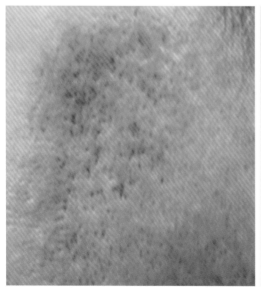

图 7.18　用绝缘微针射频治疗冰锥型瘢痕

功率设置为 6 级,深度为 0.8 mm、1.5 mm、2 mm。左侧治疗前;右侧治疗 3 次后。

（王 一 译,丛　林　审校）

参 考 文 献

[1] Diffey BL. Sources and measurement of ultra-violet radiation. Methods. 2002;28:4-13.

[2] Jauchem JR. Effects of low-level radio-frequency (3kHz to 300GHz) energy on human cardiovascular,reproductive,immune,and other systems:a review of the recent literature. Int J Hyg Environ Health. 2008;211:1-29.

[3] Massarweh NN,Cosgriff N,Slakey DP. Electrosurgery:history,principles,and current and future uses. J Am Coll Surg. 2006;202:520-30.

[4] Henriques FC,Moritz AR. Studies of thermal injury: Ⅰ. the conduction of heat to and through skin and the temperatures attained therein. A Theoretical and an Experimental Investigation. Am J Pathol. 1947;23:530-49.

[5] Moritz AR,Henriques FC. Studies of thermal injury: Ⅱ. The relative importance of time and surface temperature in the causation of cutaneous Burns. Am J Pathol. 1947;23:695-720.

[6] Moritz AR. Studies of thermal injury: Ⅲ. The pathology and pathogenesis of cutaneous Burns. An experimental study. Am J Pathol. 1947;23:915-41.

[7] Dewhirst MW,Viglianti BL,Lora-Michiels M, et al. Thermal dose requirement for tissue effect:experimental and clinical findings. Proc SPIE--the Int Soc Opt Eng. 2003;4954:37.

[8] Dams SD,de Liefde-van Beest M,Nuijs AM,et al. Pulsed heat shocks enhance procollagen type Ⅰ and procollagen type Ⅲ expression in human dermal fibroblasts. Skin Res Technol. 2010;16:354-64.

[9] Mayes AE,Holyoak CD. Repeat mild heat shock increases dermal fibroblast activity and collagen production. Rejuvenation Res. 2008;11:461-5.

[10] Arnoczky SP,Aksan A. Thermal modification of connective tissues:basic science considerations and clinical implications. J Am Acad Orthop Surg. 2000;8:305-13.

[11] Lee SJ,Kim J-I,Yang YJ,et al. Treatment of periorbital wrinkles with a novel fractional radiofrequency microneedle system in dark-skinned patients. Dermatol Surg [Internet]. 2015;41:615-622.

[12] Alvarez N,Ortiz L,Vicente V,et al. The effects of radiofrequency on skin:experimental study. Lasers Surg Med. 2008;40:76-82.

[13] Ruiz-Esparza J,Gomez JB. The medical face lift:a noninvasive,nonsurgical approach to tissue tightening in facial skin using nonablative radiofrequency. Dermatol Surg 2003; 29; 325-332;discussion 332.

[14] Kennedy J,Verne S,Griffith R,et al. Non-invasive subcutaneous fat reduction:a review. J Eur Acad Dermatol Venereol. 2015; 29: 1679-88.

[15] Alster TS,Lupton JR. Nonablative cutaneous remodeling using radiofrequency devices. Clin Dermatol. 2007;25:487-91.

[16] Lolis MS,Goldberg DJ. Radiofrequency in cosmetic dermatology:a review. Dermatol Surg. 2012;38:1765-76.

[17] Weiss RA. Noninvasive radio frequency for skin tightening and body contouring. Semin Cutan Med Surg. 2013;32:9-17.

[18] Sadick NS,Nassar AH,Dorizas AS,et al. Bipolar and multipolar radiofrequency. Dermatol Surg. 2014;40(Suppl 1):S174-9.

[19] Manstein D,Herron GS,Sink RK,et al. Fractional photothermolysis:a new concept for cutaneous remodeling using microscopic patterns of thermal injury. Lasers Surg Med. 2004;34:426-38.

[20] 20171121_INFINI1. 2_quickguide_rev3. 0. pdf-Google Drive [Internet]. [cited 2018 Jul 25].

[21] Hantash BM,Renton B,Berkowitz RL,et al. Pilot clinical study of a novel minimally invasive bipolar microneedle radiofrequency device. Lasers Surg Med. 2009;41:87-95.

[22] Alexiades-Armenakas M,Newman J,Willey A,et al. Prospective multicenter clinical trial of a minimally invasive temperature-controlled bipolar fractional radiofrequency system for rhytid and laxity treatment. Dermatol Surg. 2013;39:263-73.

[23] Ramaut L,Hoeksema H,Pirayesh A,et al. Mi-

croneedling:where do we stand now? A systematic review of the literature. J Plast Reconstr Aesthet Surg [Internet]. 2018;71;1-14.

[24] Brightman L,Goldman MP,Taub AF. Sublative rejuvenation:experience with a new fractional radiofrequency system for skin rejuvenation and repair. J. Drugs Dermatol [Internet]. 2009;8;s9-13.

[25] Gold MH. Update on tissue tightening. J Clin Aesthet Dermatol. 2010;3;36-41.

[26] Lolis MS,Goldberg DJ. Assessment of safety and efficacy of a bipolar fractionated radiofrequency device in the treatment of periorbital rhytides. J Cosmet Laser Ther [Internet]. 2014;16;161-164.

[27] Fitzpatrick R,Geronemus R,Goldberg D,et al. Multicenter study of noninvasive radiofrequency for periorbital tissue tightening. Lasers Surg Med. 2003;33;232-42.

[28] Nahm WK,Su TT,Rotunda AM,et al. Objective changes in brow position,superior palpebral crease,peak angle of the eyebrow,and jowl surface area after volumetric radiofrequency treatments to half of the face. Dermatol Surg 2004;30;922-928;discussion 928.

[29] Han SH,Yoon YM,Lee YW,et al. Usefulness of monopolar thermal radiofrequency treatment for periorbital wrinkles. Ann Dermatol. 2018;30;296-303.

[30] Bassichis BA,Dayan S,Thomas JR. Use of a nonablative radiofrequency device to rejuvenate the upper one-third of the face. Otolaryngol Head Neck Surg. 2004;130;397-406.

[31] Jacobson LGS,Alexiades-Armenakas M,Bernstein L,et al. Treatment of nasolabial folds and jowls with a noninvasive radiofrequency device. Arch. Dermatol. 2003;1371-2.

[32] Alster TS,Tanzi E. Improvement of neck and cheek laxity with a nonablative radiofrequency device:a lifting experience. Dermatol Surg 2004;30;503-507;discussion 507.

[33] Alhaddad M,Wu DC,Bolton J,et al. A randomized,Split-face,evaluator-blind clinical trial comparing monopolar radiofrequency versus microfocused ultrasound with visualization for lifting and tightening of the face and upper neck. Dermatol Surg. 2019;45;131-9.

[34] Chipps LK,Bentow J,Prather HB,et al. Novel nonablative radio-frequency rejuvenation device applied to the neck and jowls;clinical evaluation and 3-dimensional image analysis. J Drugs Dermatol. 2013;12;1215-8.

[35] Weiss RA,Weiss MA,Munavalli G,et al. Monopolar radiofrequency facial tightening:a retrospective analysis of efficacy and safety in over 600 treatments. J Drugs Dermatol. 2006; 5;707-12.

[36] de Felipe I,Del Cueto SR,Perez E,et al. Adverse reactions after nonablative radiofrequency:follow-up of 290 patients. J Cosmet Dermatol. 2007;6;163-6.

[37] Vega JM,Bucay VW,Mayoral FA. Prospective,multicenter study to determine the safety and efficacy of a unique radiofrequency device for moderate to severe hand wrinkles. J Drugs Dermatol. 2013;12;24-6.

[38] Zelickson BD,Kist D,Bernstein E,et al. Histological and ultrastructural evaluation of the effects of a radiofrequency-based nonablative dermal remodeling device:a pilot study. Arch Dermatol. 2004;140;204-9.

[39] Anolik R,Chapas AM,Brightman LA,et al. Radiofrequency devices for body shaping:a review and study of 12 patients. Semin Cutan Med Surg. 2009;28;236-43.

[40] Ruiz-Esparza J,Gomez JB. Nonablative radiofrequency for active acne vulgaris:the use of deep dermal heat in the treatment of moderate to severe active acne vulgaris (thermotherapy):a report of 22 patients. Dermatol Surg 2003;29;333-339;discussion 339.

[41] Emilia del Pino M,Rosado RH,Azuela A,et al. Effect of controlled volumetric tissue heating with radiofrequency on cellulite and the subcutaneous tissue of the buttocks and thighs. J Drugs Dermatol. 2006;(5);714-22.

[42] Goldberg DJ,Fazeli A,Berlin AL. Clinical,laboratory,and MRI analysis of cellulite treatment with a unipolar radiofrequency device. Dermatol Surg 2008; 34; 204-209; discussion 209.

[43] Alexiades-Armenakas M,Dover JS,Arndt KA. Unipolar radiofrequency treatment to improve the appearance of cellulite. J Cosmet Laser Ther. 2008;10;148-53.

[44] Alexiades-Armenakas M,Dover JS,Arndt

KA. Unipolar versus bipolar radiofrequency treatment of rhytides and laxity using a mobile painless delivery method. Lasers Surg Med. 2008;40:446-53.

[45] Sadick NS, Alexiades-Armenakas M, Bitter PJ, et al. Enhanced full-face skin rejuvenation using synchronous intense pulsed optical and conducted bipolar radiofrequency energy (ELOS):introducing selective radiophotothermolysis. J Drugs Dermatol. 2005;4:181-6.

[46] Yu CS, Yeung CK, Shek SY, et al. Combined infrared light and bipolar radiofrequency for skin tightening in Asians. Lasers Surg Med. 2007;39:471-5.

[47] Choi YJ, Lee JY, Ahn JY, et al. The safety and efficacy of a combined diode laser and bipolar radiofrequency compared with combined infrared light and bipolar radiofrequency for skin rejuvenation. Indian J Dermatol Venereol Leprol. 2012;78:146-52.

[48] Gold AH, Pozner J, Weiss R, et al. A fractional bipolar radiofrequency device combined with a bipolar radiofrequency and infrared light treatment for improvement in facial wrinkles and overall skin tone and texture. Aesthetic Surg J [Internet]. 2016;36:1058-1067.

[49] Verner I, Kutscher TD. Clinical evaluation of the efficacy and safety of combined bipolar radiofrequency and optical energies vs optical energy alone for the treatment of aging hands. Lasers Med Sci. 2017;32:1387-92.

[50] El-Domyati M, El-Ammawi TS, Medhat W, et al. Electro-optical synergy technique: A new and effective nonablative approach to skin aging. J Clin Aesthet Dermatol. 2010;3:22-30.

[51] Gold MH, Goldman MP, Rao J, et al. Treatment of wrinkles and elastosis using vacuum-assisted bipolar radiofrequency heating of the dermis. Dermatol Surg. 2007;33:300-9.

[52] Prieto VG, Zhang PS, Sadick NS. Evaluation of pulsed light and radiofrequency combined for the treatment of acne vulgaris with histologic analysis of facial skin biopsies. J Cosmet Laser Ther. 2005;7:63-8.

[53] Cameli N, Mariano M, Serio M, et al. Preliminary comparison of fractional laser with fractional laser plus radiofrequency for the treatment of acne scars and photoaging. Dermatol

Surg [Internet]. 2014;40:553-561.

[54] Min S, Park SY, Moon J, et al. Comparison between Er:YAG laser and bipolar radiofrequency combined with infrared diode laser for the treatment of acne scars:differential expression of fibrogenetic biomolecules may be associated with differences in efficacy between ablative and non-abl. Lasers Surg Med. 2017;49:341-7.

[55] van der Lugt C, Romero C, Ancona D, et al. A multicenter study of cellulite treatment with a variable emission radio frequency system. Dermatol Ther. 2009;22:74-84.

[56] Nootheti PK, Magpantay A, Yosowitz G, et al. A single center, randomized, comparative, prospective clinical study to determine the efficacy of the VelaSmooth system versus the Triactive system for the treatment of cellulite. Lasers Surg Med. 2006;38:908-12.

[57] Sadick NS, Mulholland RS. A prospective clinical study to evaluate the efficacy and safety of cellulite treatment using the combination of optical and RF energies for subcutaneous tissue heating. J Cosmet Laser Ther. 2004;6:187-90.

[58] Romero C, Caballero N, Herrero M, et al. Effects of cellulite treatment with RF, IR light, mechanical massage and suction treating one buttock with the contralateral as a control. J Cosmet Laser Ther. 2008;10:193-201.

[59] Hexsel DM, Siega C, Schilling-Souza J, et al. A bipolar radiofrequency, infrared, vacuum and mechanical massage device for treatment of cellulite:a pilot study. J Cosmet Laser Ther. 2011;13:297-302.

[60] Sadick NS, Shaoul J. Hair removal using a combination of conducted radiofrequency and optical energies--an 18-month follow-up. J Cosmet Laser Ther. 2004;6:21-6.

[61] Sadick NS, Laughlin SA. Effective epilation of white and blond hair using combined radiofrequency and optical energy. J Cosmet Laser Ther. 2004;6:27-31.

[62] Goldberg DJ, Marmur ES, Hussain M. Treatment of terminal and vellus non-pigmented hairs with an optical/bipolar radiofrequency energy source-with and without pre-treatment using topical aminolevulinic acid. J Cosmet La-

ser Ther. 2005；7：25-8.

[63] Jeon IK，Chang SE，Park G-H，et al. Comparison of microneedle fractional radiofrequency therapy with intradermal botulinum toxin a injection for periorbital rejuvenation. Dermatology [Internet]. 2013；227：367-372.

[64] Kim JK，Roh MR，Park G，et al. Fractionated microneedle radiofrequency for the treatment of periorbital wrinkles. J Dermatol [Internet]. 2013；40：172-176.

[65] Shin J-W，Park J-T，Chae J-B，et al. The efficacy of micro-insulated needle radiofrequency system for the treatment of lower eyelid fat bulging. J Dtsch Dermatol Ges. 2019；17：149-56.

[66] Roh NK，Yoon YM，Lee YW，et al. Treatment of periorbital wrinkles using multipolar fractional radiofrequency in Korean patients. Lasers Med Sci [Internet]. 2017；32：61-66.

[67] Calderhead RG，Goo BL，Lauro F，et al. The clinical efficacy and safety of microneedling fractional radiofrequency in the treatment of facial wrinkles：a multicenter study with The Infini System in 499 patients. 2013 [cited 2018 Jun 8].

[68] Alexiades-Armenakas M，Rosenberg D，Renton B，et al. Blinded，randomized，quantitative grading comparison of minimally invasive，fractional radiofrequency and surgical face-lift to treat skin laxity. Arch Dermatol. 2010；146：396-405.

[69] Lu W，Wu P，Zhang Z，et al. Curative effects of microneedle fractional radiofrequency system on skin laxity in Asian patients：a prospective，double-blind，randomized，controlled face-split study. J Cosmet Laser Ther. 2017；19：83-8.

[70] Seo KY，Yoon MS，Kim DH，et al. Skin rejuvenation by microneedle fractional radiofrequency treatment in Asian skin：clinical and histological analysis. Lasers Surg Med [Internet]. 2012；44：631-636.

[71] Park HJ，Kim HM，Oh MJ. Clinical study of facial wrinkle treatment with fractional microneedle radio frequency system. Med Lasers [Internet]. 2014 [cited 2018 Jun 8]；3：59-64.

[72] Gold M，Taylor M，Rothaus K，et al. Non-insulated smooth motion，micro-needles RF fractional treatment for wrinkle reduction and lifting of the lower face：International study. Lasers Surg Med [Internet]. 2016；48：727-733.

[73] Hruza G，Taub AF，Collier SL，et al. Skin rejuvenation and wrinkle reduction using a fractional radiofrequency system. J Drugs Dermatol [Internet]. 2009；8：259-265.

[74] Akita H，Sasaki R，Yokoyama Y，et al. The clinical experience and efficacy of bipolar radiofrequency with fractional photothermolysis for aged Asian skin. Exp Dermatol [Internet]. 2014；23 Suppl 1：37-42.

[75] Jiang Y，Zhang X，Lu Z，et al. Assessment of efficacy and safety of a fractionated bipolar radiofrequency device for the treatment of lower face wrinkles and laxity. J Cosmet Laser Ther. 2018；1-6.

[76] Lyons A，Roy J，Herrmann J，et al. Treatment of Decolletage Photoaging with fractional microneedling radiofrequency. J Drugs Dermatol. 2018；17：74-6.

[77] Cho SI，Chung BY，Choi MG，et al. Evaluation of the clinical efficacy of fractional radiofrequency microneedle treatment in acne scars and large facial pores. Dermatol Surg. 2012；38：1017-24.

[78] Gold MH，Biron JA. Treatment of acne scars by fractional bipolar radiofrequency energy. J Cosmet Laser Ther [Internet]. 2012；14：172-178.

[79] Dai R，Xie H，Hua W，et al. The efficacy and safety of the fractional radiofrequency technique for the treatment of atrophic acne scar in Asians：A meta-analysis. J Cosmet Laser Ther. 2017；19：337-44.

[80] Kaminaka C，Uede M，Matsunaka H，et al. Clinical studies of the treatment of facial atrophic acne scars and acne with a bipolar fractional radiofrequency system. J Dermatol. 2015；42：580-7.

[81] Phothong W，Wanitphakdeedecha R，Sathaworawong A，et al. High versus moderate energy use of bipolar fractional radiofrequency in the treatment of acne scars：a split-face double-blinded randomized control trial pilot study. Lasers Med Sci. 2016；31：229-34.

[82] Kravvas G，Al-Niaimi F. A systematic review of treatments for acne scarring. Part 2：Energy-based techniques. Scars，Burn Heal. 2018；

4:2059513118793420.

[83] Abtahi-Naeini B,FF N,Saffaei A,et al. Treatment of primary axillary hyperhidrosis by fractional microneedle radiofrequency:is it still effective after long-term follow-up? Indian J Dermatol 2016;61:234.

[84] Schick CH,Grallath T,Schick KS,et al. Radiofrequency thermotherapy for treating axillary hyperhidrosis. Dermatol Surg. 2016; 42:624-30.

[85] Kim M,Shin JY,Lee J,et al. Efficacy of fractional microneedle radiofrequency device in the treatment of primary axillary hyperhidrosis:a pilot study. Dermatology [Internet]. 2013;227:243-249.

[86] Alexiades M,Munavalli G,Goldberg D,et al. Prospective multicenter clinical trial of a temperature-controlled subcutaneous microneedle fractional bipolar radiofrequency system for the treatment of cellulite. Dermatol Surg. 2018;44:1262-71.

[87] Harmelin Y,Boineau D,Cardot-Leccia N,et al. Fractionated bipolar radiofrequency and bipolar radiofrequency potentiated by infrared light for treating striae:A prospective randomized,comparative trial with objective evaluation. Lasers Surg Med. 2016;48:245-53.

[88] Di Stefano N. The idea of beauty and its biases:critical notes on the aesthetics of Plastic surgery. Plast Reconstr surgery Glob Open. 2017;5:e1523.

[89] www. PlasticSurgery. org. PLASTIC SURGERY STATISTICS REPORT 2017 Plastic Surgery Statistics Report. [cited 2018 Jul 15].

[90] Dayan E,Chia C,Burns AJ,et al. Adjustable depth fractional radiofrequency combined with bipolar radiofrequency:A minimally invasive combination treatment for skin laxity. Aesthetic Surg J. 2019;39:S112-9.

[91] Kleidona IA,Karypidis D,Lowe N,et al. Fractional radiofrequency in the treatment of skin aging:an evidence-based treatment protocol. J Cosmet Laser Ther [Internet]. 2019.

第8章

LED光与低强度激光疗法

Caiwei Zheng，Ali Rajabi-Estarabadi，Melanie M. Hirsch and Keyvan Nour

一、作用机制

1. 低强度激光疗法　低强度激光疗法（low level laser therapy，LLLT），也称为光疗（phototherapy）或光生物调节作用（photobiomodulation），是应用光子的非光热作用来改变细胞的生物活性[1]。LLLT 的波长通常在 390 nm 至 1100 nm（图 8.1a），因其使用低功率密度（<100 mW/cm²）和低能量密度（0.04～50 J/cm²）的光，故称之为"低强度"（low level），这与用于剥脱、切割或组织热凝固的激光不同[1,2]。LLLT 可以使用相干光源（如激光）、非相干光源[如滤光灯或发光二极管（LEDs）]，或两者联合[1]。LLLT 的光生物调节作用广泛，具体作用机制尚不清楚。通常认为，低能量的光生物调节与刺激细胞代谢有关，高能量则会抑制细胞代谢。

线粒体主要发色团的吸收光谱为红光和近红外光，特别是线粒体呼吸链上的细胞色素 C 氧化酶[3]，其吸收光能后可以激发发色团电子从低能级跃迁到高能级，进而在分子、细胞和组织水平上引发一系列的生物效应[1,2]。推断上述一系列生物效应是通过光解离作用将一氧化氮（NO）从细胞色素 C 氧化酶中释放出来，从而增强电子传递的酶活性、线粒体呼吸和三磷腺苷（ATP）生成[1,4]。LLLT 还可以改变细胞的氧化还原状态，通过激活转录因子，如核因子 kappa B（NF-κB）、缺氧诱导因子（HIF-1α）和 ERK/FOXM1 等，诱导细胞内信号通路的激活（图 8.1b.）[2,4]。

2. LEDs　LED 光疗作为一种近期引入的类型，属于更广泛的 LLLT 类别。在 LED 技术中，高效率半导体芯片位于反射表面，当电流通过时产生非相干、非准直的光[5,6]。电子与设备内的电子空穴复合后以光子的形式释放能量[1]。因半导体的能隙差异，可在 255～1300 nm 范围内产生不同波长的光，分别对应于电磁波谱的紫外线、可见光和近红外光[5,6]。LED 发射的光也通过作用于线粒体刺激细胞内光化学反应来影响细胞代谢[5,6]。光的发射特性和传递方式决定了对细胞的影响。商用 LED 可以设置为连续或光调模式，具有特定的脉冲序列和持续时间[6]。波长也可以设置为产生红光、黄光、蓝光和近红外光[6]。

LED 红光（LED-RL）刺激电子传递链中细胞色素 C 氧化酶的铜/血红素铁中心，从而增加活性氧（ROS）和 ATP 生成[7]。ROS 水平的改变影响 TGF-β1 和 TGF-β3 的释放，发生促纤维化级联作用，下调成纤维细胞增殖和胶原合成[7]。ROS 的水平也作用于氧化还原敏感的转录因子（如 AP-1、NF-κB、p53 等），进而对转录、细胞增殖和迁移速度，以及细胞外基质的生成产生下游效应[7]。

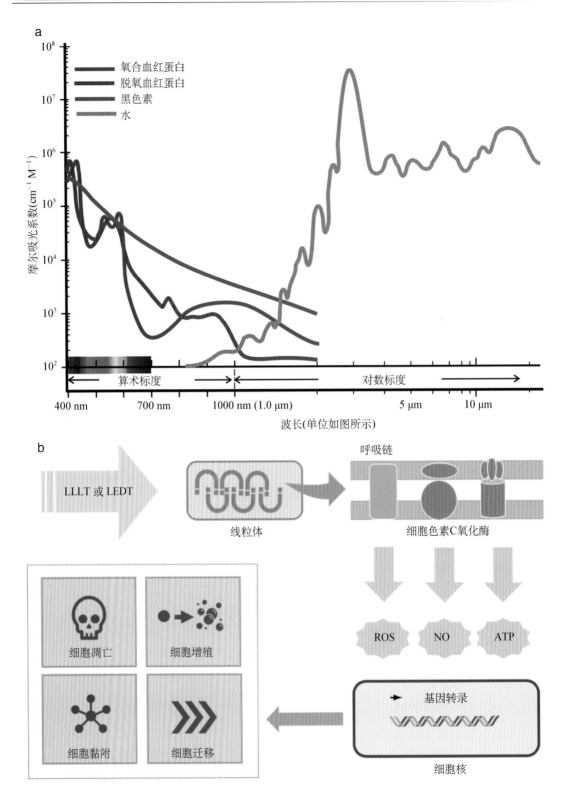

图 8.1　a. 血液生物色素吸收光谱 (氧合血红蛋白和脱氧血红蛋白)[26];b. LLLT 和发光二极管疗法 (LEDT)作用机制

研究发现,LED 黄光(LED-YL)可上调Ⅰ型胶原(COL-Ⅰ)基因,通过细胞色素的增加导致胶原和 ATP 的生成增加[8]。黄光还能降低 MMP-1 水平,这也是嫩肤的重要靶标[8]。

LED 蓝光的作用机制尚不明确,推测可能是通过直接产生 ROS 或光刺激线粒体电子传递链复合物Ⅰ上的核黄素来发挥作用[9]。蓝光可改变成纤维细胞增殖和抗氧化能力、TGF-β 信号和肌成纤维细胞分化。已知,蓝光对细胞因子水平和炎症介质也会产生一定影响(图 8.1)[9]。

近红外光,也称为单色红外线能(monochromatic infrared energy,MIRE),已知其可诱导鸟苷酸环化酶和 NO 的释放,刺激循环,进而可促进血管扩张和生长因子的产生,最终促进血管生成,对伤口愈合有益[6]。

二、皮肤科适应证

数十年来,LLLT 的皮肤科适应证一直是研究热点,由于其作用机制尚不明确,剂量学参数尚未标准化[1],仍存在争议。目前,LLLT 因其在伤口愈合、生发、嫩肤、痤疮、银屑病、白癜风、增生性瘢痕和光保护等多方面的应用而受到青睐,未来有望成为一种皮肤科的多效疗法。

1. LLLT 促进创面愈合　创面愈合是 LLLT 最早的适应证之一。目前认为 LLLT 可以通过释放组胺、血清素和缓激肽等物质刺激 ATP 的生成,抑制可引起炎症和疼痛的前列腺素的生成来促进组织修复[10]。激光的生物电效应增强了这些作用,进一步改善了钠钾泵(Na^+/K^+-ATP 酶)的功能,增加了细胞膜电位的稳定性[10]。由此产生的 ATPs 可使细胞和组织功能正常化,从而增强组织的可持续性修复[11,12]。临床上,这些变化可促进皮肤愈合,包括:加速组织修复、促进肉芽组织形成、创面收缩、调节炎症和减轻疼痛[11,12]。

Trelles 等在女性患者中进行的剥脱性激光皮表重建的研究,评估了 LED 光疗对创面愈合的影响。28 例女性患者接受 Er:YAG/CO_2 激光皮表重建后立即行 LLLT 治疗,72 h 后再次进行治疗,两次均用红外光830 nm(55 J/cm^2)照射 20 min,然后用红光633 nm(98 J/cm^2)照射 20 min[13]。所有患者只在一侧面部接受治疗(另一侧用不透明面罩遮盖),未接受治疗的一侧作为对照。在皮表重建术后 3 周内,进行另外 3 次 LED 治疗,其中前 2 次治疗在第 1 周进行,每次间隔 3 天,最后一次治疗在第 3 周进行[13]。该研究报告显示,LED 治疗的半侧面部的渗出、结痂、疼痛和水肿的修复速度增快了 50%。此外,尽管皱纹外观上没有显著差异,但在 6 个月后评估时,接受治疗的皮肤看起来更年轻[13]。随后的几项研究也报道了一致的结果。

Chaves 等研究了使用近红外 LED 光治疗哺乳妇女乳头创伤的效果。在这项随机、安慰剂对照的初步研究(16 例)中,实验组(8例)使用 LED 光疗,同时接受了乳头护理和适当的母乳喂养技术的培训[14]。对照组(8例)给予相同的培训,使用安慰剂光疗。治疗性 LED 光疗的波长为 860 nm,频率为 100 Hz,平均功率为 50 mW,功率密度为 50 mW/cm^2,总发射面积为 1 cm^2,采用占空比为 50% 的脉冲发射模式,能量密度为 4 J/cm^2,治疗时间为 79 s[14]。每周进行 2 次光疗,为期 4 周,共 8 次。通过数字摄影对病变区域进行评估,并通过 Quantikov 软件进行图像分析,该软件可根据用户定义的病变边界计算出病变区域[14]。研究显示,实验组的愈合速度明显快于对照组,实验组在第 4 次治疗后病变完全愈合,对照组则在第 8 次治疗后得到愈合。通过 11 点疼痛强度数值评定量表(PI-NRS),实验组比对照组的痛感显著减轻,有统计学意义。

最近一项双盲实验研究了 LED 对烧伤创面愈合的作用。5 例二、三度烧伤患者进行低强度 LED 治疗,红光 658 nm,7 J/cm²,功率 40 mW,功率密度 0.31 W/cm²[15]。治疗前后对治疗区域进行临床和组织病理学分析。病理结果显示,照射区域再上皮化更大,角质形成细胞和成纤维细胞增殖更多,胶原合成增加(图 8.2)[15]。

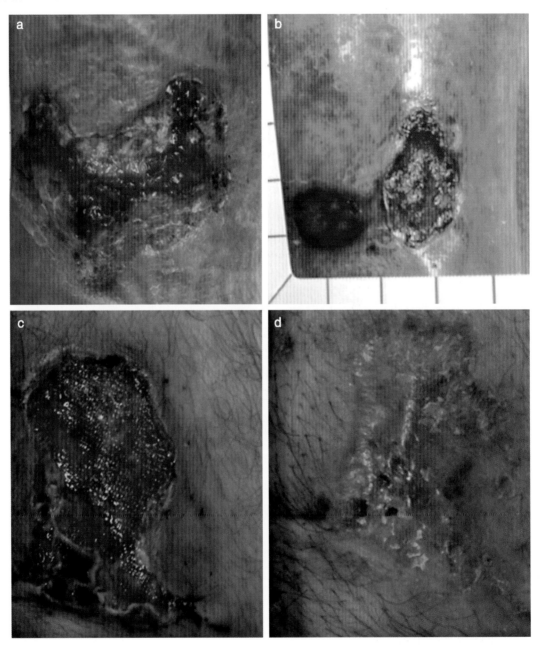

图 8.2　慢性创面

70 岁女性无糖尿病患者(a),LED 治疗 8 周后部分愈合(b)。58 岁男性有糖尿病患者(c),LED 治疗 5 周后创面完全愈合(d)。

LLLT 对慢性创面(如静脉溃疡)的作用也已被研究。一项研究共治疗了 68 例 2 型糖尿病患者的慢性(超过 4 周)Meggitt-Wagner Ⅰ 级足部溃疡。参与者被随机分为两组,每组 34 例[16]。治疗组给予 LLLT 治疗,采用波长 660nm 和 850 nm,2~4 J/cm²(依据溃疡大小),连续照射 15 d,对照组给予常规治疗。该研究显示,经 15 d 治疗,溃疡面积显著减少[16]。值得注意的是,这项及其他呈现类似阳性结果的研究,由于样本量小及没有排除快速治愈者而质量有限[11],因此需要更大规模的临床试验和适当的筛选来进一步证实疗效。迄今为止,未见任何 LLLT 治疗创面出现显著不良反应的报道。

2. LLLT 的生发作用　LLLT 用于刺激头发再生,特别是在雄激素性脱发(AGA)和斑秃(AA)的治疗中得到了强有力的数据支持。头发的生长分为 3 个阶段,即生长期(活跃的生长阶段)、退行期(过渡阶段)和休止期(静止阶段)。研究发现,光生物调节作用于头皮,可能会促进毛囊从休止期进入生长期,并增加生长期本身的持续时间,从而促进头发生长,产生更浓密的黑发[2,4]。确切的机制尚未明确,最近有学者提出了新的机制。有研究报道,在小鼠模型中发现,LLLT 可使 Wnt10b 和 β-catenin 的表达显著升高,Wnt10b/β-catenin 信号通路的激活可能是诱导毛囊进入生长期的原因[17,18]。Wnt10b、β-catenin 通路和 ERK 通路的激活可能与 LLLT 照射诱导人外根鞘细胞增殖和抑制其凋亡有关,这或许是 LLLT 影响毛发生长的机制[18]。

有研究对 LLLT 刺激头发生长作用的随机临床试验进行了系统评价和 Meta 分析,认为 LLLT 是男性型脱发的有效治疗方法。HairMax LaserComb® 治疗 AGA 的临床试验值得关注,由 Leavitt 等进行了一项 110 例男性 AGA 患者的随机双盲对照试验[20]。该设备为手持式 LLLT,当用配套梳分开头发时,可发出 9 束波长为 655 nm(±5%)的光束作用于患者头皮,每周使用 3 次,每次 15min,持续 26 周[20]。结果显示,HairMax LaserComb® 组受试者的平均终毛密度明显高于对照组,有统计学意义,且有良好的耐受性[20]。Satino 等测试了 HairMax LaserComb® 对头发生长和抗拉强度的影响,包括 28 例男性和 7 例女性 AGA 患者,于家中使用 LLLT,隔日 1 次,每次照射 5~10min,使用 6 个月。结果由一位经验丰富的植发医师评估,并使用计算机软件辅助头发计数。虽然研究发现对男性效果更好,但男性和女性的头发数量和抗拉强度都有明显提高[21]。目前,美国 FDA 已批准 HairMax LaserComb 为可安全用于男性型 AGA 和女性型 AGA 的疗法(图 8.3b)[1]。

在斑秃治疗方法的研究中,一项使用 Super Lizer™ 对 15 例斑秃患者(男 6 例,女 9 例)进行研究。Super Lizer™ 为偏振脉冲光,波长 600~1600 nm,功率 1.8 W[22]。患者接受每周 1 次或隔周 1 次的头皮照射,每次 3min,直到至少 50% 的照射区域观察到毳毛再生,并在所有病灶上局部应用 5% 卡普氯铵,每日 2 次[22]。结果显示,在 47% 的患者中,照射区诱发毛发生长比非照射区早 1.6 个月[22]。

这些研究中未见严重不良反应的报道[19]。简而言之,对于那些不愿意或不能接受手术治疗和药物治疗的脱发患者,LLLT 是个不错的选择。

Suchonwanit 等通过一项为期 24 周的前瞻性、随机、双盲对照临床研究,评估了 LLLT 治疗 AGA 的有效性和安全性。20 例男性型 AGA 和 20 例女性型 AGA 患者被随机分为两组,在家中使用 LLLT 激光头盔(RAMACAP)或假头盔治疗,为期 24 周。在基线、第 8 周、第 16 周和第 24 周评估毛发密度、直径和不良反应。激光组 19 例和对照组 17 例患者完成了研究。在第 24 周时,激光头盔治疗组在增加毛发密度和直径方面明显优于对照组（分别为 $P = 0.002$ 和 $P = 0.009$），且研究人员和受试者对照片的评估也是激光头盔组改善更明显（图 8.3a）。不良反应为暂时性脱发和头皮瘙痒[23]。

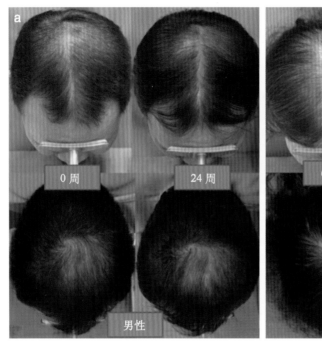
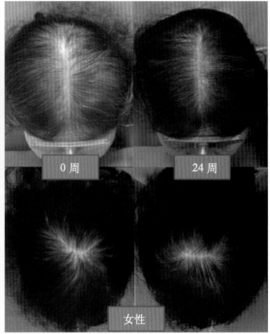

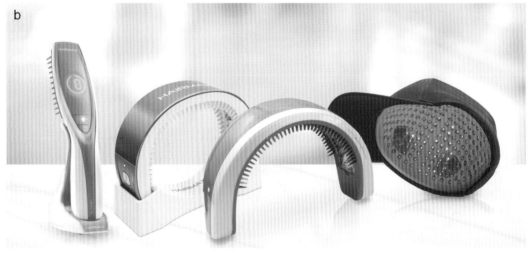

图 8.3　a.激光头盔治疗 24 周的患者与基线相比,头发生长中度改善[23];b.治疗脱发常用的光疗设备

3. LLLT 用于嫩肤　LEDs 也可应用于医美,主要用于非热作用、非剥脱性嫩肤方面。黄光（570～590 nm）、红光（630～700 nm）和近红外光（800～1200 nm）对线粒体产生的光生物调节作用,刺激成纤维细胞增殖、胶原合成、生长因子和细胞外基质生成[24]。

LED 红光和红外激光治疗后,白介素-1

β(IL-1β)、肿瘤坏死因子-α(TNF-α)、细胞间黏附分子-1(ICAM-1)、连接蛋白 43(Cx43)mRNA 水平升高,IL-6 降低[25]。IL-1β 和 TNF-α 可刺激下游 MMP 的活性,这有助于去除光损伤的胶原片段,进而促进新胶原的生物合成(图 8.4)[25]。Cx43 表达的增强可能有助于增强成纤维细胞的细胞间通信,提高细胞反应之间的同步性[25]。综上所述,认为这些变化可使松弛的皮肤得到紧致提升,皱纹减少。有报道称,特别是红光和近红外光,由于其穿透更深,还可促进真皮重建[1,26]。

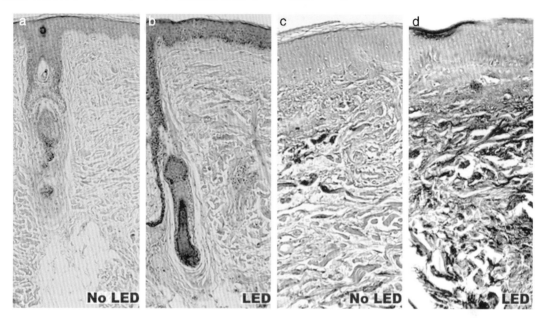

图 8.4　末次 LED 治疗后 2 周的组织病理活检,未治疗部位(a、c)和 830 nm LED 治疗侧(b、d)
　　治疗侧的胶原(a、b)和弹性蛋白(c、d)纤维密度明显升高,排列整齐,尤其在 Grenz 区,表皮更厚,细胞更多,角质层排列更整齐。[(a、b):苏木精和伊红染色,放大倍数 100;(c、d):弹力蛋白 VG 染色,放大倍数 200][25]

临床研究证明,LED 在嫩肤方面的研究结果基本一致。一项多中心临床研究使用 590 nm 不发热 LED 治疗了 90 例患者,0.1 J/cm²,共 8 次治疗,为期 4 周,发现皮肤光老化外观明显改善[27]。据报道,90% 的患者至少提高一个 Fitzpatrick 光老化类别,65% 的患者可见面部肤质、细纹、背景红斑和色素的整体改善[27]。该结果得到了 Weiss 等进行的更大规模临床试验数据的支持,共 900 例患者接受了 LED 治疗,其中 300 例单独使用了 590 nm LED(0.10 J/cm²),600 例联合使用 LED 和光子嫩肤治疗[28]。单独使用 LED 治疗的患者也显示了类似的不错疗效。

有不少应用 633 nm 和 830 nm LED 光用于嫩肤的研究。Bahat 等使用 633 nm(96 J/cm²)的 LED 光照射 20 min,每周 3 次,仅 3 周后就发现了很好的美容效果[29]。Russell 等联合使用 633nm 和 830nm 波长的 LED(能量分别为 126 J/cm² 和 66 J/cm²)治疗面部皱纹患者(31 例)[24,30],受试者在第 9 周和第 12 周后进行眶周轮廓测量[30]。该研究报道,在第 12 周,52% 的患者光老化评分改善了 25%~50%[30]。

一项旨在进一步验证 830 nm 和 633 nm LED 有效性的大型随机双盲对照研究进一步支持了上述有前景的结果。76 例有面部皱纹的受试者被随机分为 3 组,一组在面部一侧接受治疗,另一组在同一侧接受假治疗[25]。在前三组中,受试者分别单独使用830 nm(126 J/cm²)LED、单独使用 633 nm(66 J/cm²)LED 或联合使用 830nm、633nm LED 进行治疗[25]。据报道,实验组与对照组之间存在显著差异:实验组中 95.2%、72.3%和 95.5%的受试者得到改善,而对照组的受试者只有 13.3%有所改善(图 8.4)[25]。

Barolet 等评估了光疗对老化/光老化皮肤的影响。该研究对使用 660 nm LED 治疗的 12 例患者进行了随访。90%的受试者显示出皱纹深度和表面粗糙度降低(基于量化轮廓测量),87%的受试者表示 Fitzpatrick皱纹严重程度评分降低[31]。

4. LLLT 治疗痤疮 寻常痤疮是一种毛囊皮脂腺单位的炎症性疾病,与皮脂生成增加、角化过度、炎性介质的释放和痤疮丙酸杆菌(*P.acnes*)的过度生长有关[32]。LLLT的 415 nm(蓝光)和 630 nm(红光)与*P.acnes* 产生卟啉的吸收峰一致,可用于治疗寻常痤疮,这主要是基于其能诱导 ROS 形成及抗炎的特性[6,33]。

已证实蓝光特有的杀灭痤疮丙酸杆菌的作用,是通过光激活内源性卟啉,导致自由基的形成,破坏细菌细胞膜[34]。Morton 等研究显示,30 例轻至中度痤疮患者接受 415nm LED 治疗,以 8 min、10 min 或 20 min的疗程进行照射,为期 4 周,结果在 5 周、8周和 12 周时炎性皮损数量分别减少了25%、53%和 60%[35]。对非炎性皮损效果较弱。Tremblay 等的另一项临床研究使用蓝光 LED(415 nm)照射 20 min,每周 2 次,持续 4~8 周,结果显示皮损数量减少 50%,且有 9 例患者的皮损完全清除。

在不同的研究中,低能量红光疗法也被用于治疗痤疮。体外模型研究中,使用油酸(OA)诱导对人表皮等效组织的炎症反应,

以模拟患者的痤疮皮损[32],结果表明,0.2~1.2 J/cm² 红光对 OA 诱导的 IL-1α 释放有抑制作用,且能减轻不饱和脂肪酸诱导的角质层增厚和角化过度[32]。红光疗法也被证明可以减少 OA 引起的屏障缺陷,提示这是红光用于治疗寻常痤疮的另一有利机制。

5. 红蓝光的光动力疗法 光动力疗法(photodynamic therapy,PDT)是光敏剂与光联合使用的治疗方法,不同类型的光敏剂,如 5-氨基酮戊酸(ALA)和氨基乙酰丙酸甲酯(MAL),可与 LED 光疗联合用于光动力疗法[36]。已有研究探讨了蓝光与氨基酮戊酸光动力疗法(ALA-PDT)和红光与甲基氨基乙酰丙酸光动力疗法(MAL-PDT)治疗痤疮的疗效,并与单独 LED 光疗的结果进行比较。一项单用蓝光和 ALA-PDT 治疗的对比研究中,结果显示无统计学差异[37],ALA-PDT 和蓝光治疗在皮脂排泄、红斑和黑色素指数均无明显变化。但 ALA-PDT 组的疼痛、刺痛、脱皮、瘙痒、渗出、脓疱等不良反应较单用蓝光治疗组严重[37]。一系列 MAL-PDT 红光和单用红光 LED 治疗的对比研究中也报道了类似的结果。

有 Meta 分析评估了 400~160 mg/g 的MAL 联合红光治疗的疗效,共 4 个疗程,与安慰剂软膏联合红光比较,治疗 6 周时,炎症皮损数量变化未见明显差异[38]。红光MAL - PDT 与安慰剂或未治疗组相比,严重不良反应的发生率没有增高[38]。

一种常用的蓝、红光治疗设备见图 8.5。

6. LLLT 治疗银屑病 众所周知,银屑病的发病机制与先天免疫之间的异常相互作用有关(如 T 细胞和角质形成细胞)[39]。在银屑病中,这些免疫细胞释放过量的促炎因子,导致失控的过度活化的免疫反应,包括核因子-κB(NF-κB)信号通路和 T 辅助(Th)细胞向 Th1 和(或)Th17 细胞的分化[39]。多种波长的 LLLT 有助于调节这一过程。

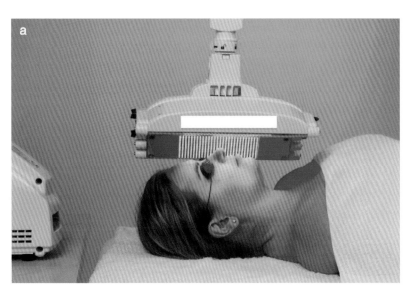

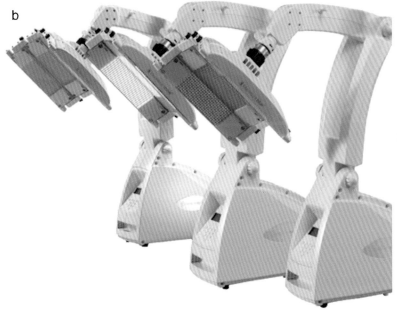

图 8.5　皮肤年轻化:常用光疗设备

400～480 nm 蓝光可降低角质形成细胞的增殖活性,降低 T 细胞免疫应答,从而改善轻度斑块型银屑病[40]。在 Weinstabl 等研究中,37 例轻中度寻常型银屑病患者接受 420 nm 或 453 nm 蓝光 LED 治疗,每日 1 次,连续 4 周[41]。用局部银屑病严重程度指数(LPSI)评估斑块,两组均显著改善[41]。

Pfaff 等进行了一项随机的长期研究,对 47 例患者使用蓝光治疗轻度寻常型银屑病的高强度治疗(453 nm LED 200 mW/cm^2)和低强度治疗(453 nm LED 100 mW/cm^2)[40]。研究显示,与对照组相比,两种 LED 剂量均有统计学意义上的改善,证明了蓝光疗法的安全性和患者满意度[40]。

已知红光（620～770 nm）和近红外光（800～1200 nm）的波长更长，穿透皮肤更深，可刺激线粒体活性，并调节细胞因子的释放以减少炎症[42]。一项初步研究测试了使用 830 nm（近红外光）和 630 nm（红光）LED 联合照射治疗顽固性银屑病的疗效。慢性斑块型银屑病（8 例）和点滴状银屑病（1 例）患者的病程长达 35 年，大多数银屑病患者对常规治疗抵抗。受试者依次接受近红外光和红光治疗，两种治疗间隔 48 h 各照射 20 min，共 4～5 周[43]。结果显示，60%～100% 的银屑病皮损得到清除，患者满意度高，无不良反应[43]。综上所述，这些阳性结果显示了 LLLT 在银屑病治疗中的应用前景。其无创、不良反应的优点值得在银屑病治疗中进一步探讨。

7. LLLT 治疗白癜风　白癜风是一种获得性色素异常疾病，其黑素细胞功能缺失的潜在机制仍在研究中。已经取得了一些进展，提示角质形成细胞、成纤维细胞、黑素母细胞和黑素细胞参与了本病的发生，因此刺激这些表皮和真皮细胞被认为是一种可能的治疗选择[1]。

LLLT 作为白癜风的替代疗法可以追溯到 1997 年，当时 Mandel 等报道了使用低能量氦氖（He-Ne）激光（632 nm，25 mW/cm²）治疗 18 例白癜风患者后明显的复色[44]。随后，He-Ne 激光被提议用于节段型白癜风，此类型对传统疗法抵抗[45]。在 Yu 等的研究中，培养的角质形成细胞和成纤维细胞用 He-Ne 激光以 0.5～1.5 J/cm² 的能量照射[45]，照射致角质形成细胞和成纤维细胞中 bFGF 的释放显著增加，角质形成细胞中 NGF 的释放增加[45]。临床应用结果显示，30 例患者局部给予 3 J/cm²、1.0 mW 的 He-Ne 激光（632.8 nm），每周 1～2 次，60% 的患者皮损周围和毛囊周围有明显复色（＞50%）[45]。Lan 等的研究有助于阐明治疗白癜风得到阳性结果的理论依据。研究表明，He-Ne 激光（632.8 nm，1 J/cm²，10 mW）通过增强 α2β1 整合素的表达和 cAMP 反应元件结合蛋白（CREB）的表达而刺激黑素细胞增殖，CREB 是黑素细胞生长的关键调控因子[46]。

近年来，学者们研究了 LLLT 对正常培养的人黑素细胞超微结构和黑素小体数量的影响。在 Khalid 等的一项研究中，应用蓝色（457 nm）、红色（635 nm）或紫外（UV）（355 nm）激光，以 2.0 J/cm² 的能量照射黑素细胞，并与接受假处理的对照组进行比较[47]。观察黑素小体的成熟阶段并统计其数量。与对照组相比，LLLT 照射的细胞中Ⅰ期黑素小体的数量明显增加[47]。红色激光处理产生的黑色素量大于其他治疗，说明红色激光处理对黑色素生成的刺激更有效[47]。该团队还研究了不同 LLLT 在体外实验对人黑素细胞迁移的影响，报道低能量密度的 LLLT 在提高黑素细胞活力、增殖和迁移方面有很好的效果，而高能量密度的 LLLT 没有这种刺激活性[48]。尽管有这些进展，LLLT 在白癜风的临床应用仍需更大规模的临床试验。

8. LLLT 治疗瘢痕：增生性和瘢痕疙瘩　手术、创伤或痤疮引起的增生性瘢痕和瘢痕疙瘩尽管有广泛的治疗选择，长期以来一直是皮肤科面临的挑战。其发病机制涉及胶原生物合成和降解速率之间的不平衡，导致成纤维细胞增殖和过量的胶原沉积[1]。近期研究表明，IL-6 信号通路调控不足和 TGF-β1 表达在这一过程中发挥重要作用，抑制 IL-6 通路和（或）TGF-β1 成为潜在的治疗靶点[49-53]。已证明 LED-红光（633 nm）和红外光（830 nm）会导致 IL-6 的减少（尽管 IL-1β 和 TNFα 增加），LLLT 已被建议作为一种预防措施，避免或减轻增生性瘢痕或瘢痕疙瘩的形成[25]。

一项研究报道了 LLLT 对 3 例不同类型的瘢痕患者的疗效。每位患者，每天在家用近红外 LED 805 nm，30 mW/cm² 和 27 J/cm² 治疗双侧瘢痕中的单个瘢痕[54]。在第一个病例中，LED 治疗耳前线性瘢痕疙瘩，该瘢痕疙瘩由面部提拉术造成，该瘢痕曾经做过瘢痕修复术[54]。第二例对 1 例因痤疮导致胸部增生性瘢痕的患者进行治疗，曾用 CO_2 激光进行过磨削[54]。第三例为后背部手术后的增生性瘢痕患者，也进行过 CO_2 激光磨削治疗[54]。结果显示，与对照组相比，近红外 LED 治疗瘢痕有显著改善[54]，未见明显不良反应[54]。

最近有研究探讨了 LLLT 治疗儿童烧伤后增生性瘢痕的疗效。一项由 15 例 2—10 岁儿童组成的随机对照试验中，使用温哥华瘢痕量表（VSS）对结果进行评估。此研究中的每个瘢痕被分成两半。每个瘢痕的一侧使用氦氖激光照射 25 min（波长 632.8 nm，功率密度 119 mW/cm^2，能量密度 16 J/cm^2）。据报道，治疗后有显著改善，治疗前的 VSS 评分中位数 9（整个瘢痕）降低为治疗后的 6（整个瘢痕）（图 8.6）[55]。

9. LLLT 应用于光保护　LLLT 在光保护方面的应用仍处于早期阶段，目前仍存在争议。最近的研究表明，特定参数的红外光照射通过触发皮肤对紫外线照射的保护/修复反应（表8.1），可能会产生光保护作

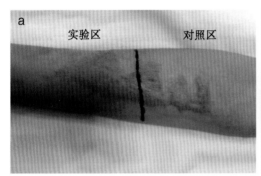
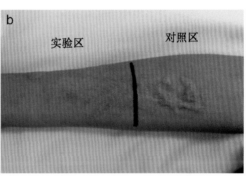

图 8.6　烧伤后增生性瘢痕的半侧实验区和对照区［治疗前(a)He-Ne 激光治疗 12 周后(b)］

表 8.1　LLLT 的适应证

适应证	光源	机制	参考文献
创面愈合	830 nm 红外光（55 J/cm^2），接着使用 633 nm 红光	通过释放组胺、血清素和缓激肽来刺激 ATP 的生成并抑制前列腺素的生成	Trelles 等
	860 nm 近红外 LED 光疗		Chaves 等
生发	HairMax LaserComb® 655 nm	激活 Wnt10b 和 β-连环蛋白途径及 ERK 途径	Leavitt 等
嫩肤	590 nm 非热 LED 阵列	IL-1β、TNF-α、ICAM-1 和 Cx43 的 mRNA 表达水平升高，IL-6 表达降低	McDaniel 等 Weiss 等
	633 nm 和 830 nm LED 光		Bahat 等 Lee 等
痤疮	415 nm 蓝光	形成自由基，破坏痤疮丙酸杆菌细胞膜	Morton 等
	红光 630 nm	对油酸诱导的 IL-1α 释放、角质层增厚和角化过度的抑制作用	Li 等

（续　表）

适应证	光源	机制	参考文献
银屑病	蓝光（400～480 nm）	调节核因子 κB 信号通路和辅助性 T 细胞的分化	Weinstabl 等
	红光（620～770 nm）和近红外光（800～1200 nm）	刺激线粒体活性，调节细胞因子释放以减轻炎症	Ablon 等
白癜风	632 nm 氦氖激光	刺激黑素细胞和角质形成细胞	Mandel 等 Yu 等
	蓝色（457 nm），红色（635 nm），或紫外（355 nm）激光		Khalid 等
增生性瘢痕/瘢痕疙瘩	805 nm 近红外 LED	降低 IL-6	Barolet 等
	632.8 nm 氦氖激光		Alsharnoubi 等
光防护	700～2000 nm 近红外	抑制紫外线诱导的细胞凋亡	Menezes 等 Frank 等 Applegate 等
	660 nm LED	增加皮肤成纤维细胞前胶原分泌，减少金属蛋白酶或胶原酶的生成	Barolet 等

用[1]。然而，这种作用高度依赖于参数设定，仍存在争议[2]。这种差异可以通过以下事实来解释，即只有特定范围的照射强度和时间的最佳组合才能产生理想结果：低于最佳剂量没有作用，高于最佳剂量导致反应抑制，这一现象称为双相剂量反应[?]。尽管关于皮肤应对紫外线损伤的自然机制存在分歧，一些研究表明，非相干近红外光（NIR）（700～2000 nm）通过抑制 UVB 诱导的细胞凋亡，使细胞能够抵抗 UVB 诱导的损伤[56-58]。在阻止 caspase-9 和-3 的激活，减少促凋亡蛋白（如 Bax）和增加抗凋亡蛋白（如 Bcl-2 或 Bcl-xL）方面，红外线被报道对 Bcl2/Bax 平衡有调节作用，并推测这种作用是持续的和累积的[56-58]。

Barolet 和 Boucher 的一系列研究探讨了这些发现的临床效果。13 例健康受试者和 2 例多形性日光疹（PLE）受试者接受 LED 照射，以研究在紫外线照射前进行 LED 治疗（660 nm）的保护作用[59]。结果显示，660 nm LED 剂量依赖性照射，在 85％的受试者中（包括患有 PLE 的受试者），至少有一次就能有效（＞50％）减少 UVB 引起的红斑[59]。2009 年完成的 项体外研究，报道了非热非相干深红色可见 LED 光照射（660 nm，连续脉冲模式）使得真皮成纤维细胞前胶原分泌增加，从而减少金属蛋白酶（MMP）或胶原酶的产生[54]。这些发现与皱纹的显著临床改善相关[54]。

三、治疗前准备和注意事项

LLLT 在皮肤科的应用仍处于早期阶段，主要作为常用疗法的辅助治疗。使用中需注意其安全性和有效性。比较确定的适应证包括脱发和预防瘢痕的形成[60]。其他适应证包括创面愈合、光损伤皮肤年轻化、寻常痤疮和纤维化。照射剂量是决定疗效的重要因素。对波长、能量、功率密度、脉冲模式等大量参数,以及治疗时间的选择,是一项复杂任务,也是对已报道的各种不同效果的潜在解释因素[2]。LLLT 是安全且耐受性好的治疗方法,但仍有禁忌(表 8.2)。由于激光的生物刺激作用,恶性肿瘤和直接照射甲状腺是公认的禁忌证[61-65]。尽管动物模型尚未报道有致畸作用[65],出于预防的考虑,普遍认为妊娠期间对胎儿的直接照射为禁忌。LLLT 对眼有刺激性,应避免直接照射视网膜和用于畏光或光敏性皮肤病[65]。其他禁忌包括感染性疾病和由于激光对感染源的生物刺激作用,以及激光对微生物群的潜在抑菌作用所致的发热[65]。关于儿童使用 LLLT,迄今为止,LLLT 照射于开放的骨骺板,未见任何不良反应的文献报道。然而,由于常在设备操作手册和教科书中被列为禁忌证,作为预防措施,最好避免直接照射骨骺板。LLLT 不是儿童的禁忌证。文身和深色皮肤会更好地吸收光能,提示不良反应的风险增加;建议在治疗前做光斑测试。低剂量照射,建议减少到推荐剂量的 50%～75%。

表 8.2　LLLT 的禁忌证

LLLT 的禁忌证
-恶性肿瘤
-妊娠
-照射视网膜
-畏光
-光敏性皮肤病
慎用
-感染性疾病
-发热
-照射骨骺板(儿童)
-文身

四、治疗方法

治疗前,用乙醇清洁需治疗区域的皮肤,应去除过多的体毛。需注意,在 LLLT 照射过程中,治疗头和患者皮肤之间不能有耦合介质,如乳液、凝胶或软膏。应使用稳定的技术实现最有效的能量转化。为了确保穿透深度,临床医师在整个治疗过程中应保证治疗头与患者皮肤的完整直接接触。接受低强度激光治疗的患者和操作者在治疗前都应佩戴护目镜。

五、治疗后护理建议和计划

目前还没有针对 LLLT 治疗后随访的明确指南。与许多其他激光疗法相同,治疗后应密切检查和监测患者的不良反应,并指导患者进行适当的皮肤护理。建议患者遵医嘱在激光术后做好皮肤护理。治疗区域在治疗后 4～8 h 会呈粉红色或红色,并可能有刺痛感。告知患者在红斑或结痂消退之前不要摩擦、搔抓或压迫治疗区域。在发红和刺痛症状消失之前,应避免化妆或使用乳液。治疗期间和末次治疗后至少 3 个月,推荐使用适合的保湿乳。可以用水轻柔清洗治疗区,但通常不建议游泳,直到术后 2～4 周,这取决于进行了哪种治疗。可用冰袋或冷敷减轻红斑、水肿和刺痛。使用温和的清洁剂以避免对治疗区域产生刺激。避免日晒,必要时可使用合适的防晒霜。

六、并发症

总的来说,LLLT 是一种安全、低风险、耐受性好的治疗方法,且不良反应和并发症极少。目前,可靠的研究报道的不良反应包括治疗后红斑、色素沉着、水肿、皮肤干燥和治疗区域的烧灼感[5]。但由接受过 LLLT 的适应证、禁忌证、剂量和治疗等方面培训的临床医师操作时,停工期很短,不良反应罕见。文献中,即使以高于最佳能量的剂量治疗,也很少有不良反应的报道。即使出现不良反应,也是暂时性的。在 2018 年对所有上述适应证(即寻常痤疮、嫩肤、创伤愈合等)的 31 项 LED 治疗对照试验的系统评价中,仅有 8 项研究报道了不良反应。

(刘丽红 译,丛 林 审校)

参 考 文 献

[1] Avci P,Sadasivam AGM,Vecchio D,Pam Z,Pam N,Hamblin MR. Low-level laser (light) therapy (LLLT) in skin:stimulating,healing,restoring. Semin Cutan Med Surg. 2013;32(1):41-52.

[2] Chung H,et al. The nuts and bolts of low-level laser (light) therapy. Ann Biomed Eng. 2012;40(2):516-33.

[3] Ketty Peris TM,Piccolo D,Concetta M. Dermoscopic features of actinic keratosis. J German Soc Dermatol. 2007;5(11):970-5.

[4] de Freitas LF,Hamblin MR. Proposed mechanisms of photobiomodulation or low-level light therapy. IEEE J Selected Top Quantum Electron. 2016;22(3):7000417.

[5] Jagdeo J,et al. Light-emitting diodes in dermatology:a systematic review of randomized controlled trials. Lasers Surg Med. 2018;50(6):613-8.

[6] Opel DR,Hagstrom E,Pace AK,Sisto K,HiranoAli SA,Desai S,Swan J. Light-emitting diodes:a brief review and clinical experience. J Clin Aesthet Dermatol. 2015;8(6):36-44.

[7] Andrew Mamalis DS,Jagdeo J. Visible red light emitting diode photobiomodulation for skin fibrosis:key molecular pathways. Curr Dermatol Rep. 2016;5(1):121-8.

[8] Kim SK,You HR,Kim SH,Yun SJ,Lee SC,Lee JB. Skin photorejuvenation effects of light-emitting diodes (LEDs):acomparative study of yellow and red LEDs in vitro and in vivo. Clin Exp Dermatol. 2016;41(7):798-805.

[9] Andrew Mamalis MG,Jagdeo J. Light emitting diode-generated blue light modulates fibrosis characteristics:fibroblast proliferation,migration speed,and reactive oxygen species generation. Lasers Surg Med. 2015;47(2):210-5.

[10] Taline Bavaresc AP,Moraes VM,Osmarin VM,Silveira DT,de Fátima Lucena A. Low-level laser therapy for treatment of venous ulcers evaluated with the nursing outcome classification: study protocol for a randomized controlled trial. Trials. 2018;19:372.

[11] Tchanque-Fossuo CN,Ho D,Dahle SE,Koo E,Li CS,Isseroff RR,Jagdeo JA. A systematic review of low-level light therapy for treatment of diabetic foot ulcer. Wound Repair Regen. 2016;24(2):418-26.

[12] Andrade F,de Oliveira Clark RM,Ferreira ML. Effects of low-level laser therapy on wound healing. Rev Col Bras Cir. 2014;41(2):129-33.

[13] Trelles MA,Allones I,Mayo E. Combined visible light and infrared light-emitting diode (LED) therapy enhances wound healing after laser ablative resurfacing of photodamaged facial skin. Med Laser Appl. 2006;21:165-75.

[14] Emı'lia de Abreu Chaves M,Araujo AR,Santos SF,Pinotti M,Oliveira LS. LED phototherapy improves healing of nipple trauma:a pilot study. Photomed Laser Surg. 2012;30(3):172-8.

[15] de Oliveira RA,et al. Low-intensity LED therapy (658 nm) on burn healing:a series of cases. Lasers Med Sci. 2018;33(4):729-35.

[16] Kajagar BM,Godhi AS,Pandit A,Khatri S. Efficacy of low level laser therapy on wound healing in patients with chronic diabetic foot ulcers—a randomised control trial. Indian J Surg. 2012;74(5):359-63.

[17] Tiran Zhang LL,Fan J,Tian J,Gan C,Yang Z,Jiao H,Han B,Liu Z. Low-level laser treatment stimulates hair growth via upregulating Wnt10b and β-catenin expression in C3H/HeJ mice. Lasers Med Sci. 2017;32(5):1189-95.

[18] Kim JE,Woo YJ,Sohn KM,Jeong KH,Kang H. Wnt/β-catenin and ERK pathway activation:a possible mechanism of photobiomodulation therapy with light-emitting diodes that regulate the proliferation of human outer root sheath cells. Laser Surg Med. 2017;49(10):940-7.

［19］ Adil A, Godwin M. The effectiveness of treatments for androgenetic alopecia: a systematic review and metaanalysis. J Am Acad Dermatol. 2017;77(1):136-41.

［20］ Leavitt M, Charles G, Heyman E, Michaels D. HairMax LaserComb laser phototherapy device in the treatment of male androgenetic alopecia: a randomized, double-blind, sham device-controlled, multicentre trial. Clin Drug Investig. 2009;29(5):283-92.

［21］ Satino JL, Markou M. Hair regrowth and increased hair tensile strength using the HairMax LaserComb for low-level laser therapy. Int J Cosmet Surg Aesthet Dermatol. 2003;5:113-7.

［22］ Yamazaki M, Miura Y, Tsuboi R, Ogawa H. Linear polarized infrared irradiation using super Lizer is an effective treatment for multiple-type alopecia areata. Int J Dermatol. 2003;42(9):738-40.

［23］ Suchonwanit P, Chalermroj N, Khunkhet S. Low-level laser therapy for the treatment of androgenetic alopecia in Thai men and women: a 24-week, randomized, double-blind, sham device-controlled trial. Lasers Med Sci. 2019;34(6):1107-14.

［24］ Ablon G. Phototherapy with light emitting diodes: treating a broad range of medical and aesthetic conditions in dermatology the journal of clinical and aesthetic. Dermatology. 2018;11(2):21-7.

［25］ Lee SY, Ki-Ho P, Jung-Woo C, Jung-Kyun K, Rak LD, Sun SM, Sung LJ, Eui YC, Youn PM. A prospective, randomized, placebo-controlled, double-blinded, and split-face clinical study on LED phototherapy for skin rejuvenation: clinical, profilometric, histologic, ultrastructural, and biochemical evaluations and comparison of three different treatment settings. J Photochem Photobiol: Biol. 2007;88(1):51-67.

［26］ Glen Calderhead R, Vasily DB. Low level light therapy with light-emitting diodes for the aging face. Clin Plast Surg. 2016;43(3):541-50.

［27］ McDaniel DH, Newman J, Geronemus RG, Weiss MA. Non-ablative non-thermal LED photomodulation—a multicenter clinical photoaging trial. Laser Surg Med. 2003;25:22.

［28］ Weiss RA, McDaniel D, Geronemus RG, et al. Clinical experience with light-emitting diode (LED) photomodulation. Dermatol Surg. 2005;31(9 Pt 2):1199-205.

［29］ Bhat J, Birch J, Whitehurst C. A single-blinded randomised controlled study to determine the efficacy of Omnilux revive facial treatment in skin rejuvenation. Lasers Med Sci. 2005;20(6):6-10.

［30］ Russell BA, Kellett N, Reilly LR. A study to determine the efficacy of combination LED light therapy (633nm and 830nm) in facial skin rejuvenation. J Cosmet Laser Therap. 2005;7:196-200.

［31］ Barolet D, Roberge C, Auger FA, Boucher A, Germain L. Regulation of skin collagen metabolism in vitro using a pulsed 660 nm LED light source: clinical correlation with a single-blinded study. J Investig Dermatol. 2009;12:2751-9.

［32］ Li W-H, Fassih A, Binner C, Parsa R, Southall MD. Low-level red LED light inhibits hyperkeratinization and inflammation induced by unsaturated fatty acid in an in vitro model mimicking acne. Laser Surg Med. 2018;50(2):158-65.

［33］ Gold MH, Goldberg DJ, Nestor MS. Current treatments of acne: medications, lights, lasers, and a novel 650-μs 1064-nm Nd:YAG laser. J Cosmet Dermatol. 2017;16(3):303-18.

［34］ Ashkenazi H, Malik Z, Harth Y. Eradication of Propionibacterium acnes by its endogenic porphyrins after illumination with high intensity blue light. FEMS Immunol Med Microbiol. 2003;35(1):17-24.

［35］ Morton CA, Scholefield R, Whitehurst C, Birch J. An open study to determine the efficacy of blue light in the treatment of mild to moderate acne. J Dermatol Treat. 2005;16:219-23.

［36］ Sorbellini E, Rucco M, Rinaldi F. Photodynamic and photobiological effects of light-emitting diode (LED) therapy in dermatological disease: an update. Lasers Med Sci. 2018;33(7):1431-9.

［37］ Akaraphanth R, Kanjanawanitchkul W, Gritiyarangsan P. Efficacy of ALA-PDT vs blue light in the treatment of acne. Photodermatol Photoimmunol Photomed. 2007;23:186-90.

［38］ Pawel Posadzki JC. Light therapies for acne. JAMA Dermatol. 2018;154(5);597-8.

［39］ Greb JE, Golminz AM, Elder JT, Lebwohl MG, Gladman DD, Wu JJ, Mehta NN, Finlay AY, Gottlieb AB. Psoriasis. Nat Rev Dis Primers. 2016;24:2.

［40］ Pfaff S, Liebmann J, Born M, Merk HF, von Felbert V. Prospective randomized long-term study on the efficacy and safety of UV-free blue light for treating mild psoriasis vulgaris. Dermatology. 2015;231(1):24-34.

［41］ Weinstabl A, Hoff-Lesch S, Merk HF, von Felbert V. Prospective randomized study on the efficacy of blue light in the treatment of psoriasis vulgaris. Dermatology. 2011;223(3): 251-9.

［42］ Niu T, Tian Y, Ren Q, Wei L, Li X, Cai Q. Red light interferes in UVA-induced photoaging of human skin fibroblast cells. Photochem Photobiol. 2014;90(6):1349-58.

［43］ Ablon G. Combination 830-nm and 633-nm light-emitting diode phototherapy shows promise in the treatment of recalcitrant psoriasis: preliminary findings. Photomed Laser Surg. 2010;28(1):141-6.

［44］ Mandel AS, Haberman HF, Pawlowski D, Goldstein E. Non PUVA nonsurgical therapies for vitiligo. Clin Dermatol. 1997;15(6):907-19.

［45］ Yu HS, Wu C, Yu CL, Kao YH, Chiou MH. Heliumneon laser irradiation stimulates migration and proliferation in melanocytes and induces repigmentation in segmental-type vitiligo. J Investig Dermatol. 2003;120(1):56-64.

［46］ Lan CC, Wu C, Chiou MH, Chiang TY, Yu HS. Low-energy helium-neon laser induces melanocyte proliferation via interaction with type IV collagen: visible light as a therapeutic option for vitiligo. Br J Dermatol. 2009; 161 (2):273-80.

［47］ Alghamdi KM, Kumar A, Al-ghamdi A, Al-rikabi AC, Mubarek M. Ultra-structural effects of different low-level lasers on normal cultured human melanocytes: an in vitro comparative study. Lasers Med Sci. 2016;31(9): 1819-25.

［48］ AlGhamdi KM, Kumar A, Ashour AE, Al-Ghamdi AA. A comparative study of the effects of different low-level lasers on the pro-liferation, viability, and migration of human melanocytes in vitro. Lasers Med Sci. 2015;30 (5);1541-51.

［49］ Wolfram D, Tzankov A, Pulzl P, Piza-Katzer H. Hypertrophic scars and keloids—a review of their pathophysiology, risk factors, and therapeutic management. Dermatol Surg. 2009;35(2):171-81.

［50］ Bouzari N, Davis S, Nouri K. Laser treatment of keloids and hypertrophic scars. Int J Dermatol. 2007;46(1):80-8.

［51］ Uitto J. IL-6 signaling pathway in keloids: a target for pharmacologic intervention? J Investig Dermatol. 2007;127(1):6-8.

［52］ Ghazizadeh M, Tosa M, Shimizu H, Hyakusoku H, Kawanami O. Functional implications of the IL-6 signaling pathway in keloid pathogenesis. J Investig Dermatol. 2007; 127 (1): 98-105.

［53］ Liu W, Wang D, Cao YL. TGF-beta: a fibrotic factor in wound scarring and a potential target for antiscarring gene therapy. Curr Gene Ther. 2004;4(1):123-6.

［54］ Barolet D, Boucher A. Prophylactic low-level light therapy for the treatment of hypertrophic scars and keloids: a case series. Laser Surg Med. 2010;42(6):597-601.

［55］ Alsharnoubi J, Shoukry KE-S, Fawzy MW, Mohamed O. Evaluation of scars in children after treatment with low-level laser. Lasers Med Sci. 2018;33:1991.

［56］ Menezes S, Coulomb B, Lebreton C, Dubertret L. Non-coherent near infrared radiation protects normal human dermal fibroblasts from solar ultraviolet toxicity. J Investig Dermatol. 1998;111(4):629-33.

［57］ Frank S, Oliver L, Coster CL-D. Infrared radiation affects the mitochondrial pathway of apoptosis in human fibroblasts. J Investig Dermatol. 2004;123(5):823-31.

［58］ Applegate LA, Scaletta C, Panizzon R, Frenk E, Hohlfeld P, Schwarzkopf S. Induction of the putative protective protein ferritin by infrared radiation: implications in skin repair. Int J Mol Med. 2000;5(3):247-51.

［59］ Barolet D, Boucher A. LED photoprevention: reduced MED response following multiple LED exposures. Laser Surg Med. 2008;40(2):

106-12.

［60］Won-Serk Kim RGC. Is light-emitting diode phototherapy（LED-LLLT）really effective? Laser Therapy. 2011;20(3):205-15.

［61］Baxter D. Electrotherapy:evidence-based practice. 11th ed. London:WB Saunders;2003.

［62］Belanger AY. Evidence-based guide to therapeutic physical agents. Philadelphia,PA:Lippincott Williams & Wilkins;2002.

［63］Ann Reed JL. Electrotherapy explained:principles and practice. 3rd ed. London:Elsevier Health Sciences;1999.

［64］Jan Tuner LH. Laser therapy clinical practice & scientific background. Grangesberg:Prima Books;2014.

［65］Leos Navratil JK. Contraindications in noninvasive laser therapy:truth and fiction. J Clin Laser Med Surg. 2002;20(6):341-3.

第9章

强脉冲光在皮肤科的应用

Sam Hills and Miguel Montero

一、概述

1960 年第一台激光器问世不久,激光就在皮肤科领域得到了应用。然而,直到 20 世纪 90 年代末,第一台多色光源设备才进入美容市场。这就是基于闪光灯技术,传递非相干性多色光源的强脉冲光(IPL)设备,也被称为强光源(ILS)。

典型的 IPL 由主机(包含电源和操作界面)和发射光的手具组成(图 9.1)。手具内的光源通常是氙弧灯。当电流通过加压气体时,产生范围从紫外线到红外线(350～1200 nm)的光。IPL 手具通常有一个内部抛物面反射器,该反射器收集并引导光从手具中发出,并通过石英治疗头作用于皮肤,治疗头可以是固定的,也可以是可替换的(图 9.1)。

光源和反射器都是水冷式的,水和能量通过一根软性导管或电缆从主机传送到手具上。一些较长的红外波长在到达皮肤之前就被滤掉了,但二色滤光镜也被用来缩小输出光谱范围并作用于特定的皮肤靶色基;靶色基为黑色素可用于脱毛和治疗色素沉着,靶色基为血红蛋白可用于治疗浅表血管病变。这些滤光片通常会滤掉特定波长以下的光,如 650 nm 滤光片意味着手具会发出 650～1200 nm 的光。这个波长范围下目标靶色基黑色素的吸收优先于血红蛋白或水,因此可

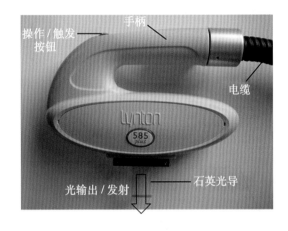

图 9.1　IPL 手具图示

有效地用于脱毛。相比之下,使用 550 nm 左右的滤光片可以达到靶色基血红蛋白的吸收峰,并治疗各种血管性疾病,如玫瑰痤疮或毛细血管扩张。

消除较短的波长意味着从皮表穿过的较短波长不会出现不必要的吸收,而后者会导致不必要的表皮加热。这种向皮肤传递不同波长的能力使 IPL 成为一种多功能设备,可以用于治疗各种皮肤问题。

二、脉冲和脉冲间隔(pulses and delays)

大多数 IPL 设备发射一串短的毫秒级脉冲光,脉冲间隔固定或可调。以这种方式

传递光的好处是表皮能够在短暂的脉冲间隔中得到冷却。由于表皮的热弛豫时间短于毛囊或血管，足够长的脉冲间隔（通常为 5～50 ms）可以使表皮冷却，而这样的脉冲间隔时间足够短而不会冷却靶组织。因此，在脉冲序列（通常是 2～5 次脉冲）中，靶组织温度上升，但表皮能够保持较低的温度，形成温度差，从而在不损伤表皮的情况下破坏靶组织。

脉冲数通常是可调的，脉冲间隔也同样可调，在某些情况下，单个脉冲时间固定。调整这些参数中的任何一个，最终都会改变整个脉冲序列的持续时间。一般来说，在尽可能短的时间内将光传输到皮肤上效果最好，而延长子脉冲的持续时间会使治疗更温和，更适合深肤色类型患者的治疗。

三、IPL 与激光相比

激光是单色性、相干性和非发散性的，而 IPL 光是多色性、非相干性和发散性的。相干性光治疗皮肤问题没有优势。事实上，由于皮肤组织的散射特性，任何相干性入射光源在进入组织时都可以被认为是漫反射的。

由于皮肤科激光器通常具有固定的波长输出，很少有激光可以同时有效治疗毛发和血管病变。然而，通过使用可调式滤光片，IPL 光可以有效地针对这两种靶色基，并能治疗多种皮肤问题。

大的长方形治疗头可以快速进行治疗，并且避免经典的激光圆形光斑（多个圆形光斑无法完全覆盖皮肤，会在皮肤上遗留"点状"未治疗区），通常是有益的。

IPL 往往比传统的固态激光器更紧凑和坚固，这意味着，对于希望开展光电治疗的诊所来说，IPL 是一种高性价比的解决方案。然而，值得注意的是，与激光设备相比，其能量输出因更多的可调参数而千差万别，低能量无法达到疗效。

四、IPL 的适应证和技术

IPL 设备的常见适应证如表 9.1 所示。

表 9.1　IPL 的常见适应证

血管性病变
• 面部
毛细血管扩张：树枝状、线型
葡萄酒色痣
• 躯干和四肢：
毛细血管扩张
Civatte 皮肤异色症
光损伤：光子嫩肤
色素沉着
• 雀斑样痣/黑子
• 雀斑
• 黄褐斑（谨慎）
• 炎症后色素沉着（谨慎）
脱毛：光子脱毛
其他
• 痤疮
• 光动力治疗

五、玫瑰痤疮

1. 简述　玫瑰痤疮是一种慢性炎症性疾病，累及约 5.46% 的成年人，但实际数字会因所采用的诊断标准而有所不同[1]。其病因不明，可能涉及遗传和环境因素。分子生物学和免疫学的最新进展提高了我们对该病病理生理学的认识。近年来取得的共识是，存在持续异常的固有免疫反应，导致出现典型的炎症和血管特征[2]。已知的诱因如紫外线、辛辣食物、乙醇、幽门螺杆菌等细菌[3]或蠕形螨等皮肤寄生虫。正常情况下，其与存在于角质形成细胞中的 Toll 样受体（TLR）之间的相互作用轻微或无相互作用。TLR 激活（信号转导）了活性氧（ROS）[4]、神经肽（P 物质、血清素）[5]和抗菌肽（cathelicidins）[6]的产生。它们反过来又可以激活其他介质的级联反应,最终会激活细胞因子和趋化因子,进而募集和活化不同类型的促炎症白细胞[7,8]。不同类型的白细胞最终会导致玫瑰痤疮不同的组织病理学特征[2,6]。还有一种有吸引力的假说认为,玫瑰痤疮与神经源性炎症有关,神经源性炎症是由释放神经递质的感觉神经受损引起的[8]。还有一个广泛的共识是,表皮屏障功能受损[2,7]可能是导致上述问题的原因之一,需要作为治疗方案的一部分加以解决。

2. 分类和临床表现 玫瑰痤疮的主要症状包括潮红(一过性红斑)、持续性红斑、毛细血管扩张、丘疹和脓疱。次要特征包括烧灼感或刺痛感、斑块、皮肤干燥、水肿或发展形成鼻赘和眼部受累[9]。

3. 治疗方案 由于IPL为宽谱光,与高选择性的激光相比,IPL的选择性较少,其安全使用仅限于浅肤色的皮肤类型,玫瑰痤疮也最常发生于这种皮肤类型。有很多关于治疗面部毛细血管扩张最佳波长和参数设置的论文[10,11]。由于一台设备的设置无法被安全地复制到另一台设备上,因此没有标准化建议[12]。Papageorgiou 等[11]利用 560 nm滤光片,3~5 ms 双脉冲,扫一遍(single pass),以 23~27 J/cm² 的相对较高能量成功治疗了玫瑰痤疮患者。美国痤疮和玫瑰痤疮协会将 IPL 纳入推荐用于治疗玫瑰痤疮的物理治疗和设备中[13],2011 年发表的 Cochrane 系统评价[14]得出结论,IPL 和激光治疗玫瑰痤疮可能有效,但证据还不够充分。最近的一项系统评价发现,只有 2 级证据支持使用 IPL 治疗玫瑰痤疮[15]。最好的证据来自 Neuhaus 等[16]的一项小型随机对照试验(29 例),对 PDL(脉冲染料激光)和 IPL 进行比较后发现激光治疗组和 IPL 治疗组的结果无差异性,且均优于对照组。

作者(MM)使用 IPL 扫 3 遍(triple pass)来治疗玫瑰痤疮。Fitzpatrick 皮肤Ⅲ型患者的起始能量为 19~20 J/cm²,在患者的耐受范围内,每遍增加 1 J/cm²。采用最大的 15 mm×35 mm 光斑,3 脉冲进行治疗,脉冲持续时间为 3.5~5 ms,脉冲延迟时间为 30 ms。

第一遍治疗的靶标是浅表毛细血管和毛细血管扩张(可达 1 nm 深),波长为 560~590 nm。第二遍以真皮乳头层和网状层(1~2 mm)之间的血管为靶标,波长为 650 nm;第三遍以真皮深层/皮下血管神经丛(2~3 mm)为靶标,波长为 695 nm。

大多数患者进行 4 次 IPL 治疗,间隔 1 个月。之后每年进行 1~2 次的维持治疗。IPL 治疗以 90°角进行,以避免因光斑未完全覆盖而形成斑马样遗漏区的可能性(如上所述,采用 560/590 nm,650 nm 和 695 nm 滤光片,3 脉冲 4~5 ms,30 ms 脉冲延迟,并从 19~20 J/cm² 能量起始)。尽管不是常规操作,但根据作者的经验,使用低能量的长脉冲 Nd:YAG 激光和亚紫癜反应的 PDL 激光结合 IPL 可以改善严重面部潮红和毛细血管扩张型玫瑰痤疮。治疗的终点反应通常是红斑,2~3 d 消退。

严格的防晒措施和避免阳光照射是治疗成功的关键。一般来说,大多数患者每年需要 1~2 次 IPL/激光治疗来维持疗效。

六、光子嫩肤(photorejuvenation)

光老化的表现和症状如下。

- 细、粗皱纹。
- 表皮和真皮萎缩。
- 色素异常,导致某些区域不规则、斑驳的色素沉着,雀斑样痣,色素减退。
- 肤色暗沉。
- 光线性弹力纤维病导致皮肤粗糙。
- 皮肤失去弹性并松弛。
- 脸颊和鼻部毛细血管扩张。
- 褐色斑点(blemishes):良性脂溢性角化病,日光性角化病(癌前病变),色素性和非色素性皮肤癌。

并不是所有以上光老化表现都可以用像 IPL 这类非剥脱设备治疗。

IPL 用于以下治疗：

- 毛细血管扩张。
- 色素性疾病，如雀斑样痣和雀斑。
- 细皱纹。
- 肤色暗沉。
- 肤色不均。
- 以上多种表现。

对于 Fitzpatrick Ⅲ 型皮肤浅表色素性和血管性病变，作者使用 560 nm 滤光片，双脉冲 3.5～4 ms，脉冲延迟 15～20 ms，大光斑 15 mm×35 mm，起始能量 14 J/cm²，最高能量 20 J/cm²。更深层的病变适合使用 590 nm 滤光片，双脉冲 3.5～4 ms，脉冲延迟 15～20 ms，能量范围为 18～22 J/cm²。每个滤光片扫一遍，使用较低的能量，对于提升患者的舒适度是有益的。正如某些证据表明，使用不同的滤光片有助于降低能量、冷却需求和减少治疗次数[17]。对于难以覆盖的治疗区域（如鼻侧面），使用像 8 mm×15 mm 这样的较小光斑或直径 6mm 的圆形光斑更适合，这需要相应地调整参数。

非常表浅的病变可以用 515 nm 滤光片，单脉冲或双脉冲 3～4 ms，脉冲延迟 15～25 ms，8 mm×15 mm 光斑，能量 14～20 J/cm² 或 6 mm 圆形光斑，能量 28～30 J/cm²。

有证据表明，IPL 治疗后皮肤形态学存在一些改变：在一项研究中[18]，组织学分析显示，IPL 治疗后，Ⅰ 型和 Ⅲ 型胶原均增加，而弹性蛋白含量降低，但弹性纤维排列更整齐。这解释了皮肤质地轻度到显著的临床改善。

治疗终点反应取决于靶组织。血管性皮损可能会变白、变暗、变红甚至出现瘀斑。色素性皮损如果较浅会变暗，如果较深会变红。眼睑周围更易出现瘀斑和水肿，治疗该区域

皮损时需要提示患者。这样的参数设置，停工期较短，多数患者能够在 24 h 内恢复工作。大多数人需要进行 4 次治疗，间隔 1 个月。

光老化的光子点阵治疗（photofractional treatment for photoageing）是指在同一天相继使用 IPL 和非剥脱性点阵激光进行皮表重建（laser resurfacing）治疗，以减轻皮肤老化。

根据 Knight 和 Kautz 最近描述的治疗方案[19]，IPL 可与 1565nm 非剥脱性点阵光纤激光联合使用。对于 Ⅲ 型皮肤，使用 560 nm 滤光片，扫一遍，能量 16～18 J/cm²，双脉冲 3～5 ms，脉冲延迟 15～20 ms[19]。随后，快速去除凝胶并干燥皮肤，然后以适当参数继续进行非剥脱性点阵激光治疗。

1. 其他选择：陷波滤波片（notch filters）　陷波滤波片，带阻滤波片是设计用来传输大部分波长的光，能量损失很小，同时可将特定波长范围（阻带）内的光衰减到一个非常低的水平。

陷波滤波器适用于需要阻挡来自宽带光源的光。血管滤光片的基本原理是使特定波长在治疗区域被靶色基（HbO₂）吸收最大化，而滤掉靶组织吸收最少的波长，最大限度地减少能量浪费。它将宽谱的 IPL 转换为窄谱的 IPL，作用于两个吸收峰：530～650 nm 和 900～1200 nm。能量通过 2 个脉冲传递。Gao 等最近的一项回顾性研究发现，此滤光片的疗效与 PDL 相当，优于其他 IPL 滤光片[20]。

2. 下肢静脉治疗　试图治疗下肢浅静脉而不先治疗潜在的静脉曲张是治疗失败的最常见原因之一。对慢性静脉功能不全患者的表现，从沉重感、疼痛到皮肤溃疡，都应由有治疗血管经验的专家进行。

靶静脉的分层性质使联合治疗方案的制定至关重要，这将取决于当地是否有可用设备和专家，但至少要有 IPL、长脉冲 Nd：

YAG 和显微硬化治疗。

激光和 IPL 用于以下治疗。

- 红色/蓝色蜘蛛痣。
- 网状静脉——容易看到的蓝色小静脉（直径小于 3mm），不伴有浅静脉主瓣膜功能不全（如长或短隐静脉）。

浅静脉的治疗选择包括激光/IPL，显微硬化治疗/硬化治疗。显微硬化治疗是网状血供静脉的首选疗法。

较小的静脉可以用长脉冲 Nd:YAG 靶向治疗[21]。参数设置因靶组织而异。

最浅表的静脉可以用各种激光靶向治疗，包括 PDL、长脉冲 Nd:YAG、KTP 或 IPL。根据作者的经验，IPL 比长脉冲 Nd:YAG 选择性少但更舒适，比 KTP 更安全，和 PDL 一样有效。IPL 对直径小于 1 mm 的血管非常有效[22]。IPL 也可用于处理某些显微硬化治疗的并发症，如色素不均和色素沉着[22]。

治疗后，建议患者穿支撑性紧身衣。建议每天步行 10～30 min，但在 2 周内尽量避免剧烈运动、热水浴、桑拿和任何造成血管舒张的活动。患者在白天应继续穿同样的紧身衣。规律锻炼、高纤维饮食、长期保持正常体重都有助于防止出现新的可见静脉。

七、脱毛

第 4 章详细讨论了激光脱毛的方法。IPL 的作用是，它基于选择性光热作用原理，在保护周围组织的同时，损伤毛囊、毛囊隆突部或两者。与激光相比，有少部分高质量论文记录了这种疗法的疗效。Cameron 等利用半侧脸对照试验比较了 755 nm 翠绿宝石激光和 625～1100 nm 的 IPL[23]。在毛发数量减少方面没有统计学上的显著差异性，但根据经验，患者倾向于选择激光。McGill 等发现多囊卵巢综合征患者使用翠绿宝石激光的疗效显著优于 IPL，但该研究者认为，IPL 设置的参数过于保守[24]。2006 年的一项系统评价发现，没有足够的证据表明 IPL 脱毛的长期效果，但这与 IPL 脱毛的高质量论文数量很少有关，而红宝石、翠绿宝石、半导体和 Nd:YAG 激光的高质量论文数量很多[25]。在大多数研究中，安全性数据总是与临床结果一致，但大家总会担心在有色皮肤中使用宽谱光，因为经验告诉我们，出现不良反应的风险更高。Dorgham 最近的一项系统评价发现，IPL、半导体和翠绿宝石激光对Ⅲ型、Ⅵ型皮肤的安全性相近[26]。

有可在办公室使用的替代设备，因为一些患者更偏好使用便利而低成本的家用设备。Alster 和 Karzi 对其中一种家用设备进行了研究，发现身体某些部位在使用 6 个月后的毛发减少量令人满意，但仍需要更长期的安全性和功效的研究[27]。

八、难治性病症

1. 黄褐斑　黄褐斑是一种获得性色素沉着性疾病，好发于日光暴露部位的表皮和（或）真皮，尤其是面部。色素沉着区域不对称、不规则，且在皮肤镜下呈网状分布。黄褐斑的发病机制尚未完全阐明。不过，已经发现一些因素在黄褐斑的发病中起作用，如长期紫外线暴露导致日光性弹性组织变性、女性荷尔蒙刺激和遗传倾向[28]。已经证明，除黑素细胞外，成纤维细胞和内皮细胞等也与黄褐斑的发病有一定相关性[29]。黄褐斑可能是最复杂的色素异常性疾病，尽管可以成功清除，但它易于复发，因而需要专业的医师和综合治疗。

黄褐斑的金标准治疗是局部使用脱色剂，特别是 Kligman 配方[30]。激光/IPL 治疗后黄褐斑的高复发率和颜色加深并不少见。因此，只有在局部脱色剂和化学剥脱治疗无效后才考虑使用激光治疗[30]。IPL、长脉冲 Nd:YAG 净肤激光被用于治疗难治性黄褐斑。

2. 炎症后色素沉着　炎症后色素沉着

(PIH)是一种由于皮肤炎症或创伤导致的获得性反应性色素沉着症。根据病因和进展时间的不同,表皮和真皮黑色素的比例可发生变化,并显著影响对治疗的反应。已经尝试了多种方法来治疗 PIH,但由于其复发性和难治性,治疗仍存在挑战[30]。

早期治疗可引起 PIH 的皮肤病或创伤对于解决和阻止色素在皮肤中的进一步沉积是非常重要的。应选择不引起皮肤刺激的治疗方法,以避免加重色素沉着。用于治疗黄褐斑的局部治疗是一线疗法。IPL 和激光可最终改善部分 PIH,但仍有诱发或加重 PIH 的风险[31]。建议在对整个皮损应用 IPL 治疗之前,先在小范围内进行光斑测试。

九、术前准备和注意事项:术后护理建议和方案

IPL 治疗前的皮肤准备和对患者的建议与其他激光(包括长脉冲 Nd:YAG 激光)类似:

1. 治疗禁忌证
- 治疗前 1 个月内日晒过度。
- 近期口服过维 A 酸(如异维 A 酸),建议等待 6 个月后或所在地区所建议的时间后再进行治疗。
- 急性皮肤感染。
- 近期在治疗区域进行过美黑,使用晒黑喷雾产品或进行过化学剥脱治疗。
- Fitzpatrick Ⅵ型皮肤。Ⅳ 和 Ⅴ 型皮肤也需谨慎。

2. 治疗前准备
- 疾病诊断,在没有明确的治疗适应证时,不要进行治疗。
- 知情同意,包括对方案、备选方案、益处和风险的说明。
- 清除治疗区域所有化妆品、香水和防晒霜。
- 所有病例都应进行术前拍照。

- 充分的眼部保护。
- 使用冷却的 IPL 耦合凝胶。
- 对每一组参数进行光斑测试,如果在不同的部位使用相同的参数,在每个部位分别进行测试。应至少在治疗前 1 周进行测试,对于某些适应证甚至推荐更长的间隔时间。

3. 治疗期间
- 应用厚层(1~2 mm)的 IPL 耦合凝胶,避免使用超声凝胶,因为后者为轻薄配方,不易分散 IPL 产生的热量。
- 确保 IPL 治疗头与皮肤贴合,有助于手具内置的冷却装置发挥作用。对于血管疾病的治疗,应轻压皮肤;在治疗色素性疾病时,应重压皮肤,因为可减少竞争性靶色基血红蛋白。
- 在整个治疗过程中使用风冷,为患者提供更舒适的体验。另外,还可应用接触式冷却[32]。
- 不时地观察治疗区域和患者的反馈,对于确保安全的治疗终点和充分的组织反应非常重要。

4. 治疗后
- 根据需要继续冷却皮肤。
- 通过使用舒缓乳液获得更好的舒适感。水基的乳液,一定程度的蒸发可以增强冷却效果。
- 患者皮肤得到舒缓后,可以在离开前在面部或暴露部位涂抹防晒霜。
- 在治疗躯干部位时,尤其是腿部静脉,要求患者戴宽松的衣服和轻便的鞋子非常重要。
- 在治疗后 24~48 h 使用凉芦荟凝胶可舒缓治疗区皮肤。芦荟也可以在治疗期间作为保湿剂使用。
- 患者应避免和做好以下防护
  - 治疗后至少 4 周,治疗区域日晒或日光浴暴露。
  - 治疗全程使用晒黑产品。

- 治疗前 30 d 和治疗中,在治疗区域进行化学剥脱治疗。

- 治疗后 48 h,治疗区域使用凝胶、油脂、香体剂或香水。

- 治疗后 48 h,桑拿、汗蒸、按摩、热水浴/淋浴或过度运动或游泳。

- 治疗后 48 h 化妆(矿物粉除外)。

- 触摸、挤或搔抓治疗区域。

• 在治疗后最少 4 周内,暴露部位应每天涂抹防晒系数至少 SPF30 的防晒霜。

十、IPL 的并发症

由于 IPL 发出一定范围波长的光,尽管经过了适当的滤波,也经常会引起血红蛋白和黑色素的不良吸收。表皮黑色素的非特异性吸热是导致大多数不良反应的原因[33],不过,这些不良反应非常罕见。防止不良反应的最好方法是进行光斑测试。IPL 治疗后最常见的不良反应如下。

• 色素沉着或色素脱失。

• 灼伤、糜烂、结痂。

• 感染。

• 炎症后色素沉着。

• 瘢痕——增生性瘢痕和瘢痕疙瘩。

十一、案例分析

例 1　25 岁的男性,用 IPL 进行 6 次脱毛治疗前后对比(由 Bournemouth 的 Laser Skin Solutions 诊所惠赠),见下图。

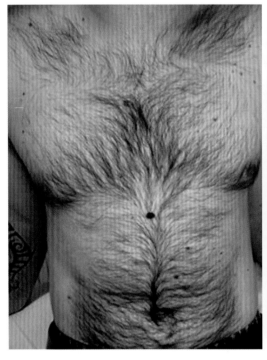

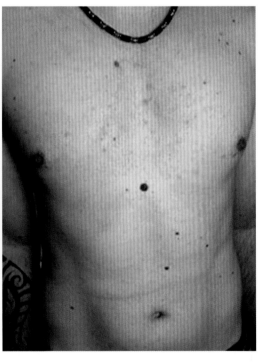

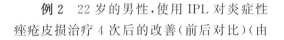

例 2　22 岁的男性,使用 IPL 对炎症性痤疮皮损治疗 4 次后的改善(前后对比)(由 Bournemouth 的 Laser Skin Solutions 诊所惠赠),见下图。

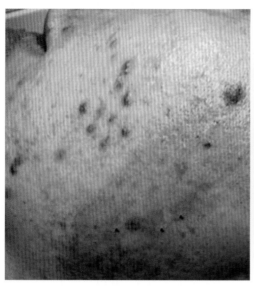

例3　40 岁的女性,面部毛细血管扩张,发现越来越难以用化妆来遮盖。她接受了 4 次 IPL 治疗,间隔 6～8 周(由 Bournemouth 的 Laser Skin Solutions 诊所惠赠),见下图。

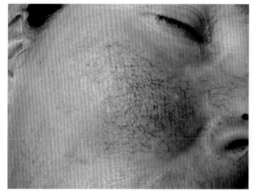

例4　脉冲染料激光治疗 1 次后,双颊出现斑驳样改变。经过 1 次 IPL 治疗后,明显改善,见下图。

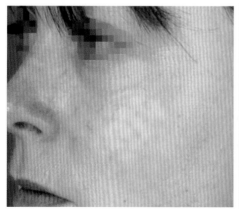
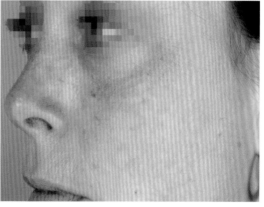

例5 用 IPL 治疗面部鲜红斑痣,4 次治疗后的疗效,未出现脉冲染料激光治疗的典型紫癜反应,见下图。

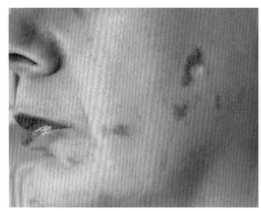 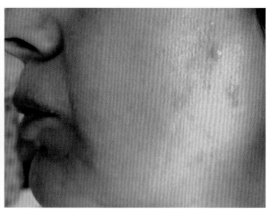

例6 右手黑痣经 1 次 IPL 治疗,左手随后经 IPL 治疗也取得了同样的疗效,见右图。

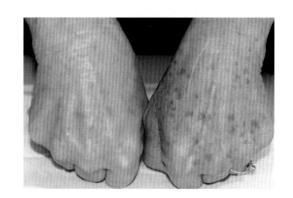

（谢宜彤　**译**，杨蓉娅　**审校**）

参 考 文 献

［1］ Gether L，Overgaard LK，Egeberg A，Thyssen JP. Incidence and prevalence of rosacea：a systematic review and meta-analysis. Br J Dermatol. 2018；179（2）：282-9.

［2］ Yamasaki K，Gallo RL. Rosacea as a disease of cathelicidins and skin innate immunity. J Investig Dermatol Symp Proc. 2011；15（1）：12-5.

［3］ Gravina AG，Federico A，Ruocco E，Lo Schiavo A，Masarone M，Tuccillo C，Peccerillo F，Miranda A，Romano L，de Sio C，de Sio I. Helicobacter pylori infection but not small intestinal bacterial overgrowth may play a pathogenic role in rosacea. United Eur Gastroenterol J. 2015；3（1）：17-24.

［4］ Baz K，Cimen MB，Kokturk A，Aslan G，Ikizoglu G，Demirseren DD，Kanik A，Atik U. Plasma reactive oxygen species activity and antioxidant potential levels in rosacea patients：correlation with seropositivity to Helicobacter pylori. Int J Dermatol. 2004；43（7）：494-7.

［5］ Powell FC，Corbally N，Powell D. Substance P and rosacea. J Am Acad Dermatol. 1993；28（1）：132-3.

［6］ Schauber J，Gallo RL. Antimicrobial peptides and the skin immune defense system. J Allergy Clin Immunol. 2008；122（2）：261-6.

［7］ Aroni K，Tsagroni E，Lazaris AC，Patsouris E，Agapitos E. Rosacea：a clinicopathological approach. Dermatology. 2004；209（3）：177-82.

［8］ Schwab VD，Sulk M，Seeliger S，Nowak P，Aubert J，Mess C，Rivier M，Carlavan I，Rossio P，Metze D，Buddenkotte J. Neurovascular and neuroimmune aspects in the pathophysiology of rosacea. J Investig Dermatol Symp Proc. 2011；15（1）：53-62.

［9］ Wilkin J，Dahl M，Detmar M，Drake L，Liang MH，Odom R，Powell F. Standard grading system for rosacea：report of the National Rosacea Society Expert Committee on the classification and staging of rosacea. J Am Acad Dermatol. 2004；50（6）：907-12.

［10］ Schroeter CA，Haaf-von Below S，Neumann HA. Effective treatment of rosacea using intense pulsed light systems. Dermatol Surg. 2005；31（10）：1285-9.

［11］ Papageorgiou P，Clayton W，Norwood S，Chopra S，Rustin M. Treatment of rosacea with intense pulsed light：significant improvement and long-lasting results. Br J Dermatol. 2008；159（3）：628-32.

［12］ Hare McCoppin HH，Goldberg DJ. Laser treatment of facial telangiectases：an update. Dermatol Surg. 2010；36（8）：1221-30.

［13］ Tanghetti E，Del Rosso JQ，Thiboutot D，Gallo R，Webster G，Eichenfield LF，Stein-Gold L，Berson D，Zaenglein A. American Acne & Rosacea Society. Consensus recommendations from the American Acne & Rosacea Society on the Management of Rosacea，part 4：A status report on physical modalities and devices. Cutis. 2014；93（2）：71-6.

［14］ Van Zuuren EJ，Kramer SF，Carter BR，Graber MA，Fedorowicz Z. Effective and evidence-based management strategies for rosacea：summary of a Cochrane systematic review. Br J Dermatol. 2011；165（4）：760-81.

［15］ Wat H，Wu DC，Rao J，Goldman MP. Application of intense pulsed light in the treatment of dermatologic disease：a systematic review. Dermatol Surg. 2014；40（4）：359-77.

［16］ Neuhaus IM，Zane LT，Tope WD. Comparative efficacy of nonpurpuragenic pulsed dye laser and intense pulsed light for erythematotelangiectatic rosacea. Dermatol Surg. 2009；35（6）：920-8.

［17］ Bjerring P，Christiansen K，Troilius A，Dierickx C. Facial photo rejuvenation using two different intense pulsed light （IPL） wavelength bands. Lasers Surg Med. 2004；34（2）：120-6.

［18］ Feng Y，Zhao J，Gold MH. Skin rejuvenation in Asian skin：the analysis of clinical effects and basic mechanisms of intense pulsed light. J Drugs Dermatol. 2008；7（3）：273-9.

［19］ Knight JM，Kautz G. Sequential facial skin rejuvenation with intense pulsed light and non-ablative fractionated laser resurfacing in Fitzpatrick skin type Ⅱ-Ⅳ patients：a prospective multicenter analysis. Lasers Surg Med. 2019；51（2）：141-9.

［20］ Gao L，Qu H，Gao N，Li K，Dang E，Tan W，Wang G. A retrospective analysis for facial telangiectasia treatment using pulsed dye laser and intense pulsed light configured with different wavelength bands. J Cosmet Dermatol. 2020；19（1）：88-92.

［21］ Lumenis® Wittig C. Leg veins-Long-pulsed （LP） Nd：YAG Guidelines/CD-1008960 Rev A. 2017.

［22］ Kunishige JH，Goldberg LH，Friedman PM. Laser therapy for leg veins. Clin Dermatol. 2007；25（5）：454-61.

［23］ Cameron H，Ibbotson SH，Dawe RS，Ferguson J，Moseley H. Within-patient right-left blinded comparison of diode （810 nm） laser therapy and intense pulsed light therapy for hair removal. Lasers Med Sci. 2008；23（4）：393-7.

［24］ McGill DJ，Hutchison C，McKenzie E，McSherry E，Mackay IR. A randomised，split-face comparison of facial hair removal with the alexandrite laser and intense pulsed light system. Lasers Surg Med. 2007；39（10）：767-72.

［25］ Haedersdal M，Wulf HC. Evidence-based review of hair removal using lasers and light sources. J Eur Acad Dermatol Venereol. 2006；20（1）：9-20.

［26］ Dorgham NA，Dorgham DA. Lasers for reduction of unwanted hair in skin of colour：a systematic review and meta-analysis. J Eur Acad Dermatol Venereol. 2020.

［27］ Alster TS，Tanzi EL. Effect of a novel low-energy pulsed-light device for home-use hair removal. Dermatol Surg. 2009；35（3）：483-9.

［28］ Kwon SH，Na JI，Choi JY，Park KC. Melasma：updates and perspectives. Exp Dermatol. 2018；

28:704-8.

[29] Passeron T,Picardo M. Melasma,a photoaging disorder. Pigment Cell Melanoma Res. 2018; 31:461-5.

[30] Passeron T,Genedy R,Salah L,Fusade T,Kositratna G,Laubach HJ,Marini L,Badawi A. Laser treatment of hyperpigmented lesions: position statement of the European Society of Laser in dermatology. J Eur Acad Dermatol Venereol. 2019;33:987-1005.

[31] Agbai O,Hamzavi I,Jagdeo J. Laser treatments for postinflammatory hyperpigmenta-tion: a systematic review. JAMA Dermatol. 2017;153:199-206.

[32] Chang CD,Reinisch L,Biesman BS. Analysis of epidermal protection using cold air versus chilled sapphire window with water or gel during 810 nm diode laser application. Laser Surg Med. 2003;32(2):129-36.

[33] Stangl S,Hadshiew I,Kimmig W. Side effects and complications using intense pulsed light (IPL) sources. Med Laser Appl. 2008;23(1): 15-20.

第 10 章

药 妆 品

Rhonda Meys

缩写词

AHAs	α-羟基酸
BHAs	β-羟基酸
FDA	美国食品药品监督管理局
HA	透明质酸
IPD	即时性皮肤黑化
IR	红外线
MMP	基质金属蛋白酶
NAG	N-乙酰氨基葡萄糖
NCAP	N-乙酰基-4-S-半胱氨基苯酚
NMSC	非黑色素瘤皮肤癌
PIH	炎症后色素沉着
PPD	延迟性皮肤黑化
ROS	活性氧
SA	水杨酸
SPF	防晒系数
TC	三联
UV	紫外线
VL	可见光

一、概述

激光治疗在皮肤科开展得越来越普遍。全球美容和药妆产业价值约 4000 亿英镑,其中约 10% 是药妆品[1]。大多数人(包括男性)购买护肤品的目的是改善皮肤外观。综合来看,"功效性"药妆品与皮肤科治疗(包括激光)的联合应用,将发挥更大的联合功效。皮肤科

医师经常被问及对护肤品的建议,在循证的基础上指导患者使用有效的产品是非常重要的。

医师有必要与患者讨论激光治疗前的外用产品。在治疗前给予最佳的皮肤护理方案是减少激光术后并发症和保护皮肤的重要一步。应用剥脱性激光,如二氧化碳、铒激光和非剥脱性点阵激光,可以在皮肤中打开"通道",使激光将药物活性成分辅助递送到皮肤中。虽然药妆品并不都是以这种方式使用的[2],但这种使用方式(激光促渗)在美容激光实践中仍然很普遍。

本章将探讨激光治疗中辅助应用的药妆品在激光治疗前、激光术后即刻及激光术后的皮肤护理,还有用于激光术后的抗衰产品。本章将介绍防晒产品(特别是市售防晒霜)的最新循证证据。将介绍药妆品的定义,以及给不同患者推荐适合皮肤护理方案所需的基础知识,包括保湿剂和清洁剂。药妆品根据成分和作用方式分类为类视黄醇(维 A 酸类)、剥脱剂、脱色剂、抗氧化剂、纳米颗粒和新型药妆品肽。将依据循证医学证据介绍相关内容。

二、防晒

1. 防晒:证据 对于患者来说,防晒无疑是激光治疗前后皮肤护理的重要组成部分。最重要的是,激光可加热或损伤表皮,有导致色素沉着的风险。炎症后色素沉着(PIH)可因日晒而加重。因此,在激光术前

讨论防晒问题非常必要。先前存在的色斑可能因激光治疗而恶化或突然加重,如黄褐斑、PIH或扁平苔藓。此类病症很可能导致不良后果,应加以识别,以避免招致患者不满和陷入医疗纠纷。此外,防晒霜可以阻挡紫外线进入皮肤,延缓衰老。紫外线是一个重要的激发因素,需要向接受激光治疗的患者强调(防晒),以改善与年龄有关的肤质和肤色的问题。

在欧洲,防晒霜被归类为化妆品,市场上有各种各样的防晒剂,新型防晒剂的上市时间相对较短。在美国,到目前为止,防晒剂仍被FDA归类为非处方药,这意味着审批更严格,需要更长时间,成本高昂。

日晒与患非黑素瘤皮肤癌(NMSC)和黑素瘤的风险相关[3,4]。根据指南,皮肤科医师建议患者使用防晒霜。有力的科学证据(尽管有限)表明,防晒霜的应用直接降低了癌症的发病率。科学证据有限的主要障碍是产生肿瘤需要几十年的时间,而前瞻性研究需要大量的受试者和长期的随访。但是,有充分的证据表明中波紫外线(UVB)和长波紫外线(UVA)具有致癌性[5]。

防晒霜可以降低皮肤癌的最好证据是Nambour在澳大利亚进行的一系列研究中发现的[6-8]。这是一项随机对照试验,始于2003年(1621例),比较了一组按要求每天涂防晒霜者与另一组被允许在强紫外线辐射的地区"普通使用"防晒霜的对照组的几种皮肤癌的结局。两组都允许有其他的防晒方式。经过10年的观察,黑素瘤的发病率降低了50%~75%。在前2年观察到光线性角化病减少,但在随后的2年中没有观察到。鳞状细胞癌的发病率降低了35%,但基底细胞癌的发病率没有降低。在这组肤色较浅的人群中,夏季测试时使用防晒霜(或戴帽子、打伞),并没有观察到维生素D水平下降。然而,维生素D水平较低的人自然日照水平较低,喜欢待在阴凉处[9]。

同一组受试者还很巧妙地证明了使用防晒霜可以减少可见的衰老表现,正如通过微观形貌(在手背皮肤上的硅胶印记)所测量到的[10]。记录显示,在4.5年的时间里皮肤老化的受试者减少了24%,涂抹防晒霜的频率略有增加。"防晒霜组"中有2/3的人每周使用3~4次,而对照组(普通使用组)中只有1/3的人每周使用3~4次。

2. 并非所有SPF 30+防晒霜都一样 日光包含4种可导致皮肤色素沉着和诱发光老化的潜在有害性辐射有UVA、UVB、可见光和红外线。在暴露于UVA(400~320nm)后,会出现即时性皮肤黑化(IPD),并在2 h内消失。之后,会观察到延迟性皮肤黑化(PPD)。UVB(280~320nm)也会引起灼热、IPD、延迟性黑化,以及表皮和真皮层增厚。UVA和UVB都参与了光老化[5]。可见光导致色素沉着的能力近来更受重视,这改变了我们对光保护的看法。一项研究发现,单次暴露于可见光(400~700 nm)比单次暴露于UVA[11]会引起更深更持久的色素沉着。这仅适用于Fitzpatrick皮肤类型4型及以上的人。然而,其他学者提出,可能需要多次暴露以使较浅的皮肤(Fitzpatrick皮肤类型1~3型)产生过多的色素,这可能是在光损伤人群中观察到斑驳状色素沉着的部分原因[12]。

除了UVA、UVB和可见光,红外线也可能导致色素沉着和光损伤。红外线由近红外或IRA(700~1400 nm),IRB(1400~3000 nm)和IRC(3000 nm~1 mm)组成。从生物学角度讲,IRA是最重要的,因为它最多(占日光的30%),并能穿透至真皮深层[13]。越来越多的证据表明,近红外会导致活性氧(ROS)的生成和基质金属蛋白酶(MMP)的激活,导致胶原蛋白降解,这在动物模型和人类皮肤中表现为粗大的皱纹[13]。红外线也可能与色素沉着有关,但缺乏确切的证据。在动物研究(豚鼠)中,很明显红外线会诱发色素沉着[14]。尽管在人类皮肤中进行的几项研究记录了红外线照射后的色素沉着,但这些研究使用的光源同时发出了红外线和可见光[15,16]。一些专家提出,夜班工人的顽固性黄褐斑很可能与红外线相关(如面包师)[17]。

防晒系数(sun protection factor,SPF)是一种广泛使用的体内测试系统,可对 UVB 进行防晒分级。然而,许多防 UVA 的防晒霜都是通过体外分级来评定的。标为"广谱"(同时吸收 UVB 和 UVA)或具有高星级(Boots 法)的防晒霜可以抵御 UVA。尽管此标识提示对 UVA 具有一定的防护作用,但不幸的是,这些标识均无法说明产品的体内功效,也没有考虑到其光稳定性。UVA-PF(等级从 0～28,或 PA＋/＋＋/＋＋＋)明显更准确;这是基于对延迟性皮肤黑化(PPD)的体内保护作用[18]。

可见光和红外线的情况更为复杂,都没有标准化的评级系统。然而,含有不透明矿物的产品,如二氧化钛、氧化锌和氧化铁对光稳定,能反射和散射所有的光;它们能抵御紫外线和可见光。但是许多患者不喜欢矿物质产品,因为它们更厚重,呈白色或棕橙色。尽管一些制造商推出了新的专利化合物,声称可以防护红外线,但没有红外线的评级系统。在防晒霜中添加抗氧化剂是一种较新的配方。与防晒霜中的光稳定矿物块结合,抗氧化剂有助于在体外减少 ROS、细胞因子和 MMPs 的形成,这是第二道防线。抗氧化剂对日光中其他波长的作用也同样如此[19]。

3. 实用防晒建议　暴晒会逆转抗衰老激光治疗的有益效果,并导致炎症后色素沉着。建议患者术后进行有效的防晒非常重要。在问诊过程中,应包括两部分内容。首先,防晒建议是必要的。即使是"正常"的亚红斑水平的阳光照射也可能引发持续数月的色素沉着(例如黄褐斑或 PIH)。在 UVB 的高峰期(上午 10 点至下午 4 点),应避免户外阳光照射。其次,避免 UVA 对色素沉着也

很重要(暴露于水、车内或玻璃后,以及每天早/晚)。如果患者必须在户外,通过遮阴、帽子和衣服等物理屏障限制其暴露于日光也是有帮助的。

最好将防晒霜作为第二道防护措施,以防止主要防护措施(硬防晒)遗漏的少量射线对皮肤细胞水平的损伤。每天都要认真涂抹防晒霜,早上第一件事就是在脸部和颈部涂抹 5 ml 的防晒霜,并在暴晒期间每 2～3 小时补涂一次。许多患者使用防晒霜后皮肤依然会明显变黑。笔者认为(从专业经验来看)原因有以下几点:防晒霜只起到部分保护作用,大多数人涂抹的量远远低于推荐量,而且防晒霜并没有被正确地补涂。许多患者没有考虑到车窗或阴天的 UVA 暴露水平。例如,阴天风吹导致的皮肤炎(wind burn)主要与 UVA 有关。很明显,对防晒的关注程度与居住国的"阳光"有关。南欧、澳大利亚或新西兰需要全年严格遵守,而在冬季(11 月至 3 月),北欧国家的防晒不要求那么严。在冬天仍会有大量的 UVA。术后患者最好每天涂防晒霜,以防护冬日的暖阳。理想情况下,涂抹防晒霜应该成为经激光治疗者全年日常生活的一部分。

4. 防晒霜问题　应关注防晒霜的美容、安全和环保问题。矿物质防晒霜成分(如氧化锌和二氧化钛)光稳定性好,使用时间更长,但缺点是呈白垩白色。微粒化的矿物质防晒霜更受欢迎,纳米颗粒不是白色的(如在"隐形锌"产品中)。有人担心,纳米矿物颗粒可能会将紫外线散射(而不是反射)到角质形成细胞和真皮组织中,或者可以穿透皮肤屏障。然而,纳米颗粒涂层的设计是为了避免 ROS 分散到角质形成细胞和颗粒吸收到循环中[13]。化学防晒霜暴露在紫外线下会降解,这意味着它们会随着时间的推移而消耗殆尽。约 1.5％的防晒霜使用者会出现与防晒霜相关的接触过敏和刺激反应,最常由氧苯酮和肉桂酸酯(octinoxate,cinoxate)引

起[20]。2021年后，夏威夷将禁止销售含有氧苯酮和辛基氧胺的防晒霜，因为人们担心这些化合物会漂白珊瑚礁。其他化学防晒剂包括阿伏苯酮、甲磺酰和在英国及欧洲的防晒霜中可以找到的各种各样的"新型"化学防晒剂。最近的研究引起了人们的担忧，当每天4次全身使用时，化学防晒霜可以通过正常皮肤被全身吸收[21]。尽管作者指出，研究结果并不是要阻止人们使用防晒霜，但近期或远期的影响尚不清楚。

5. 选择防晒霜　好的防晒霜具有较高的 SPF（30＋）和 UVA-PF 等级（＞8 或＋＋＋）。建议激光术后的患者使用可防护可见光的产品，如含有矿物质氧化铁的产品。女性的"有色"防晒霜为棕橙色，可以作为粉底。男性通常更喜欢浅色、无油或颜色非常浅的液体类防晒剂。推荐防晒霜时要考虑的其他重要因素还包括产品基质（液体、凝胶或乳液）。如果防晒霜太黏，不适合痤疮或油性皮肤，产品的白度会影响患者的使用量。有限的证据表明，在防晒霜下涂抹局部抗氧化剂是有益的（见下文）；理论上，尽管有防晒霜，皮肤上的抗氧化剂可"清除"穿透皮肤的自由基。产品示例见图 10.1。

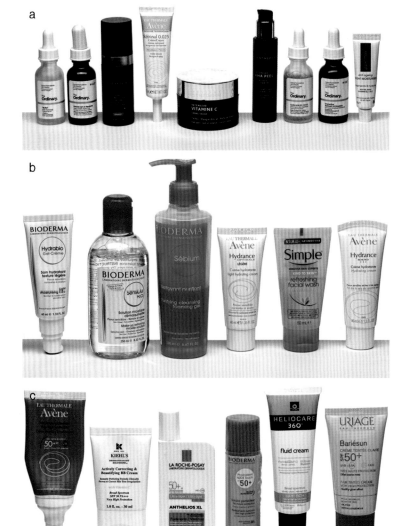

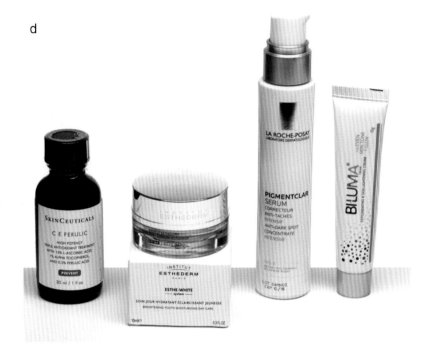

d

图 10.1　药妆品示例

　　a. 视黄醇、α-羟基酸（AHAs）和抗氧化剂——非处方药（指在美国被批准为非处方药，而不是化妆品）的示例。从左到右："Buffet"（含有 Matrixyl 基肽 3000 和透明质酸等多肽）；0.5% 的角鲨烯视黄醇；白藜芦醇 BE（抗氧化剂，维生素 E）；0.025% 的视黄醛（含 0.1、0.05、0.025 等多种剂量，浓度越高效果越好）；维生素 C 霜（退色素，抗氧化）；AHA 剥脱剂（含有乙醇酸、柠檬酸、水杨酸，用作日霜或晚霜）；5% 乳酸，2% 透明质酸；2% 活性视黄醇乳剂（含视黄醇，不良反应少，效力低）；含有维生素和抗氧化剂的晚霜。b. 洁面乳和润肤霜。适合痤疮的"清爽"不致粉刺的保湿霜 Hydrabio 和 Hydrance（最左、最右和左 4）；温和清洁剂（左起第 2 个胶束水，左起第 3 个，具有某些控油功效的温和清洁剂，左起第 5 个）。c. 精选超广谱防晒产品。这些都是含有氧化铁（防护可见光）的有色产品。唯一的例外是 Heliocare 防晒产品（右 2），它没有着色，但包含了可防可见光和红外光的防晒剂。d. 退色素产品。从左至右——CE 阿魏酸（含阿魏酸，维生素 C）；Esthe-White（含维生素 C 和甘草根提取物）；Pigmentclar 美白淡斑精华（含烟酰胺、间苯二酚、阿魏酸）；Biluma（含曲酸二棕榈酸酯类酯、熊果苷、甘草、桑椹、四氢姜黄素和面包果提取物）。另一种非常有用的产品是 The Ordinary 的含透明质酸的 2% 熊果苷（图中未展示）。

三、药妆品

　　1. 什么是药妆品　防晒产品是一种必不可少的"药妆品"，但市场上也有很多其他的外用产品。绝大多数患者已经在使用这些产品，在某些情况下，他们使用的乳霜甚至可能适得其反。首先，会讨论化妆品、药品和（药妆品）制剂的定义。接下来，我们将介绍不同种类的药妆品及其在激光治疗前后的用途。

　　2. 与护肤相关的一些概念　"化妆品"（cosmetic）是一种生物惰性物质，其配方是为了改善皮肤外观，而不是改变皮肤的结构或功能。

　　"药品"（pharmaceutical）属于药物，它具有比安慰剂更好的临床效果，需要严格的测试和许可程序。药品可以是非处方药或处方药。

术语"药妆品"（cosmeceutical）是一种既具有美容效果，又具有理论上的治疗效果的物质。许多药妆品含有可能安全且具有生物效应的成分，但目前的法规意味着，功效的宣称不必经过严格的验证（指英国的法规）[22]。

"临床验证"（clinically proven）意味着该产品已经进行了人体试验，并报道了结果。没有要求这些"临床试验"必须遵守任何标准，研究质量往往很低，不是随机的，往往是在样本量不足的情况下进行的。

"皮肤科验证"（dermatologically tested）意味着某公司给皮肤科医师提供了几个样本，皮肤科医师亲自或在诊所的患者身上试用，并给出了一些反馈。

其他有关药妆品标签的一般要点如下。

"无香料"（fragrance-free）并不一定意味着产品没有香味，它可以贴上香精、香料或肉桂酸酯、柠檬烯、香茅醇、苯甲酸苄酯的标签。含量少或无香料的产品对于药妆品来说是好的，最好是那些香味很淡的产品，即没有强烈或令人愉悦的气味。

"低致敏性"（hypoallergenic）意味着该产品比类似产品或制造商生产的其他产品引起过敏的可能性更小。如果您的患者对产品有反应，最好选择不含刺激性成分（如视黄醇、维A酸或酸）或是针对湿疹或敏感性皮肤的产品。

"无致粉刺性"（non-comedogenic）指不会引起粉刺（或黑头）的产品。过去的致粉刺性测试是在兔耳上进行的。为了避免动物实验，现在在人类志愿者的背部皮肤上进行致粉刺性测试。通常，它与产品的封闭性和产生痤疮早期病变的能力有关。

"有机的"（organic）虽然有与食品有机认证相关的行业标准，但有机护肤品很难得到认可，因为护肤品中的多数成分并不是天然的或有机的。

"植物的"（botanical 或 vegan）植物来源的产品仍然会引起刺激和过敏，所以不一定比化学产品好。

"不含防腐剂"（preservative-free）大多数含水的液体产品都需要使用防腐剂来防止细菌滋生，因此无法去除这些防腐剂，而所谓的天然防腐剂也可引起刺激。

问题往往与分类有关。从定义上讲，药妆品的作用仅限于改善皮肤外观，而制造商声称的功效性产品可能会被归类为药物，而这往往是制造商不希望看到的。有几种物质跨越了化妆品、保健品和药品之间的界限。例如，谷胱甘肽（我们稍后会简要介绍），这是一种口服补充剂，但谷胱甘肽的静脉制剂是作为抗氧化药物销售的，用于减少铂基化疗患者神经系统不良反应的发生率。下一节详细介绍了与激光治疗结合使用最有效的外用药物和药妆品，如激光治疗前后的抗衰治疗和修护方案。

四、外用制剂

1. **基础护肤品** 激光治疗前的面诊是询问和帮助患者选择外用产品的最佳时机。通过进行防晒教育，可将色沉并发症的风险降到最低，并引入适合的、循证的皮肤护理方案。许多患者使用不适合的或无效的非处方乳霜。使用前的小面积试用也很重要，用于确定皮肤敏感、不耐受或依从性不好的患者及那些因并发症风险高而不适合激光治疗的患者。

（1）保湿剂

①皮肤保湿剂（moisturisers），是根据黏度和保湿能力配制的。凝胶更轻薄，是水基的；乳剂是油和水的混合物，所含油含量从乳液（更多的水）到面霜和软膏（主要是油）不断增加。还添加了许多其他成分，包括吸湿剂（humectants）、润肤剂（emollients）和封闭剂（occulusives）。吸湿剂会吸引并把水结合在皮肤表面，暂时增加含水量，改善皮肤外观，尽管会增加水分的皮表蒸发。使用含大量吸湿剂的面霜的缺点是深层皮肤会因为水分的

流动而变得干燥。常用的吸湿剂包括透明质酸(HA)、山梨醇、甘油。它们在轻薄的配方中很有用。新配方的透明质酸(如纳米 HA)包含小透明质酸颗粒,可产生更持久的保湿效果,特别是当与封闭剂结合时,可防止皮肤水分流失(见下文)。天然保湿因子是各种天然吸湿剂的混合物,模拟皮肤的自然环境,包括丝聚蛋白分解产物、透明质酸以及氨基酸、碳水化合物、矿物质、尿素、乳酸盐、氨。

②润肤剂,包括二甲硅油、神经酰胺、亚油酸等替代天然皮肤脂质的物质。它们就像皮肤屏障的"砖块"(即角质形成细胞)之间的水泥。

③封闭剂,油腻有光泽,在皮肤表面形成屏障,防止水分流失。常用的封闭剂有丙二醇、卵磷脂、二甲硅油、角鲨烯、乳木果油、羊毛脂、凡士林、石蜡。

大多数保湿剂是这些保湿成分不同比例的混合物,如果不看制造商的标签,很难确定外用产品的特性。一般来说,应先从适合患者皮肤类型的保湿霜(香料少、非植物性)开始使用。

(2)清洁剂、爽肤水和洗涤产品:围治疗(操作)期清洁应使用温和无刺激的产品。最好避免使用爽肤水和摩擦性清洁产品(如磨砂膏和面巾)。洁面乳非常温和,可以作为带有润肤功效的清洁剂。胶束水是面市不久的产品,可用作双重清洁剂(针对油性皮肤)或温和清洁剂(针对正常干性皮肤)。它由表面活性剂胶束溶液组成,置于化妆棉或面巾上吸附污垢,而不会过多的去除油脂。表 10.1给出了一些基于皮肤类型的建议。

表 10.1　针对皮肤问题的护肤品选择指南

皮肤问题	清洁剂	保湿剂	其他
玫瑰痤疮或泛红敏感性皮肤 避免角质剥脱剂、磨砂膏	温和清洁;选择保湿洁面产品(Cetaphil 温和洁面、Avene 温和洁面);胶束水	适合特应性或敏感性皮肤者使用的产品(如 Aveeno 乳液/霜或者用于痤疮的产品如 Bioderma 控油补水乳)。淋浴和清洗后 10～20 min 涂抹局部药物,以避免刺痛	退红霜[a](如 La Roche Posay 祛红舒缓精华及 Anti-rougeurs 全效抗敏舒缓精华);10%壬二酸普通处方药伊维菌素乳膏15%壬二酸Rosex 霜精简护肤,保湿化妆品
干性或敏感性皮肤(如特应性湿疹)玫瑰痤疮	用水或保湿剂或温和的清洁剂清洗(如上)	厚重的面霜,含有封闭性较好的封闭剂、润肤剂(如 La Roche Posay 身体乳、Avene 舒缓保湿霜等润肤剂、乳、霜)	保湿化妆品用于治疗湿疹的外用处方药
成年皮肤(常为干性)	清洁油[b] 温和洁面胶束水	同干性皮肤	视黄醇、视黄醛和 AHA、BHAs;处方药:维 A 酸

（续　表）

皮肤问题	清洁剂	保湿剂	其他
痘痘肌	双重清洁（用针对油性皮肤的洗面奶，之后使用胶束水） 用于痤疮的清洁剂（含有过氧化苯甲酰或水杨酸，如 Cetaphil、Benzac、Bioderma）±爽肤水[c]； 去角质清洁剂[d]	适合痘痘肌的轻薄、无致粉刺性的保湿剂（如 Bioderma 控油补水乳、Avene 轻盈保湿霜）	视黄醇、AHA，BHAs； 处方药：维 A 酸，长期外用
活动性痤疮	洁面次数加倍，双重清洁（如上）±爽肤水[c]； 去角质清洁剂[d]	适合痘痘肌的轻薄、无致粉刺性的保湿剂（针对油性皮肤）	包含如过氧化苯甲酰凝胶、水杨酸的药品； 处方药：外用维 A 酸、外用抗生素、锌/烟酰胺
皮肤色素沉着：黄褐斑、各种原因导致的 PIH	根据皮肤含油量进行清洁	根据皮肤含油量进行保湿	维生素 C 精华/乳 阿魏酸 熊果苷 曲酸 甘醇酸 视黄醇/视黄醛 处方药：退色素药膏如 Kligmans 三联霜、氢醌、外用维 A 酸
Fitzpatrick 皮肤类型 3 型及以上，激光术后护肤方案	针对色沉皮肤	针对色沉皮肤	针对色沉皮肤

AHA. α-羟基酸；BHAs. β-羟基酸。

a. 作者并没有找到特别有效的退红霜（个人观点）。

b. 清洁油只适用于干性或成年皮肤。

c. 爽肤水可与清洁剂结合使用以控油，可用于痘痘肌或重度油性皮肤。

d. 去角质清洁剂和摩擦性清洁产品对多数皮肤类型有刺激，如特应性皮肤、干性皮肤和玫瑰痤疮。它们可能对油性、非敏感性皮肤和喜欢这种去角质方法的人有用。作者更喜欢化学去角质，如维 A 酸、壬二酸和 AHA/BHAs，因为它们具有抗衰老的优点。如果患者仍然是油性皮肤并且可以耐受，每周进行 1 次去角质"磨砂"就足够了。

　　2. 脱色剂和预防色沉产品　对于激光患者最重要的局部用药（在防晒霜之后）是可以控制色素沉着的乳霜。所有的激光治疗都有遗留不同程度的红斑和炎症的风险，因而会导致炎症后色素沉着（PIH），尤其是深色皮肤（Fitzpatrick 3 型及以上）。避免阳光直射（衣服、帽子）是最重要的预防方法，防晒霜起到了"最后阻挡"的作用。

　　激光治疗前用脱色剂预处理皮肤有 3 个主要目的：术前黑素细胞活性降低、减少术中的竞争性色基、为患者提供试用外用产品的机会,从而将术后副作用降至最低。表 10.2 总结了美白药妆品的分类。

表 10.2 药妆品中有效的退色素成分

成分类别	成分
氢醌相关化合物	熊果苷和脱氧熊果苷,间苯二酚或 4-正丁基间苯二酚
酸类	曲酸,AHAs——甘醇酸,BHAs——水杨酸
具有脱色作用的抗氧化剂	维生素 C,阿魏酸,白藜芦醇,烟酰胺
植物来源成分	芦荟素,黄酮类,对香豆酸(人参),桑树提取多酚(葡萄籽、草莓),大豆蛋白酶(Bowman-Birk 抑制剂,大豆胰蛋白酶抑制剂)
其他	烟酰胺,N-乙酰基葡糖胺(NAG),N-乙酰-4-S-半胱氨酰苯酚(NCAP)

(1)氢醌:毫无疑问,2%～8%的氢醌(对苯二酚)是皮肤科最重要的脱色剂。从 2000 年开始,氢醌在欧盟(包括英国)仅限于处方药,而自 2006 年以来,在美国,非处方药最多只能使用 2%的氢醌[22]。在英国虽然属于处方药,但未获得上市许可,因而使用受到限制。它对黑素细胞有毒,有接触过敏的风险(高达 5%)[23],偶尔会诱发外源性褐黄病(当长期使用时,通常浓度为 5%或以上)。氢醌与阳光诱发的癌症有关[24],尽管迄今为止,这一点及与其他癌症的联系尚未得到证实[23,25,26]。然而,含有氢醌的产品在许多国家都可以作为非处方药购买到。通常,氢醌与处方药维 A 酸联合使用以帮助渗透,并与外用皮质类固醇联合使用以减轻炎症。它可以是定制的复方"Kligmans"配方,也可以在市面上可买到三联制剂(TC),如 Pigmanorm 或 Triluma。三联霜仍然是局部脱色剂的金标准;其应用有充分的证据支持,比其他外用药物更有效,包括单独使用氢醌。作者个人倾向于使用三种不同的乳膏定制三联霜治疗:每日 2%～4%氢醌,每周 4～7 次/外用维 A 酸,以及 1%氢化可的松(仅当炎症需要时),以限制皮质类固醇的不良反应。TC 作为激光治疗前的脱色剂非常有效,它可以防止激光治疗后出现 PIH。这与许多美容激光的应用尤其相关,如嫩肤点阵激光(如非剥脱性点阵和二氧化碳激光),强脉冲光或作用于"色素"的激光(如 Q 开关 Nd:YAG)。

(2)与氢醌相关的化合物(非处方药):市售美白霜中包含的成分常为氢醌衍生物。据称它们的毒性比氢醌低,包括熊果苷(糖基化对苯二酚)、脱氧熊果苷(去除羟基)、熊果提取物和甲喹酚(4-羟基茴香脑、对苯二酚单乙醚)。它们对酪氨酸酶有抑制作用,一些小型研究表明其疗效接近 2%～4%氢醌[27-29]。虽然到目前为止还没有相关的病例报道,但如果长时间高浓度使用,它们都有可能诱发外源性褐黄病,因为它们在皮肤中可能会转化为氢醌[27]。尽管市面上的药妆品可能含有这些成分,但是从标签上看不出它们的含量(关于最佳外用浓度的证据不足)。

①熊果苷,是一种天然存在的糖苷;它是糖基化对苯二酚,从熊果属植物中提取。它被共生的皮肤细菌转化为氢醌,两种形式都能抑制酪氨酸酶,从而防止黑色素的形成。虽然临床研究有限,但它是有效的,且比氢醌不良反应少[27]。市售有 1%～2%的熊果苷产品。熊果苷也经常作为熊果提取物出现在美白化妆品中;但是,当作为一种"提取物"添加进化妆品时,很难量化活性成分的量。

②脱氧熊果苷,是一种较新的成分,是经熊果苷去除羟基得到的衍生物。脱氧熊果苷在皮肤中代谢为熊果苷和氢醌,并通过抑制酪氨酸酶诱导可逆的皮肤增白。虽然使用这种成分的证据较少,但脱氧熊果苷及其衍生物对酪氨酸酶有抑制作用,且比氢醌对黑素细胞毒性更小,具有潜在的应用价值[27,30]。

③间苯二酚或 Rucinol(4-正丁基间苯二酚),其用量为 0.03% 或 0.01%,是一种苯酚衍生物,也与氢醌有关。它们抑制酪氨酸酶和酪氨酸酶相关蛋白。效果比安慰剂好,但不如氢醌有效,不过副作用很小[31]。

④对甲氧酚,是另一种与氢醌相关的化合物,经美国 FDA 许可,可减轻日光性雀斑样痣(与视黄醇联合使用)。它虽然不如氢醌有效,但副作用也较少[31]。

(3)植物来源的成分:几种从植物提取的成分宣称具有退色素作用;然而,目前只有很少的基于体内试验的证据,而体外试验的证据也有限。最有帮助的成分是熊果提取物(含有熊果苷)、多酚鞣花酸(来自蔓越莓、天竺葵)和甘草提取物(含有光甘草苷、甘草苷)。应该注意:当植物提取物加入药妆品中时,其纯度和浓度在很大程度上是不确定的。

其他具有退色素作用的植物如下。

①芦荟素(源自芦荟)。

②类黄酮(在许多植物中发现的黄酮和黄酮醇,如甘草素和异甘草素,以及在柑橘类水果中发现的橙皮苷)。

③对香豆酸(人参)。

④桑树提取物。

⑤其他多酚类物质,如原花青素(葡萄籽、草莓中含有)。

⑥大豆蛋白酶 Bowman-Birk 抑制剂(BBI)和大豆胰蛋白酶抑制剂(STI),减少黑素小体转移(但不是整个大豆或异黄酮,它们含有雌激素,可能会增加色素沉着)[32,33]。

(4)其他退色素成分

①曲酸,是水稻发酵过程中产生的一种真菌代谢物,作为脱色剂已有一段时间了。它竞争性地、可逆地抑制酪氨酸酶,从而抑制细胞黑色素生成。单独使用时效果有限,最好联合使用。在一些研究中,1%～4% 的比例相当于 4% 的氢醌(如与余甘子提取物和乙醇酸或 2% 的氢醌混合使用)[34]。一种名为 Biluma 的非处方产品前景不错,它的命名与 Triluma 相似,含有曲酸二棕榈酸酯(酯类)、熊果苷、甘草、桑葚、四氢姜黄素和面包果提取物。

②N-乙酰-4-S-半胱氨酰苯酚(NCAP),是苯酚的衍生物,可作为替代底物竞争性抑制酪氨酸酶。它比氢醌刺激性小,4% 的配方可减少黄褐斑患者的色素[35]。

③N-乙酰基葡糖胺(NAG),是葡糖胺和乙酸的组合。它是构成透明质酸(NAG 葡萄糖醛酸的交替聚合物)的重要前体,透明质酸是真皮的重要组成部分。NAG 也是聚合物壳聚糖的单体成分,壳聚糖从软体动物的贝壳中提取,小型研究表明它可促进伤口愈合。NAG 抑制酪氨酸酶的糖基化,酪氨酸酶是一种限速酶,对黑色素的形成至关重要。2% NAG(与 4% 烟酰胺联合使用)可有效减轻面部色素沉着[36]。

④谷胱甘肽,是一种口服、舌下、静脉或外用"补充剂"和抗氧化剂,具有退色素作用。它天然存在于人体细胞中。作用机制尚未阐明,已知其与酪氨酸酶结合并使其失活,还可减少自由基。高剂量的谷胱甘肽可使真黑素(棕色素)的合成转换为较慢的褐黑素(红色素)合成[37]。口服时,它的吸收很差,活性(还原)形式非常不稳定。出于对静脉注射谷胱甘肽的不良反应的担忧,FDA 在其标签上加了黑框警告。尽管如此,它仍然在全球的地下美容诊所中被广泛使用,作为深肤色者的亮肤剂。局部氧化(稳定)形式的谷胱甘肽在一项小型盲法半侧脸对照试验中显示出治疗侧出现了皮肤增亮,但没有达到统计学差异[38]。在皮肤学领域,它是一个相对较新的

产品,引起了很多人的兴趣,可以自由地以口服和外用的方式出售。

⑤氨甲环酸,是一种口服纤溶药物,目前正在进行口服治疗黄褐斑的试验,前景不错。目前还不清楚它是否对光老化有效。外用氨甲环酸有不错的前景,可以作为 2%～5% 的溶液或乳膏或脂质体配方,在药妆市场上有很多产品都含有它。迄今为止,4 项比较外用氨甲环酸和氢醌治疗黄褐斑的研究表明,外用氨甲环酸可降低黄褐斑严重程度指数;也有研究显示两者之间无显著性差异[39-42]。

(5)作为脱色剂的抗氧化剂:许多抗氧化剂作为脱色剂在市场上销售,并已进行了退色素和抗衰老方面的研究。对减少色素最有用的化合物是维生素 C、白黎芦醇、阿魏酸和烟酰胺。下文进一步探讨抗氧化剂。

水龙骨属是南美蕨类植物的一种,作为药妆成分,又称为卡拉瓜拉蕨或 anapsos 提取物。它是一种抗氧化剂,并含有光保护成分。体外研究和少量人类受试者的研究表明,它可以减轻紫外线对细胞的氧化应激和损伤,并减轻动物研究中紫外线诱导的皮肤免疫抑制。它还可以增加最小红斑量,并防止多形性日光疹[43]。它是一种口服补充剂,不是药妆品,但值得一提,因为它在市场上受到了极大地关注。

3. 维 A 酸和药妆剥脱剂

(1)维 A 酸,是非常有用的脱色剂,但其应用因耐受性差和疗程长(如 40 周)而受到限制。在激光治疗之前,外用维 A 酸可以帮助激光更好地穿透皮肤,减少术后粟丘疹的形成,并可减少色素沉着。外用维 A 酸还可以帮助激光后皮肤再生,并促进手术后的愈合[44]。在进行抗衰激光治疗之前,最好使用 3 个月;少至 2 周的使用也是有帮助的,但需提前 1 周停用。维 A 酸处方药,如 0.05% 或 0.1% 维 A 酸常被用作抗衰老的局部用药,并且有很好的证据证明其效果。维 A 酸作用于细胞质和细胞核中的维 A 酸受体,产生

3 种主要作用:①表皮增生导致表皮增厚;②角质层更紧实;③包括透明质酸在内的糖胺聚糖的产量增加[45]。维 A 酸还可以减轻紫外线照射的一些有害影响,如阻断胶原酶和明胶酶的作用,防止胶原分解和减少紫外线诱导的核转录因子[46]。长期使用(约 6 个月)0.05% 的维 A 酸能显著改善细纹、色素不均和皮肤粗糙[47]。治疗 12 个月后,肤质和真皮胶原再生持续改善。无论是 0.02% 的较低浓度还是较高浓度(如每周 2 次 1%)都有明显疗效[46]。0.1% 阿达帕林相当于 0.05% 维 A 酸,可在 3 个月内减少黄褐斑患者的色素沉着,且不良反应较少[48]。阿达帕林抗衰老的证据比维 A 酸少,但阿达帕林的耐受性增加(因而提高了依从性)使其成为一个好的替代药物。其他外用维 A 酸也可以使用,但证据不够充分(如外用异维 A 酸)。

虽然处方类维 A 酸如维 A 酸和阿达帕林有最好的抗衰老效果的证据,但许多患者无法不耐受。而非处方的维生素 A 衍生物,如视黄醇和视黄醛,在药妆品面霜中很常见。这两种成分的效力都不如处方类维 A 酸,但相对容易耐受。视黄醇在体内可以转化为维 A 酸,可以有效地减少胶原酶的作用,但它不稳定,容易在空气和光照下降解[46]。视黄醇的衍生物,如视黄酸乙酯、视黄棕榈酸酯和视黄醇丙酸酯的疗效不如维 A 酸,而且缺乏确切的疗效证据。然而,比处方类维 A 酸的耐受性显著提高。视黄醛在角质形成细胞分化的关键阶段转化为视黄酸,直接输送到细胞而不引起不良反应;它也会在局部转化成视黄醇和视黄醇酯。耐受性良好[46]。关于哪一种更好有些争议,但视黄醛可能会更有效些[49]。任何一种成分的起效浓度至少为 1%。

0.1% 他扎罗汀可有效减轻光老化表现,纠正异常角质形成细胞,减少细纹,减轻雀斑、不规则色素沉着和皱纹,但不良反应发生率高。评估 0.1% 他扎罗汀与外用 0.05% 维

A 酸的研究表明,它们的疗效差不多,但使用他扎罗汀的证据较少[46]。

(2)壬二酸(AA),其常用浓度为15%或20%,耐受性好,是治疗色素沉着的可选药物,特别适用于孕妇或不能耐受维 A 酸的患者。它能有效减轻色素沉着,但对正常皮肤无脱色作用。研究表明,20%的 AA 优于2%的氢醌,与 4%的氢醌相当,不良反应更少[27]。然而,许多患者也会因为瘙痒、灼热和刺痛而无法耐受 AA。

α-羟基酸(AHAs),来源自植物。最出名的是乙醇酸(来源于糖);其他 AHAs 包括柠檬酸(水果)、乳酸(牛奶)、苹果酸(苹果)、酒石酸(葡萄酒)、杏仁酸(杏仁)。AHAs 是亲水的,因而不会穿透防水的角质层。乙醇酸剥脱,以及日常使用的面霜,有很好的证据表明通过去除表皮色素,使黄褐斑和光化性损伤中的色素减少[50]。它们被认为通过螯合钙离子来破坏细胞黏附分子(如桥粒中的钙黏蛋白),导致皮肤表层脱落。这也会导致刺激——AHAs 的主要不良反应,并增加对阳光的敏感性。AHA 介导的表皮钙离子的减少也会改变角质层的酶反应过程,从而促进细胞生长和减少分化。它们还可以修饰真皮胶原蛋白和弹性蛋白,这些相加效应可以改善皮肤质地,使皮肤看起来更年轻[51]。AHA 是干性皮肤的好选择,作为吸湿剂,可将水分吸入皮肤。

(3)β-羟基酸(BHAs),通常指的是水杨酸(SA),它与阿司匹林结构类似,都是从柳树皮中提取的。然而,关于分类存在一些争议。从技术上讲,一些 AHA 也是 BHA,而SA 并不是真正的 BHA(尽管通常被归类为BHA)[52]。SA 是亲脂性的,能深入皮肤和皮脂腺。它去除角质形成细胞之间的脂质,导致角质层肿胀、软化、浸渍和脱屑。它是一种桥粒松解剂,使桥粒蛋白松解,导致角质形成细胞内聚破坏和细胞脱落。它还能减少皮脂产生,促进皮肤再生,而不会破坏整个表

皮。长期来看,角质层变薄,表皮厚度保持不变。SA 对油性和痘痘肌非常有用,因为它可松解毛孔,减少粉刺的形成。当浓度为0.5%~3%时,它可以作为局部抗痤疮和抗粉刺剂使用;浓度为 3%~6%时,它是一种角质松解剂。浓度超过 6%具有破坏性,10%~30%浓度用于浅表剥脱,30%~50%浓度用于去除色素性病变,如日光性角化病[53]。

4. 抗氧化剂　传统上,抗氧化剂如维生素 E(如生育酚和生育三烯醇)和维生素 A 已被制成"抗衰老"晚霜,但支持以这种方式使用的证据是不完整的[54]。一种更明智的护肤方法是在白天使用抗氧化剂,作为防晒霜的补充。"抗氧化剂"本质上是活性自由基清除分子,因此,本质上也是不稳定的。虽然有其体外活性的报道,但在使用前或施用在皮肤表面时可能会降解。通过脂质体或载体纳米颗粒给药的最新进展(见下文),意味着这些化合物的稳定性可保持到需要使用时。

(1)维生素 C(左旋抗坏血酸),多年来一直被用作外用制剂。它在较高的浓度下具有刺激性,许多面霜中使用的是低浓度及可能无效的浓度。它是不稳定的、亲水的(因此较难被皮肤吸收),而维生素 C 的一些衍生物具有更好的稳定性和亲脂性,如镁-抗坏血酸磷酸盐(MAP),抗坏血酸 6-棕榈酸盐。维生素 C 已被证明通过其抗氧化作用可以抑制胶原酶如基质金属蛋白酶(MMP),并增加胶原[44]。它螯合铜,干扰酪氨酸酶,在黑色素产生的几个步骤中起还原剂的作用;它的退色素作用也可能得益于其抗氧化作用。以10%浓度局部使用时,其脱色效果约等于或弱于氢醌,还能抑制紫外线引起的皮肤损伤[35,51]。浓度为 5%~10%时,不良反应最少[35]。

(2)烟酰胺,是维生素 B_3 的衍生物,但与烟酸不同,它不会导致脸红。烟酰胺能抑制黑素小体的转移,从而减少色素沉着[51]。几

项研究表明,在浓度为 2%～5% 时,单独使用或与其他活性成分联合使用是有效的[49]。它是辅酶 NADP 家族的前体,外用烟酰胺增加了还原型 NADP(即 NADPH),它是有效的抗氧化剂[49]。它还能改善皮肤屏障,减少经表皮水分流失,最大限度地减少发红和色斑,减少细纹和皱纹。研究表明,它可以刺激胶原蛋白的合成,以及表皮角蛋白、丝聚蛋白和外披蛋白[49]。它也被用作治疗痤疮的抗炎药。

(3)维生素 E(α-生育酚),口服已被证明能减少紫外线照射后晒伤的细胞,并能对抗自由基;它也是一种吸湿剂[51]。它与维生素 C 有协同作用,维生素 C 能再生氧化的维生素 E。不幸的是,作为外用制剂,它的作用有限。然而,当以最佳配方和维生素 C 结合使用时,它可以改善紫外线损伤,并可用作脱色剂[55]。

(4)辅酶 Q10(CoQ10),是一种天然脂溶性抗氧化剂,在体外可减少 UVA 诱导的成纤维细胞胶原分解和 UVB 相关的角质形成细胞氧化应激。因此,它可以减轻皮肤老化[51]。

(5)植物来源的抗氧化剂,如绿茶提取物(含多酚),减少紫外线照射的有害影响(如晒伤、致癌和光老化)[51]。阿魏酸是从植物细胞壁中提取的酚类植物化学物质,是一种良好的抗氧化剂,并发挥不同于防晒霜的抗紫外线保护作用[51]。阿魏酸在延缓黑色素生成方面也有显著效果,可能是间接地抑制酪氨酸羟化酶活性的结果[27]。大豆蛋白酶抑制剂(Bowman-Birk 抑制剂和大豆胰蛋白酶抑制剂)抑制色素沉着,但大豆异黄酮(具有植物雌激素作用,反而可能增加色素沉着)则无抑制作用。异黄酮是良好的抗氧化剂,可增加胶原蛋白和透明质酸[55]。

(6)其他抗氧化剂,如合成分子,在抗衰老方面是有价值的,尽管到目前为止,还缺乏有效的证据。其中一种化合物是 EUK-134(乙基双亚氨基甲基愈创木酚锰氯化物)。这是一种合成的卟啉-锰超氧化物歧化酶和过氧化氢酶,可以延长细胞暴露在 UVB 照射下的生存时间,并减少紫外线诱导的体内突变[56]。铜三肽(即蓝铜胜肽)可以抑制蛋白酶,并有助于胶原蛋白的重建,下面也会提到。它们也被认为有抗炎作用,可作为激光治疗后皮质类固醇的有效辅助成分[44]。

5. 药妆品进展

(1)纳米颗粒,是尺寸为 1～100 nm 的材料。它们可以是刚性的,如金、银、氧化铁或陶瓷颗粒,将药物输送到作用部位。它们也可以是可延展的;又如由亲水性和亲脂性胶束组成的脂质体,具有吸收紫外光和自由基潜力的富勒烯,以及固体脂质纳米颗粒。在皮肤科,纳米颗粒作为药物递送系统有很大的潜力,也可以保护配方不受环境因素的影响,延长易腐烂物质的保质期。甲壳素纳米纤维(取自甲壳类)有助于促进伤口愈合[57]。其他纳米颗粒可以通过在皮肤上形成一层浅表脂质层来改善皮肤的水合,防止水分蒸发。透明质酸纳米颗粒在润肤霜中表现出巨大的潜力。透明质酸(HA)通常是非常大的分子,3000 nm,能吸引和结合大量的水分子。因此,它通常不能穿透角质层。纳米级(5 nm)透明质酸具有深入到表皮及其下层的潜力。使用透明质酸超过 2 个月的小型研究表明,皱纹显著减少,皮肤水合度、皮肤紧致度和弹性增强[44,58]。

(2)新型药妆多肽,作为药妆成分的出现有许多用处,包括激光术前、术后的使用。不过,就像许多药妆品一样,很大程度上缺乏体内疗效的有力证据。肽在皮肤科还有许多其他用途。最早发现的成分之一是转运肽铜三肽 Cu-GHK(即蓝铜胜肽)。它能刺激伤口愈合和胶原蛋白、弹性蛋白、蛋白聚糖和糖氨基聚糖的合成,并作为一种抗炎剂,甚至可能具有类似于弱效外用激素的功效[44]。Cu-GHK 有多种功效,如角质形成细胞增殖,刺激毛发生长,改善皮肤紧致度、厚度、弹性和外观[59]。有限的数据显示,锰载体肽(如锰三肽-1)具有抗衰老和抗色素沉着的功效。

最令人兴奋的是"涂抹式肉毒素"或称Argireline(也被称为乙酰六肽-3),它是一种模仿突触体相关蛋白25的蛋白质,并竞争性地破坏SNARE(可溶性N-乙基马来酰亚胺敏感因子附着蛋白受体)复合体的稳定性,阻止乙酰胆碱在突触前膜上的释放。作为一种5%～10%的乳霜,它的效果远不如真正的肉毒杆菌毒素,但已被证明可以渗入皮肤并抑制面部肌肉收缩[59]。对于那些不希望注射的人来说,可以将其看作一种温和的除皱剂,或者作为可注射肉毒杆菌毒素的辅助产品,减少注射剂量,延长注射治疗之间的持续时间。其他被开发用于局部使用的基于蛇毒抑制乙酰胆碱的肽还包括五肽-3(Vialox)和三肽-3(也称为二肽二氨基丁酰苄基酰胺二乙酸酯或Syn-Ake)。另一些则通过模仿脑啡肽来减少肌肉收缩,脑啡肽是一种抑制突触中乙酰胆碱释放的物质,如五肽-18(Leupha-syl)[59]。一些制造商表示,当它们混合使用时,可能会产生协同效应。

据报道,其他多肽作为抗氧化剂和基质素(matricins)——由细胞外基质释放的化合物,可能刺激胶原蛋白的新生。在几项小型随机研究中,水基抗氧化剂肌肽(β-Ala-His)和其他几种刺激肽的混合物,可改善眶周皮肤的光滑性,使皱纹变浅。另一项研究检测了一种配方,包括肌肽和SPF50(注:原文如此)、光解酶、核酸内切酶、8-氧鸟嘌呤糖基化酶、Arazine(一种半胱氨酸衍生物)和麦角硫氨酸,发现它能够减少嘧啶光产物的形成,并抑制蛋白质降解[59]。肌肽还被配制成亲脂型棕榈酰肉碱(β-Ala-His),可穿透皮肤至真皮层[59]。其他几种多肽也具有刺激胶原蛋白、弹性蛋白和其他真皮结构成分,以及改善皮肤外观的作用(再次提醒,这些研究规模小,质量有限),包括棕榈酰三肽-1(pal-

GHK)、棕榈酰四肽pal-GQPR(与Matrixyl 3000的组合)、棕榈酰三肽-3/5(Syn-Coll)及棕榈酰五肽-4(Matrixyl)。

6. 激光术后的应用　许多公司都在推销专门用于激光术后的药妆品。患者常要求在治疗后使用"精华"。在用剥脱性激光或其他削弱表皮屏障的疗法治疗后,需要外用一些活性产品,如局部使用氨甲环酸、维生素C或熊果苷来治疗色素沉着或外用抗衰老或抗炎的肽类(如上所述)。或者,含有透明质酸或二甲硅油的温和润肤剂也是不错的选择,如Epidermal Repair(Skinceuticals)、Cical-fate修复霜、Crème peaux Intolerantes(Avene)、Cicaplast修复系列(La Roche Po-say)或透明质酸精华(Esthetaderm)。许多诊所因为担心患者离开诊所后暴露在阳光下,在术后立即涂抹防晒霜(预防炎症后色素沉着)。这种会促进防晒剂吸收的做法可能会适得其反,如果担心在回家的路上暴露在阳光下,用衣物严格遮盖可能是一个更好的选择。

五、总结

目前,患者普遍使用药妆品,因此对市场上可用的药妆品有一个基本了解至关重要,以便在开始激光治疗前确定最适合的产品。与激光配合使用时,及时的防晒对所有皮肤类型都极为重要,尤其是Fitzpatrick皮肤类型3型及以上皮肤。理想情况下,建议使用适合每个患者皮肤类型的有色防晒霜,以更好地保护皮肤,抵御高能可见光。如果患者不接受有色防晒霜,就应该使用合适的广谱防晒霜。抗氧化剂(如维生素C、维生素E)可以涂在防晒霜下面。有高强度的证据表明,可在最高的耐受浓度下使用维A酸(处方药)或非处方的视黄醇(比视黄醛更好)作为维持治疗。外用维A酸时,需要给出明确的指导,逐步将使用次数增加至可耐受的极限。AHA或BHA(取决于皮肤特性)可用作维 A 酸的替代品，或交替使用(维 A 酸、酸类)，根据不良反应、耐受性和含油量选择使用。其他非处方脱色剂在激光治疗前后也有很大的帮助，对于年龄/日晒相关的色素异常或黄褐斑患者也可作为维持治疗，如含有熊果苷、曲酸、阿魏酸、乙醇酸、氨甲环酸和谷胱甘肽的化合物。最后，抗衰老肽和纳米颗粒的发现等新进展令人兴奋，可以预期，将进行设计合理的临床试验，以证明它们的有效性。

致谢：感谢我的同事 Anjali Mahto 博士

出版的《皮肤护理圣经》，它帮助我们理解了上面列出的一些定义，以及关于润肤霜的章节。

负责声明：表 10.2 中包含的信息是作者个人对药妆产品的观点，并不是一份详尽产品列表。我们是根据证据、患者反馈和个人使用期间的产品性能列出，而不是建议或赞助、尝试推荐产品。

（廖　勇，丛　林　**译**，周展超　**审校**）

参 考 文 献

[1] Reuters. com. https://www. reuters. com/brandfeatures/venture-capital/article? id = 30351. Accessed June 28 2019.

[2] Zaleski-Larsen LA, Fabi SG. Laser-assisted drug delivery. Dermatol Surg. 2016; 42 (8): 919-31.

[3] Kricker A, Armstrong BK, English DR. Sun exposure and non-melanocytic skin cancer. Cancer Causes Control. 1994; 5(4): 367-92.

[4] Oliveria SA, Saraiya M, Geller AC, Heneghan MK, Jorgensen C. Sun exposure and risk of melanoma. Arch Dis Child. 2006; 91 (2): 131-8.

[5] Lautenschlager S, Wulf HC, Pittelkow MR. Photoprotection. Lancet. 2007; 370: 528-37.

[6] Sanchez G, Nova J, Rodriguez-Hernandez AE, Medina RD, Solorzano-Restrepo C, Gonzalez J, et al. Sun protection for preventing basal cell and squamous cell skin cancers. Cochrane Database Syst Rev. 2016; 7: 1-42.

[7] Green AC, Williams GM, Logan V, Strutton GM. Reduced melanoma after regular sunscreen use: randomized trial follow-up. J Clin Oncol. 2011; 29(3): 257-63.

[8] van der Pols JC, Williams GM, Pandeya N, Logan V, Green AC. Prolonged prevention of squamous cell carcinoma of the skin by regular sunscreen use. Cancer Epidemiol Biomark Prev. 2006; 15(12): 2546-8.

[9] Jayaratne N, Russell A, van der Pols JC. Sun protection and vitamin D status in an Australian subtropical community. Prev Med. 2012; 55

(2): 146-50.

[10] Hughes MC, Williams GM, Baker P, Green AC. Sunscreen and prevention of skin ageing: a randomized trial. Ann Intern Med. 2013; 158: 781-90.

[11] Mahmoud BH, Ruvolo E, Hexsel CL, Liu Y, Owen MR, Kollias N, et al. Impact of long-wavelength UVA and visible light on melano-competent skin. J Invest Dermatol. 2010 Aug; 130(8): 2092-7.

[12] Randhawa M, Seo I, Liebel F, Southall MD, Kollias N, Ruvolo E. Visible light induces melanogenesis in human skin through a photoadaptive response. PLoS One. 2015; 10 (6): e0130949.

[13] Lim HW, Arellano-Mendoza M-I, Stengel F. Current challenges in photoprotection. J Am Acad Dermatol. 2017; 76(3): S91-9.

[14] Snell RS. The changes produced by infra-red irradiation in melanin pigmentation of the skin. Br J Dermatol. 1963; 74: 71-8.

[15] Seo I, Baqer A, Kollias N. The effect of visible light and near-infrared radiation on constitutive pigment of patients with vitiligo. Br J Dermatol. 2010; 163: 208-34.

[16] Kollias N, Baqer A. An experimental study of the changes in pigmentation in human skin in vivo with visible and near infrared light. Phtochem Photobiol. 1984; 39: 651-9.

[17] Handel AC, Bartoli Miot LD, Miot HA. Melasma: a clinical and epidemiological review. An Bras Dermatol. 2014; 89(5): 771-82.

[18] Moyal D. How to measure UVA protection afforded by sunscreen products. Expert Rev Dermatol. 2008;3(3);307-13.

[19] Liebel F, Kaur S, Ruvolo E, Kollias N, Southall MD. Irradiation of skin with visible light induces reactive oxygen species and matrix-degrading enzymes. J Invest Dermatol. 2012; 132;1901-7.

[20] Sánchez G, Nova J, Rodriguez-Hernandez AE, Medina RD, Solorzano-Restrepo C, Gonzalez J, et al. Sun protection for preventing basal cell and squamous cellskin cancers (review) sun protection for preventing basal cell and squamous cell skin cancers. Cochrane Database Syst Rev. 2016;7;CD011161.

[21] Matta MK, Zusterzeel R, Pilli NR, Patel V, Volpe DA, Florian J, et al. Effect of sunscreen application under maximal use conditions on plasma concentration of sunscreen active ingredients; a randomized clinical trial. JAMA. 2019;321(21);2082-91.

[22] The Cosmetic Toiletry and Perfumery Association. http://www.thefactsabout.co.uk/skin-lightening-products/content/136. Accessed 26 July 2019.

[23] Nordlund JJ. Hyperpigmentation; its historical treatment and the development of hydroquinone. Pigment Disord. 2015;2;221.

[24] Ly F, Diousse P, Ndiaye C, Déme A, Diatta BA, Ndiaye MT, et al. Cutaneous squamous cell carcinomas (SCC) associated with cosmetic skin whitening;8 cases reported in Senegal. Ann Dermatol Venereol. 2018;145(2);83-8.

[25] McGregor D. Hydroquinone; an evaluation of the human risks from its carcinogenic and mutagenic properties. Crit Rev Toxicol. 2007; 37 (10);887-914.

[26] O'Donoghue JL. Hydroquinone and its analogues in dermatology-a risk-benefit viewpoint. J Cosmet Dermatol. 2006; 5 (3); 196-203.

[27] Bandyopadhyay D. Topical treatment of Melasma. Indian J Dermatol. 2009;54(4);303-9.

[28] Hamed SH, Sriwiriyanont P, de Long MA, Visscher MO, Wickett RR, Boissy RE. Comparative efficacy and safety of deoxyarbutin, a new tyrosinase inhibiting agent. J Cosmet Sci. 2006;57;291-308.

[29] Boissy RE, Visscher M, DeLong MA. DeoxyArbutin; a novel reversible tyrosinase inhibitor with effective in vivo skin lightening potency. Exp Dermatol. 2005;14;601-8.

[30] Chawla S, de Long MA, Visscher MO, Wickett RR, Manga P, Boissy RE. Mechanism of tyrosinase inhibition by deoxy Arbutin and its second-generation derivatives. Br J Dermatol. 2008;159;1267-74.

[31] Sarkar R, Chugh S, Garg VK. Newer and upcoming therapies for melasma. Indian J Dermatol Venereol Leprol. 2012;78(4);417-28.

[32] Zhu W, Gao J. The use of botanical extracts as topical skin-lightening agents for the improvement of skin pigmentation disorders. J Investig Dermatol Symp Proc. 2008;13(1);20-4.

[33] Davis C. Review of the epidemiology, clinical features, and treatment options in skin of color. J Clin Aesthetic Dermatol. 2010; 3 (7); 20-31.

[34] Damevska. New aspects of melasma. Serbian J Dermatol Venereol. 2014;6(1);5-18.

[35] Sarkar R, Arora P, Garg KV. Cosmeceuticals for hyperpigmentation; what is available? J Cutan Aesthet Surg. 2013;6(1);4-11.

[36] Kimball AB, Kaczvinsky JR, Li J, Robinson LR, Matts PJ, Berge CA, et al. Reduction in the appearance of facial hyperpigmentation after use of moisturizers with a combination of topical niacinamide and N-acetyl glucosamine; results of a randomized, double-blind, vehicle-controlled trial. Br J Dermatol. 2010;162(2); 435-41.

[37] Villarama CD, Maibach HI. Glutathione as a depigmenting agent; an overview. Int J Cosmet Sci. 2015;27(3);147-53.

[38] Watanabe F, Hashizume E, Chan GP, Kamimura A. Clinical cosmetic and investigational dermatology skin-whitening and skin-condition-improving effects of topical oxidized glutathione; a double-blind and placebo-controlled clinical trial in healthy women. Clin Cosmet Investig Dermatol. 2014;7;267-74.

[39] Kanechorn N, Ayuthaya P, Niumphradit N, Manosroi A, Nakakes A. Topical 5% tranexamic acid for the treatment of melasma in Asians; a double-blind randomized controlled clinical trial. J Cosmet Laser Ther. 2012;14(3);

150-4.

[40] Banihashemi M, Zabolinejad N, Jaafari MR, Salehi M, Jabari A. Comparison of therapeutic effects of liposomal tranexamic acid and conventional hydroquinone on melasma. J Cosmet Dermatol. 2015;14(3):174-7.

[41] Ebrahimi B, Naeini FF. Topical tranexamic acid as a promising treatment for melasma. J Res Med Sci. 2014;19(8):753-7.

[42] Kim SJ, Park JY, Shibata T, Fujiwara R, Kang HY. Efficacy and possible mechanisms of topical tranexamic acid in melasma. Clin Exp Dermatol. 2016;41(5):480-5.

[43] Berman B, Ellis C, Elmets C. Polypodium leucotomos-an overview of basic investigative findings. J Drugs Dermatol. 2016; 15 (2): 224-8.

[44] Wisniewski JD, Ellis DL, Lupo MP. Facial rejuvenation;combining cosmeceuticals with cosmetic procedures. Cutis. 2014;94(3):122-6.

[45] Griffiths CE, Finkel LJ, Tranfaglia MG, Hamilton TA, Voorhees JJ. An in vivo experimental model for effects of topical retinoic acid in human skin. Br J Dermatol. 1993; 129 (4): 389-94.

[46] Mukherjee S, Date A, Patravale V, Korting HC, Roeder A, Weindl G. Retinoids in the treatment of skin ageing;an overview of clinical efficacy and safety. Clin Interv Ageing. 2006;1(4):327-48.

[47] Griffiths CEM. The role of retinoids in the prevention and repair of aged and photoaged skin. Clin Exp Dermatol. 2001;26(7):613-8.

[48] Dogra S, Kanwar AJ, Parsad D. Adapalene in the treatment of melasma: a preliminary report. J. Dermatol. 2002;29;539-40.

[49] Levin J, Momin SB. How much do we really know about our favorite cosmeceutical ingredients? J Clin Aesthet Dermatol. 2010;3(2): 22-41.

[50] Rendon M, Berneburg M, Arellano I, Picardo M. Treatment of melasma. J Am Acad Dermatol. 2006;54;S272-81.

[51] Rivers JK. The role of cosmeceuticals in antiageing therapy. Skin Therapy Lett. 2008; 13 (8):5-9.

[52] Kornhauser A, Coelho SG, Hearing VJ. Applications of hydroxy acids:classification, mechanisms and photoactivity. Clin Cosmet Investig Dermatol. 2010;3;135-42.

[53] Arif T. Salicylic acid as a peeling agent:a comprehensive review. Clin Cosmet Investig Dermatol. 2015;8;455-61.

[54] Keen MA, I Hassan I. Vitamin E in dermatology. Indian Dermatol Online J. 2016; 7 (4): 311-4.

[55] Burke KE. Interaction of vitamins C and E as better cosmeceuticals. Dermatol Ther. 2007;20 (5):314-21.

[56] Decraene D, Smaers K, Gan D, Mammone T, Matsui M, Maes D, et al. A synthetic superoxide dismutase/catalase mimetic (EUK-134) inhibits membranedamage-induced activation of mitogen-activated protein kinase pathways and reduces p53 accumulation in ultraviolet B-exposed primary human keratinocytes. J Invest Dermatol. 2004;122(2):484-91.

[57] Antonio JR, Antonio CR, Cardeal IL, Ballavenuto JM, Oliveira JR. Nanotechnology in dermatology. An Bras Dermatol. 2014; 89 (1): 126-36.

[58] Pavicic T, Gauglitz GG, Lersch P, Schwach-Abdellaoui K, Malle B, Korting HC, et al. Efficacy of cream based novel formulations of hyaluronic acid of different molecular weights in anti-wrinkle treatment. J Drugs Dermatol. 2011;10;990-1000.

[59] Schagen SK. Topical peptide treatments with effective anti-ageing results. Cosmetics. 2017;4 (2):16.

第11章

自测试卷

Vishal Madan

1. 下列哪一种属于剥脱性激光
   (a)Er:YAG
   (b)Nd:YAG
   (c)翠绿宝石
   (d)红宝石

2. 下列哪种激光/波长最有可能祛除红色文身
   (a)翠绿宝石 755 nm
   (b)二氧化碳 10 600 nm
   (c)QS Nd:YAG 532 nm
   (d)红宝石 694 nm

3. 治疗鲜红斑痣的最佳年龄是
   (a)学龄前
   (b)十几岁
   (c)青春期
   (d)成年期

4. 下列哪个参数决定色基的穿透深度和吸收程度
   (a)光斑大小
   (b)波长
   (c)能量密度
   (d)功率

5. 反常性毛发生长是哪种激光的并发症
   (a)IPL
   (b)半导体激光
   (c)翠绿宝石激光
   (d)以上都是

6. 下列哪个波长在皮肤中穿透最深
   (a)Nd:YAG
   (b)翠绿宝石
   (c)CO_2
   (d)Er:YAG

7. 大多数以色素为靶色基的激光属于Q开关激光,正确还是错误

8. 下列哪一种是治疗太田痣的首选波长
   (a)1064 nm
   (b)532 nm
   (c)694 nm
   (d)755 nm

9. 下列哪些波长是治疗专业绿色文身的推荐波长
   (a)1064 nm
   (b)532 nm
   (c)694 nm
   (d)755 nm

10. 下列哪一种是治疗顽固性黄褐斑的首选激光
    (a)点阵 CO_2
    (b)点阵 1550 nm
    (c)低能量 QS Nd:YAG
    (d)低能量 QS 532 nm

11. 炎症后色素减退是 QS Nd:YAG激光治疗色素性皮损的一种罕见的不良反应,下列哪一项不是造成这种不良反应的

原因

  (a)能量过高

  (b)治疗过度重叠

  (c)小光斑

  (d)较长的波长

12. 在治疗雀斑时首选哪种激光

  (a)QS 1064 nm

  (b)QS 532 nm

  (c)点阵 CO_2

  (d)755 nm

13. 在治疗某些血管异常疾病时 1064 nm Nd:YAG 激光比 595 nm 脉冲染料激光的主要优势是什么

  (a)仪器价格便宜

  (b)不良反应小

  (c)疼痛度较低

  (d)皮肤穿透深

14. 1 例 14 岁女孩的胸部出现片状皮损,对脉冲染料激光(PDL)治疗反应很好,通过两次治疗获得了完全的清除;最有可能的诊断是什么

  (a)鲜红斑痣

  (b)匐行性血管瘤

  (c)网状血管痣

  (d)毛细血管扩张症

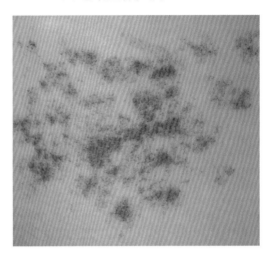

15. 下图所示化脓性肉芽肿最合适的治疗方案是什么

  (a)PDL

  (b)Nd:YAG 激光

  (c)手术切除或刮除

  (d)保守处理,等待其自行消退

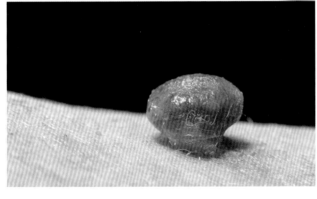

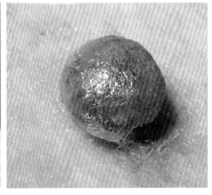

16. 使用 PDL 激光治疗血管性疾病时最常见的不良反应是什么

  (a)紫癜

  (b)结痂

  (c)色素改变

  (d)出血

17. 下列哪种激光不适合用于鲜红斑痣的血管结节的治疗

  (a)脉冲染料激光

  (b)CO_2 激光

  (c)QS 532 nm

  (d)Nd:YAG 激光

18. 下列哪一项是剥脱性点阵激光治疗的绝对禁忌证
  (a)近 9 个月服用过异维 A 酸
  (b)妊娠
  (c)痤疮
  (d)每日摄入 75 mg 阿司匹林
  (e)多形性日光疹病史

19. 患者主诉皮肤存在刺痛感,术后第 3 至第 4 天出现簇集性水疱样皮损,可能的诊断是
  (a)带状疱疹
  (b)单纯疱疹
  (c)水痘
  (d)痤疮

20. 下列哪种类型的痤疮瘢痕适合 CO_2 激光磨削治疗
  (a)滚动型
  (b)冰锥型
  (c)箱车型
  (d)萎缩性

21. CO_2 激光的哪种模式会用来治疗粟丘疹
  (a)切割
  (b)磨削
  (c)超脉冲
  (d)点阵

22. 下列哪种激光器不需要护目镜
  (a)翠绿宝石
  (b)CO_2
  (c)QS Nd:YAG
  (d)IPL
  (e)无

23. 水对 Er:YAG 激光的吸收是 CO_2 激光的 16 倍,因此穿透更深,正确还是错误

24. 下列哪一个不是剥脱性设备
  (a)CO_2 激光
  (b)Er:YAG 激光
  (c)Plasma
  (d)Er:YSGG 激光

  (e)翠绿宝石激光

25. 以下列举四种最常用的脱毛激光,哪一种对深色皮肤最安全
  (a)红宝石
  (b)翠绿宝石
  (c)半导体
  (d)Nd:YAG

26. 假定其他参数不变,改变以下哪个参数会对毛囊造成更大的热损伤
  (a)减少脉冲持续时间
  (b)选择更长的波长
  (c)加强冷却
  (d)降低能量

27. 下列哪一项不是激光脱毛治疗后反常性毛发增多的危险因素
  (a)亚洲或地中海族裔
  (b)治疗毳毛
  (c)多囊卵巢综合征
  (d)使用翠绿宝石激光

28. 1 例患者需要治疗下巴和上唇部位细而深色的毛发,她有南印度血统,脸颊和额头上有一些非常浅的色素沉着,在夏季颜色加深。在进行治疗之前,下列哪一项不是必须考虑的因素
  (a)使用较低的能量密度
  (b)使用较长波长,如 Nd:YAG
  (c)同时治疗色素沉着
  (d)使用高倍数防晒霜

29. 在激光脱毛之前必须采取下列哪些措施
  (a)剃除毛发
  (b)拔除毛发
  (c)蜜蜡脱毛
  (d)留长毛发

30. 如果患者在该治疗区有文身或半永久性纹绣,可以接受脱毛治疗,正确还是错误

31. 患者正在服用一种已知能引起光敏反应的药物,这是治疗的绝对禁忌证,正确还是错误

32. 在 IPL 嫩肤治疗时,靶色基有哪些
(a)黑色素
(b)血红蛋白
(c)水
(d)胶原蛋白
(e)以上所有

33. 下列哪些色素性疾病可以使用 IPL 治疗(选择一个或多个正确答案)
(a)雀斑样痣
(b)雀斑
(c)恶性雀斑样痣
(d)黄褐斑
(e)平坦的脂溢性角化症

34. 在治疗血管时,下列哪种吸收入射光最好
(a)氧合血红蛋白——HbO_2
(b)黑色素
(c)脱氧血红蛋白——Hb
(d)高铁血红蛋白——Met Hb
(e)肌红蛋白

35. IPL 治疗后,下列哪种情况更有可能引起不良反应
(a)治疗前饮酒
(b)近期假期暴晒
(c)同时口服抗生素治疗口腔感染
(d)计划四周后去西班牙度假
(e)素食

36. 血管特异性窄谱波段是哪一段(请选择 2 个答案)
(a)500～1200 nm
(b)530～650 nm
(c)560～590 nm
(d)900～1200 nm
(e)650～900 nm

37. 射频设备使用电磁辐射传递给组织的是
(a)声能
(b)核能
(c)热能
(d)化学能

38. 首个用于医美的射频设备是
(a)单极射频(有地线)
(b)双极射频
(c)单极射频(无地线)
(d)微针射频

39. 下列哪种射频设备应用微创微针或电极针来实现对真皮的靶向损伤,而对表皮的影响最小
(a)双极
(b)单极
(c)点阵
(d)ELOS(电光联合)

40. 点阵射频的适应证包括
(a)紧肤
(b)痤疮瘢痕
(c)腋窝多汗症
(d)以上所有

41. 射频治疗最常见的并发症是
(a)疼痛、血肿、色素沉着
(b)疼痛、红斑、水肿
(c)色素沉着、瘢痕、红斑
(d)烫伤、感觉异常、水肿

42. 以下哪一项符合药妆品的最准确描述
(a)处方外用药
(b)口红
(c)作为化妆品出售的外用产品,但制造商报告可以改变皮肤性质
(d)经皮肤科测试的乳霜

43. 关于防晒,下列哪一种说法正确
(a)防晒霜测试有两种参数:SPF 和 UVA-PF,两者都是体外测试的
(b)SPF 是用来检测 UVA 保护和检测延迟性皮肤黑化
(c)可见光保护的标准化量表是检测活性氧的产生
(d)暴露后,UVA 和 UVB 都会产生即时性皮肤黑化

44. 下列哪一项不会被作为脱色剂使用
    (a)熊果苷
    (b)大豆异黄酮
    (c)N-乙酰-4S-半胱氨基苯酚
      （NCAP）
    (d)氨甲环酸
    (e)光甘草定

45. 维A酸的作用以下因素不包括哪一项
    (a)表皮增厚
    (b)角质层致密
    (c)增加透明质酸的合成
    (d)增加胶原酶的合成

46. 以下哪一种是最有效的维A酸类成分
    (a)0.5%视黄醛
    (b)1%视黄醇
    (c)2%视黄醇乙酸酯
    (d)1%棕榈酸视黄酯
    (e)0.05%维A酸

47. 下列哪一种不是抗氧化剂
    (a)抗坏血酸-6-棕榈酸酯
    (b)生育酚
    (c)氧化锌
    (d)阿魏酸
    (e)烟酰胺

48. 激光器中的增益介质可以是
    (a)固体
    (b)气体
    (c)液体
    (d)半导体
    (e)以上都是

49. 皮秒激光治疗色素性疾病产生以下哪种效应
    (a)光热作用
    (b)光机械作用
    (c)光动力作用
    (d)光化学作用

50. 选择性光热作用的扩展理论解释了激光对哪种色基的破坏
    (a)水
    (b)黑色素
    (c)毛发
    (d)血红蛋白

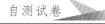

答案

1. 答案：（a）

其他剥脱性激光仪器包括二氧化碳激光、Er：YSSG 2790nm、Er：YSGG 铒：钇-镓-石榴石激光。

2. 答案：（c）

QS（Q 开关）Nd：YAG 激光在 532 nm 处发射绿色光谱，因此最适合用于治疗红色文身。

3. 答案：（a）

与年龄较大时治疗相比，早期治疗可能会产生更好的疗效。

4. 答案：（b）

除了决定穿透深度外，波长还决定激光束的"颜色"。

5. 答案：（d）

反常性毛发生长被认为会累及 $0.6\% \sim 10\%$ 接受激光脱毛治疗的患者。各种类型的激光和 IPL 设备都存在反常性毛发生长的风险。

6. 答案：（a）

7. 答案：正确

8. 答案：（a）

太田痣的色素位于真皮层，所以选择的波长是 1064 nm QS Nd：YAG 激光。

9. 答案：（c）（d）

绿色和蓝色色素很难用纳秒级激光治疗，可用的波长包括 QS 694 和 755 nm 翠绿宝石激光。

10. 答复：（c）

激光不应常规用于黄褐斑的治疗。目前的证据支持使用非剥脱性点阵激光、IPL 和 QS Nd：YAG 激光治疗黄褐斑，并获得 FDA 批准了这一适应证。低能量多遍数治疗技术，也被称为净肤激光目前最受欢迎，通常是顽固型黄褐斑的首选激光治疗。这是基于亚细胞选择性光热作用原理，针对性作用于黑色素细胞、角质形成细胞和巨噬细胞中的黑素小体，而不破坏这些细胞。这是由于对黑素小体的光声破坏而不是光热破坏作用。

11. 答案：（d）

对于较深的皮肤类型，最好使用较长的波长和较大的光斑，从而避免出现炎症后色素沉着的风险。

12. 答案：（b）

雀斑是表皮病变，对 QS 532 nm Nd：YAG 激光的治疗反应良好。通常只需 $1 \sim 2$ 次治疗即可清除。复发很常见，持续做好防晒有助于预防复发。

13. 答案：（d）

与 PDL 相比，1064 nm Nd：YAG 激光穿透更深。

14. 答案：（b）

匐行性血管瘤是一种罕见的血管异常，由真皮上部境界清楚的微小红色斑点组成，这是由于毛细血管扩张并呈蛇状排列所致。$2 \sim 4$ 次 PDL 治疗后大多数患者会有明显的临床改善。

15. 答案：（c）

16. 答案：（a）

17. 答案：（c）

18. 答案：（b）

妊娠是剥脱性激光治疗的绝对禁忌证。

6 个多月前使用异维 A 酸不太可能继续产生创面愈合不良/瘢痕形成的风险。

治疗痤疮应提前设计好治疗方案，应避免治疗活动性皮损。在恢复期间很有可能出现痤疮样反应，必要时，医师应准备治疗这一反应。

如果可能的话，应在治疗前停用血液稀释剂，使治疗时药物的作用消失。如果这不可行，需要仔细的测试光斑，并告知患者出现瘀点/紫癜的风险增加。

此波长的光不太可能诱发多形性日光疹。

19. 答案:(b)

单纯疱疹感染。理想情况下,可以通过术前检查、预防性使用抗病毒药物来清除病毒。一旦疑似感染,应取病毒拭子,并给予治疗剂量抗病毒药物,如阿昔洛韦 400 mg,每天 5 次,服 1 周。

20. 答案:(c)

箱车型瘢痕和滚动型瘢痕对皮下分离术或真皮填充治疗反应良好,而冰锥型瘢痕最好通过环钻切除术/环钻抬高术或 TCA 化学重建剥脱术来处理。

21. 答案:(c)

超脉冲模式。高峰值功率被压缩在超短脉冲中,限制了皮损的热损伤,降低了瘢痕的发生风险。

22. 答案:(e)

无。眼部保护是所有 4 级激光仪器和 IPL 设备的强制性要求。

23. 答案:错误

较高的 Er:YAG 光束吸收率,限制了该波长在真皮中的穿透深度。

24. 答案:(e)

翠绿宝石激光。

25. 答案:(d)

用于脱毛的激光器有红宝石、翠绿宝石、半导体和 Nd:YAG 激光(IPLs 也常用,但它是强光源,而不是激光)。这些激光仪器都是"长脉冲",而不是 Q 开关,通过光热效应发挥作用。波长越长(超过特定的波长范围),黑色素的吸收系数越小,这意味着存在于毛囊和皮肤中的黑色素吸收较少。吸收较少使得毛囊和皮肤产生的热量也较少。这意味着 1064 nm Nd:YAG 激光在深肤色皮肤类型人群使用时不容易引起热损伤。

26. 答案:(a)

如果能量恒定,缩小脉宽将增大功率,使得毛囊的峰值温度升高,从而有效治疗纤细和浅色毛发。增加脉宽可以降低峰值温度,使治疗不那么激进,从而更安全地治疗深色皮肤类型。

27. 答案:(d)

有时被称为反应性毛发生长(reactive hair growth),是激光/光脱毛治疗的一种罕见的不良反应,在先前治疗的部位内或周围出现过多的毛发。据报道,这在亚裔或地中海裔妇女中更为常见,通常在治疗颈部/下颌线区域的细小的毳毛时会出现。潜在的性激素紊乱,如多囊卵巢综合征可能是原因之一。不过,男性也有报道,通常在肩背部。

28. 答案:(c)

治疗纤细的毛发比较难,通常需要较短的波长、高能量和短脉宽。然而,较深皮肤类型的患者需要使用保守的参数设置,从而避免皮肤损伤,这可能会影响脱毛的效果。色素沉着斑是黄褐斑的典型表现,在色斑区域脱毛可引起炎症反应,并可能导致色素沉着的加重或扩大。与种族相关的反常性毛发增多也是潜在的风险。请谨慎的治疗(可能的话)。

29. 答案:(a)

在进行脱毛时,毛干内的黑色素会吸收光能并产生热量,并扩散至毛囊中,破坏干细胞以防止毛发再生。因此,毛干作为热量传递至毛囊的管道,不要将毛发从毛囊中拔出或用其他方法移除是至关重要的。然而,如果毛发没有被剃除,那么光能就会被皮肤表面的毛发所吸收,这无助于加热毛囊,而毛发加热后可灼伤皮肤。

30. 答案:错误

永远不应该在文身或半永久性纹绣上进行脱毛。IPL/激光能量会被色素吸收,导致患者皮肤灼伤、出现水疱。文身或半永久性纹绣受到破坏并出现颜色变化。在文身或半永久性纹绣周围脱毛时应至少留有 1 cm 的距离。

31. 答案:错误

光敏反应通常发生在紫外线照射之下;光敏药物对 500 nm 以上的光线产生反应是

非常罕见的,所有用于脱毛的激光/光源使用的波长都更长。如果患者正在服用已知的光敏药物,建议先进行测试光斑,等待 1 周后再进行治疗。

应该避免使用某些药物,包括口服维 A 酸类和口服大剂量激素(会影响创面愈合);胺碘酮和米诺环素(有出现色素沉着的风险);圣约翰草和用于光动力疗法的药物(光敏风险)。

32. 答案:(e)

IPL 发射宽谱光,用于治疗光老化的 560 nm 和 590 nm 波长作用于黑色素、血红蛋白、水和胶原蛋白。

33. 答案:(a,b,d,e)

这是一个关于安全性的问题,除恶性雀斑样痣外,所有上述皮损均可用 IPL 安全治疗。黄褐斑需要外用药联合口服药治疗,偶尔联合光电治疗。对于平坦的脂溢性角化症的治疗是安全的,但治疗反应往往很差。雀斑和雀斑样痣对 IPL 反应良好,治疗安全。恶性雀斑样痣、黑色素瘤和任何不确定或未确诊的色素病变都不应使用激光或 IPL 治疗。

34. 答案:(d)

对于某些波长,高铁血红蛋白吸收率是氧合血红蛋白的 4.5 倍,比脱氧血红蛋白高 20 倍。

35. 答案:(b)

乙醇可以增加出现紫癜的风险,还可降低皮肤水合度,这可能对治疗的效果有轻微影响。如果有疑问,而医师不熟悉某种抗生素的话,BNF(British National Formulary,英国国家处方集)可以提供更多关于抗生素的信息。治疗 4 周后,光敏感程度应该恢复正常,继续休假应该不成问题。素食、犹太教饮食、清真或任何其他饮食对 IPL 治疗的疗效没有影响。

一例刚度假回来的患者也许看起来没有晒黑,但黑素细胞已受到刺激,往往会增加光

敏性。表皮黑色素的非特异性加热是大多数不良反应的成因。被紫外线刺激的黑素细胞,有可能造成永久性损伤,导致皮肤持续性色素脱失或色素沉着。对于有色沉的表皮给予过高能量密度治疗会导致灼伤,形成水疱、大疱、剥脱、结痂,并有感染和炎症后色素沉着的潜在风险。

36. 答案:(b,d)

(a)是 IPL 的正常总输出,不使用任何滤波片。(c)是光子嫩肤常用的波长。(e)是在吸收衰减的波长范围之一,因为血红蛋白在该波长范围中吸收的光能量很少。也可使用 500～530 nm 波长。

37. 答案:(c)

射频医疗设备通过重复脉冲将电流传导到组织中。所传递的能量会引起带电粒子对组织电阻(阻抗)的振荡和振动,这种动能会转化为热能。

38. 答案:(a)

2002 年,美国 FDA 批准了第一个单极射频仪器 Thermage ThermaCool TC 用于治疗眶周皱纹。

39. 答案:(c)

点阵射频使用微创微针或电极针,以实现目标真皮组织的损伤,而对表皮层的影响最小。热损伤导致胶原纤维变性,并启动创伤愈合反应。

40. 答案:(d)

点阵射频的适应证包括:皮肤收紧、痤疮瘢痕、腋窝多汗症、蜂窝织炎及膨胀纹。

41. 答案:(b)

虽然不同设备之间的并发症可能有所不同,不良反应常常轻微,如疼痛、红斑和水肿,通常在数小时内自行消退。

42. 答案:(c)

43. 答案:(a)

44. 答案:(b)

45. 答案:(d)

46. 答案:(e)

47. 答案:(c)

48. 答案:(e)

增益介质,又称活性介质,是可以激发获得和放大光能的原子或材料的集合。增益介质包括:

- 固体:Nd:YAG 晶体,又称固态;
- 气体:CO_2;
- 液体:有机染料;
- 半导体材料,如二极管和陶瓷。

49. 答案:(b)

纳秒(ns)和皮秒(ps)激光器发射的脉冲根据入射波长和脉冲特性在软组织或流体中引起许多光机械交互作用。

50. 答案:(c)

选择性光热作用的扩展理论对吸收或加热靶色基(例如,毛干中的黑色素在紫外和可见光谱中具有较高的吸收系数)与远距离靶组织(例如,毛囊峡部干细胞吸收系数低,吸收光谱未知)进行了区分。

（安俞熙 **译**,丛 林 **审校**）